生命樹

Health is the greatest gift, contentment the greatest wealth.
~Gautama Buddha

健康是最大的利益，知足是最好的財富。 ——佛陀

# 我的
# 早餐斷食法

聽聽牛津臨床生化權威怎麼說，
還原早餐真相，
反思飲食習慣與健康的關係

# BREAKFAST IS A DANGEROUS MEAL
Why You Should Ditch Your Morning Meal for Health and Wellbeing

Terence Kealey
泰倫斯·基利

駱香潔——譯

## 重要提醒

本書提供的醫療保健資訊與建議僅供參
考，效用可能依個人體質、病史、年齡等
有所不同。個人健康與治療相關問題，應
遵照醫師建議與診斷為宜。如發現身體有
不適症狀，應儘速就醫。

我的早餐斷食法

# 目錄

## PART ONE ｜ 我的故事，第一集

# 早餐真的適合所有人嗎？

文／**李思賢醫師**（家庭醫學科主治醫師・思思醫師陪你健康的好朋友）

　　早餐自從我有記憶以來，就已經是最重要的一餐，每日上學前去早餐店拿個吐司漢堡也是例行公事。早餐是一天開心的開始，也給予我們應付一整天滿滿的能量。對於早餐的儀式，我不曾懷疑，直到我當上了醫生。

　　在臨床上看過了無數的病人，大部分都是糖尿病、高血壓、高血脂等代謝疾病，隨著經驗的累積，讓我心中燃起了一個疑問，「早餐真的適合所有人嗎？」

　　我的答案是否定的。

　　如果你有著健康的代謝機能，你會發現在一覺睡醒的時候，你是不會餓的，所以，又何必急著將食物塞進嘴裡呢？

　　人的身體很聰明，有著一套日夜節律，會隨著日升日落調整荷爾蒙，以應付一整天的生活。我們在清晨會分泌較高的皮質醇，除了從睡眠中喚醒我們以外，也可以增加我們的血糖，讓早上有體力去狩獵以及採集，畢竟古時候可沒

有早餐店和便利商店，所有食物都是靠體力取得。隨著工業的發達以及工廠的普及，早餐的習慣才漸漸進入人類的生活圈。

伴隨著早餐進入人類生活的，是日漸增長的代謝疾病盛行率。如果你有糖尿病或是高三酸甘油脂的問題，代表你給身體的能量已經大於身體能使用的了，所以我們應該要減少給予，才能降低身體的壓力。要做到減少給予，最簡單的就是「早餐斷食」。睡覺是我們身體利用脂肪最旺盛的時段，讓脂肪燃燒的效應一直延續到中午，能夠大大的消耗血中過多的血糖和脂肪，是減少多餘能量的最快方式。

你是否也開始對早餐是一日最重要的一餐產生動搖了？很推薦看看這本《我的早餐斷食法》，作者基利教授有詳盡的討論。不過請不要貿然實施早餐斷食，因為服用特定的藥物會使得早餐斷食變得困難甚至產生風險。因此，在拿掉早餐之前，務必和自己的醫師討論過病情。

# 早餐要豐盛、簡單還是不吃？

文／**鄒瑋倫醫師**（京華中醫診所院長）

很多外國人來到台灣就再也離不開，都是因為台灣的豐富多元化早餐。像我家巷口就有十來間中式、西式、複合式早餐店，而且還不包括快餐車。吃早餐彷彿就像進行一個儀式：吃到一份好早餐，就代表一天真正開始；沒吃到早餐，就好像一天沒開始。但殊不知，有滿多人吃完早餐後，好像一天就此結束，什麼都沒了。

睡醒時會覺得沒有活力、精神不濟的人，都是因為吃了大量反式脂肪酸和大量修飾澱粉完成化學反應的主食早餐（如米飯、御飯糰、麵條、包子等），再配上一杯奶茶，這種早餐組合會讓身體開始倦怠、體力無法提升，腦子更鈍，全身肩頸更為痠軟無力。

說也奇怪，常言不是都說「早餐吃得像皇帝」就會精力充沛，照理來說，中餐和晚餐也會吃得少才對。但根據本書，上述定律被打破了，即使早餐吃得營養又豐盛，到了午餐時間，飢餓感照樣襲來。以我的病人為例，不論是極為

纖瘦的女生也好、行動優雅緩慢的大嬸也好，明明早餐吃了麵線羹、五顆水煎包或鐵板麵，但不到十二點就喊肚子餓的大有人在。

本書作者基利專門研究食物與人的相對應關係，也就是人稱「食物對策」的校長級博士、教授暨科學家，在一片「不吃早餐有害身心」、「不吃早餐會更胖」、「不吃早餐會變笨」的主流趨勢中，他指出有高血糖、高血脂、頑固性肥胖減肥困難的人，或許可以採用「過午才食」的方式，提倡「不吃早餐會變健康」的觀念，的確讓人耳眼發亮。

倘若你是上班超時、太晚吃晚餐、熬夜晚睡、肚腹內臟脂肪含量高的人，我以多年個人減肥經驗，以及長年工時總是過長、過晚的現代上班族經驗，建議各位可以詳讀這本《我的早餐斷食法》，開始思考改變你目前的早餐行為，甚至可以開始實踐本書所說，早餐只喝一杯黑咖啡。因為台灣有許多上班族都是九點吃早餐，短短三小時後，十二點又吃午餐。甚至每天早上十點吃早餐準備上班，一路工作應酬到晚上十點的人也不在少數。事實上，已有研究發現，義大利人早餐雖然只喝一杯濃縮咖啡，但健康度卻不輸習慣早餐吃麥片、牛奶、雞蛋等的英美人士。

糖尿病、高血脂、阿茲海默症有年輕化的趨勢，原因都和「體內發炎反應」有關。體內發炎與胰島素阻抗有直接關係，可能造成惡性循環。適合自己的早餐模式，可說是豐富或簡單都由自己作主，身體的舒服度和大腦的清楚靈敏度都會告訴你，該吃早餐，還是不吃早餐。

# 不吃早餐，更健康

文／**郭育祥醫師**（自律神經失調症協會理事長）

　　真的很難形容我有多高興《我的早餐斷食法》這本書被翻譯成中文版發行，實在太感謝與欣賞《商業周刊》出版部的慧眼了，也慶幸自己在大力推行「不吃早餐更健康」這觀念上，終於有了夥伴，不再孤單，而且還是一位學術地位卓越、令人尊敬的重量級夥伴。

　　《我的早餐斷食法》原文書名 *Breakfast is a Dangerous Meal*，直譯是「早餐是危險的一餐」，乍聽之下，悖離了目前我們已經熟知的所有健康觀點，無論從銀髮族養生的角度、肥胖者減肥的角度、愛美者養顏的角度、慢性病或亞健康族群調養的角度……幾乎所有的專家學者都會跳出來告訴我們：「早餐一定要吃！」

　　「早餐是最重要的一餐」、「早餐吃得像皇帝」……這些話，許多人恐怕是從小聽到大。然而，從生理運行的科學觀點來看、從自律神經系統自主管理身體運作的角度來看，早餐卻是最不利健康的一餐。

誠如本書作者泰倫斯・基利教授所述，早餐跟肥胖、高血糖、心臟病、失智、注意力缺失，以及許多代謝症候群，恐怕都脫離不了干係。

古人云：「一日之計在於晨」，確實，如果一早起來就「吃錯了」，一天就跟著全毀了，這並非危言聳聽，長此以往，對健康累積下來的損害，自然也不容小覷！

## 破除成規

基利教授因為被醫師判定罹患了我們俗稱的「糖尿病」，而開始自主血糖監測，他也被要求得規律食用早餐。

但荒誕之處就在這裡，就像我在體重控制門診告訴患者的一樣：「配合療程，請不要吃早餐！」

大多數的患者總像聽到天方夜譚一樣，也有部分患者會瞪大雙眼回絕道：「可是我有糖尿病耶！」而在我說「有糖尿病更不應該吃早餐」時，換來的往往是懷疑的眼神。

如果說，「早餐很重要一定要吃」是健康圭臬，那麼「有糖尿病者必須吃早餐」，大概就是健康聖旨了吧！但基利教授真不愧是位非常實事求是、具有實驗精神的臨床生物化學博士，他透過最科學的方式，親身實驗、完整記錄、詳細分析、精準判讀，提出非常多強而有力的數據結論做為證據，來推翻這道健康聖旨，連帶地也破除錯誤圭臬。

在本書的各篇章中，俯拾皆有這樣的精彩片段，值得悉心拜讀，除了觀點之外，基利教授也提供非常具體的作法，讓讀者能參考依循，有機會從而改善自己的健康。

## 找出適合我們的方式

　　只是，畢竟東西方飲食文化與體質畢竟仍有所差異，有些適用於西方人的習慣與方式，不見得適合依樣畫葫蘆地複製移植到華人身上，在大腦汲取了正確的觀念之後，身體也應該一同汲取適合我們的正確養分！

　　首先，「早餐是危險的一餐」絕對是正確的！若是能夠做到早餐斷食，就請斷食吧！

　　倘若習慣這件事情，一時三刻真的改不了，想要採取無痛漸進式的慢慢戒除法，那麼我的建議與基利教授如出一轍，「蛋」是早餐的替代首選，白水煮蛋或是便利商店容易買到的茶葉蛋都行，一到兩顆皆可，全蛋為宜，無須特別避開蛋黃，因為蛋黃雖然富含膽固醇，但這是屬於優質的膽固醇，對健康有益。

　　再來談一下基利教授勸諫讀者別碰的碳水化合物（如米飯，第 15 章），以及多吃無妨的水果（第 28 章），這點我可能就要為了寶島得天獨厚的地理環境，以及後天優異傑出的農業技術，和作者大人唱個反調了。

　　西化飲食中所能攝取到的碳水化合物，多數以精製澱粉為主，麵包、義大利麵、薯條、薯泥、披薩……蛋糕餅乾就更別提了，這些橫看豎看都與「健康」二字沾不上邊的食物，哪怕取材多麼天然、有機，可是只要想到製作過程，以及可能必須使用的添加物與食品改良劑，就直讓人倒退三步。

　　可是在東方人的飲食文化中，一直有著以米為主食的優良傳統，這點是西方人望塵莫及的！白米是天然的食物，無須過度精製即可食用，富含天然的養分以及短纖維，可以幫助人體腸胃道消化吸收，製造糞便，使代謝過程順利，功能遠勝蔬菜水果！

　　對了，提到水果，接著要談談寶島居民幸福更勝西方朋友之處了，基利教

授在本書第 28 章「水果與纖維」中提及：水果，如莓果類，其醣類與纖維可相互平衡，多食無妨，但大概只有歐美地區的莓果類可以如此，產區是台灣恐怕就不行了！

因為台灣的水果甜度過高，食用過量的話，恐怕會攝取太多果糖，而果糖最容易儲存的途徑就是肝臟，一不小心就會導致肝臟脂肪過高。許多人不能理解自己不菸不酒、平時也少肉少油，為什麼會有脂肪肝、三酸甘油酯過高的問題呢？抽絲剝繭後才發現，原來天然的水果攝取過量也是會出問題的！所以我平時總說：「小心啊！水果是披著羊皮的狼！」

## 要留意份量

最後還有一點要提醒各位讀者朋友。泰倫斯・基利教授很強調飲食組成中，應該要攝取足量的蔬菜，這點原則上我也很認同，只是蔬菜的份量上要稍稍注意！

有別於我們華人對蔬菜的料理方式非常多元，如過水汆燙、大火快炒、煮湯、清蒸等，西方人的蔬菜大多是生菜沙拉為主（不是沒有其他方式，但生食比例最高），但蔬菜類食材煮過與生食，兩者的體積比例落差非常大，在計算「吃多少」時，很容易產生誤解，五個拳頭大的生菜，跟五個拳頭大炒過的青菜，其纖維含量是截然不同的。提醒大家，計算基準要以生菜為主，蔬菜的長纖維適量時可以促進腸胃蠕動，但過量卻反而容易導致便秘，唯有白米飯的短纖維才是真正可以幫助排便喔！

許多女性朋友常常來門診求助時，總疑惑不解：「為什麼我青菜水果吃這麼多卻還是便秘？」因為她們根本吃錯纖維啦！不妨試想羊兒都吃青草，卻只解一顆、一顆的羊大便。

顛覆觀念真的不簡單，可是我們很幸運，有了泰倫斯・基利教授這樣一位具有權威性學術地位的科學家，身先士卒地親身實驗，並將一切記錄下來，付梓成冊。

　　我們只要移動手指與眼球，就能吸收他的心血，進行腦內革命，並且有機會讓自己更加健康，現在請你即刻開始行動，翻開本書，往下讀吧！

# 自序

　　這本書的初稿交期是 2016 年 1 月 31 日。前一天，也就是 1 月 30 日，《泰晤士報》（*The Times*）的頭版刊登了一篇醫藥記者安潔拉·埃普斯坦（Angela Epstein）寫的報導，標題是〈減重的八大迷思〉（Eight great weight-loss myths）。早餐斷食是第四迷思：

> 路易斯安那州立大學在最近的一項研究中發現，早餐吃一份 250 大卡的燕麥（粥），可減少午餐時攝取的熱量。

　　有些人早上喜歡玩填字遊戲，我的興趣則是閱讀宣稱早餐有益的文章，然後揪出謬誤。那麼這篇文章的謬誤是什麼呢？我有 24 小時的時間尋找答案。

　　這份研究並不難找，因為甫發表於《美國營養學院期刊》（*Journal of the American College of Nutrition*），我發現那其實是路易斯安那州立大學與百事公司（PepsiCo）做的共同研究（百事公司是桂格燕麥公司的母公司）。[1] 這跟路易斯安那州立大學的獨立研究顯然是兩回事。

　　除此之外，這份研究亦指出，相較於蜂蜜堅果穀片，早餐吃一碗桂格即時燕麥片，能稍微降低午餐的進食量。但是這份研究並未比較吃桂格即時燕麥片

與早餐斷食之間的差別，因為他們並未要求受試者早餐斷食。

這是為什麼？

跟多數人的觀念恰恰相反，吃早餐會大幅增加你每日攝取的總熱量。雖然吃早餐可能會降低午餐時攝取的熱量，但是早餐吃進的熱量遠超過你在午餐時少吃的熱量。如果《泰晤士報》以更完整的方式報導《美國營養學院期刊》的這份研究，內容應該會是這樣：

> 路易斯安那州立大學最近做了一項由百事公司出資並參與的共同研究（百事公司是桂格燕麥公司的母公司），該研究發現在份量相當的情況下，早餐吃一份 250 大卡的燕麥，與吃蜂蜜堅果穀片比起來，前者可稍微降低午餐攝取的熱量。不過，無論吃任何穀片，都會大幅增加一日的熱量攝取。只有不吃早餐才能降低卡路里的總攝取量。

這則簡短的報導，就是本書的要點。

# 前言

　　人類每天早上都會收到一份上帝的恩賜：斷食。我們花一整個晚上消化前一天吃進肚子裡的食物，到了早上，代謝作用已從進食模式轉換為斷食模式。

　　斷食是一種非常健康的狀態。斷食期間，胰島素濃度降低，血糖、三酸甘油酯與膽固醇的濃度也會下滑。最大的好處是，斷食可以減重。

　　多數人早上醒來的時候會做什麼事？我們破壞美好的斷食恩賜。我們真的「停止」（break）「斷食」（fast）❶，把食物吃進肚子裡，增加罹患疾病的風險：第二型糖尿病、肥胖症、心臟病、中風、高血壓、癡呆症，以及肝癌、乳癌、胰臟癌與子宮癌。

　　早餐至少會造成四種健康風險。第一，吃早餐會增加（而不是減少）我們攝取的總熱量。第二，吃早餐會引發強烈的飢餓感。第三，吃早餐會加劇代謝症候群（metabolic syndrome），這是現代人的頭號殺手。第四，早餐通常富含碳水化合物，而這對健康的危害更是雪上加霜。

　　早餐是一天之中最重要的一餐，因為你不該吃它。

---

❶ 譯注：英語的早餐是 breakfast

# 我的故事
# 第一集

## PART
## ONE

我如何發現早餐對我而言是危險的一餐。

# 01

# 我的診斷

　　2010 年 5 月 24 日，妻子開車送我去家庭醫師的診所，她說沒有得到明確診斷之前不准出來。這兩個多月來，我口乾舌燥的情況越來越嚴重，一整天都在喝水，一整天都很頻尿，包括夜裡也一直跑廁所。我體重減輕，肌肉萎縮，並且伴隨著莫名的陣陣刺痛。疲倦感揮之不去，甚至連早上起床時都覺得很累。妻子說我顯然得了糖尿病。她很生氣，因為我一再表示這些症狀一定會消失，無須理會。所以她不但幫我預約看診，還親自開車送我去醫院，好確保我真的有去看醫生。

　　我把症狀告訴醫生，他的想法跟妻子一樣，認為我的症狀聽起來有點像糖尿病。我也不得不同意。當場驗尿後結果出爐：我的尿液裡有葡萄糖（醫生的說法是「尿裡有糖」）。我罹患了糖尿病。醫生把我的血液樣本送去檢驗室，結果顯示我的空腹血糖值是 19.3 mmol/l（正常值是 3.9 到 5.5），糖化血色素（HbA1c）濃度是 13.3%（正常值是 4 到 5.9，後面將陸續說明）。我的糖尿

病為第二型。

照理來說，這是個平凡得不能再平凡的故事。多虧了妻子與醫生，我的糖尿病獲得正確的診斷，我也確實踏上了康復之路。只是問題來了，醫生叮囑我要吃早餐。

## 權威說法

英國糖尿病協會（Diabetes UK）是英國最主要的糖尿病慈善機構，1934年由作家威爾斯（H.G. Wells）與醫生勞倫斯（R.D. Lawrence）成立，勞倫斯醫師是聲譽卓著的內科醫師。兩位創辦人都是糖尿病患者。2013年的會員人數超過30萬人，收入為3,880萬英鎊。[1] 英國糖尿病協會致力於研究與病友協助，廣受崇敬。下面這段文字摘錄自協會刊物《第二型糖尿病飲食建議》（*Eating Well With Type 2 Diabetes*），保留原刊物粗體字：

**一日三餐。**盡量不要跳過任何一餐，早、中、晚三餐維持固定的時間間隔。這不僅有助於控制食慾，也能有效控制血糖。[2]

為了怕病友忘記，在英國糖尿病協會與國民保健署（National Health Service，簡稱 NHS）聯合印行的刊物上還以紅字強調：

**一定要吃早餐。**[3]

美國糖尿病協會（American Diabetes Association）同樣規模龐大，有44.1萬名會員，一年進帳達2.22億美元。[4] 協會建議糖尿病患頻繁進食：「早餐、

午餐、晚餐，外加兩頓點心」。⁵

　　糖尿病慈善機構提倡一日多餐，也相信早餐有益。因此在我被診斷得了糖尿病之後，醫生給我的建議是一天吃三餐，包括早餐，同時也建議我經常吃點心。他遵循的是全球認可的飲食原則。

## 我的血糖儀

　　如果家庭醫師沒有給我一台血糖儀，我可能永遠不會發現這些建議跟原則有多麼奇怪。血糖儀是一種攜帶式裝置，大小跟手機差不多，在手指指尖扎針採血驗血糖，一日數次。透過血糖儀，病患可以直接打開糖尿病的神祕大門。

　　對糖尿病患來說，血糖儀無異於馬丁・路德釘在威登堡（Wittenberg）教堂大門上的《九十五條論綱》（*Ninety-five Theses*）❶。有了血糖儀，病患可以跳過醫生、國民保健署跟慈善機構，直接面對糖尿病；就像路德跳過了教宗，直接面對上帝。病患可以根據自己的血糖值，檢驗官方建議是否正確。

　　沒想到我一開始使用血糖儀就有意外發現。我發現早上剛起床時血糖值很高，吃過早餐之後，血糖更是飆升到危險的程度。儘管血糖升高了，我卻沒有不舒服的感覺（高血糖是沉默的殺手），可是長期下來足以致命。

　　如果我早餐斷食，上午的血糖值會慢慢降低至正常範圍。當然在午餐和晚餐之後，血糖會再度升高，只是上升的幅度遠小於早餐。因為高血糖等於危險，於是身為第二型糖尿病患的我，察覺早餐是要小心的一餐。我閱讀了許多研究期刊，才知道我不是第一個發現這件事的人。早先發現的先驅當中，有一位是丹麥奧胡斯大學（University of Aarhus）的詹斯・克利斯提安森教授（Jens Christiansen）。

## 圖 1.1 ／一日三餐的健康受試者血糖值變化

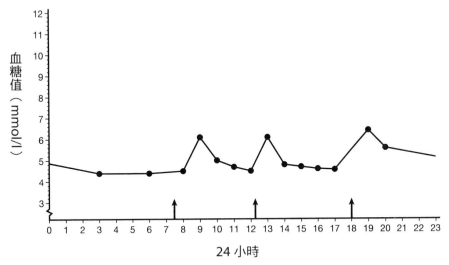

21 位健康受試者一日三餐的平均血糖值。箭頭指出進食時間：早餐 7:30，午餐 12:15，晚餐 18:00。血糖值採自類似血漿與血清的組織液。

## 克利斯提安森教授的實驗

　　圖 1.1 顯示一日三餐的健康年輕人一天 24 小時的血糖變化。[6]如圖所示，兩餐之間的血糖值約為 4 到 5 mmol/l。進食後一小時內，血糖值會超過 6 mmol/l；進食後六小時內，血糖值會慢慢回降至 4 到 5 mmol/l。❷

---

❶ 編按：《九十五條論綱》的正式名稱為「關於贖罪券的意義及效果」，目的在於控訴當時教廷腐敗，並反對販賣贖罪券，史學家認為此舉代表宗教改革運動之始。

❷ 在糖尿病的領域裡，「葡萄糖」（glucose）與「糖」（sugar）這兩個詞經常混用。其實葡萄糖是糖的一種，也是血糖與尿糖中最重要的糖，因此這兩個詞才會混用。

## 圖 1.2A ／有吃早餐的第二型糖尿病患血糖值變化

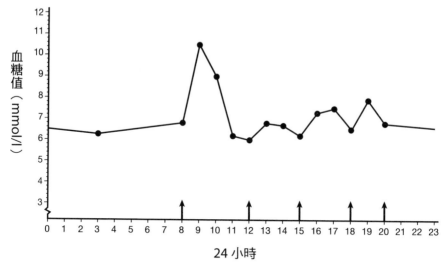

13 位糖尿病患採樣四次的平均血糖值。箭頭指出進食時間：早餐 8:00，午餐 12:00，點心 15:00，晚餐 18:00，宵夜 20:00。

　　為了檢視第二型糖尿病的機制，克利斯提安森教授與同事追蹤了十三位成年病患的血糖值。他請十三位病患某幾天早餐斷食，某幾天吃早餐。為了確保其他條件不變，他請病患在早餐斷食的那幾天增加午餐和晚餐的份量，以便維持每日攝取相同熱量。圖 1.2A 是病患有吃早餐的一日血糖值變化。[7]

　　如圖所示，糖尿病患從一日之初就處於危險狀態：斷食一整夜之後的血糖值逼近 7.0 mmol/l。請看看早餐之後的變化。糖尿病患吃完約 600 大卡的早餐之後（差不多是每日攝取熱量的四分之一到三分之一），血糖值會飆升到 10.5 mmol/l。血糖在四小時內慢慢下降，但是血糖飆升對糖尿病患絕對不是好事，因為這會使心臟病發作與中風致死的機率加倍。[8]

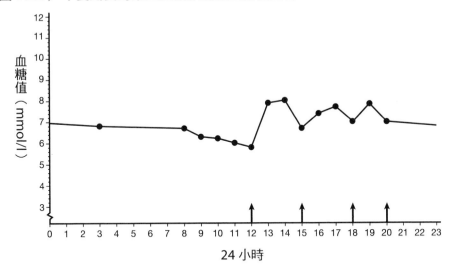

**圖 1.2B ／早餐斷食的第二型糖尿病患血糖值變化**

24 小時

13 位糖尿病患採樣四次的平均血糖值。午餐 12:00，點心 15:00，晚餐 18:00，宵夜 20:00。（午、晚餐攝取的熱量略高於有吃早餐時，以維持每日攝取同熱量）

　　除此之外，克利斯提安森教授也發現糖尿病患吃了早餐之後，接下來一整天的血糖值很不穩定。如此不穩定的血糖不僅會增加心臟病發作與中風這兩種心血管疾病的風險，也會增加罹患其他糖尿病併發症的風險，包括失明、腎衰竭與必須截肢的情況。[9]

　　接下來請看圖 1.2B。如果沒吃早餐，糖尿病患的上午血糖值會逐漸下降。雖然午餐和晚餐的份量增加，飯後血糖值高於有吃早餐的日子，但是上升的幅度較小，比早餐後的飆升安全得多。（受試者也吃了兩頓點心，但是上述分析依然成立。）

　　克利斯提安森教授的數據符合我自己用血糖儀做的檢測結果，也證實了我

的意外發現：至少對第二型糖尿病患者來說，吃早餐很危險。

看過這份研究的人都如同克利斯提安森教授一樣，對這個結果感到驚訝。最後克利斯提安森教授和我得出同樣結論，認為第二型糖尿病患不應該吃早餐。

既然如此，為什麼還要叫我吃早餐？

## 血糖儀與第二型糖尿病

醫生通常不會提供血糖儀給第二型糖尿病患（只會給第一型糖尿病患）。英國的國民健康與醫療優化研究所（National Institute for Health and Care Excellence，簡稱 NICE）是一個半官方機構，為醫生提供治療病患的建議，該機構表示：「提供血糖儀讓第二型糖尿病成年患者自我檢測，不應成為常態。」[10]

NICE 之所以如此建議，是因為有研究指出自我檢測對第二型糖尿病患沒有好處，[11] 但是我對那份研究充滿懷疑。請想想瘦身跟減重，經常量體重的人理應吃得比較少，所以會比不量體重的人瘦得更多。儘管也有研究者不同意這種說法，[12] 但是大部分的研究者都表示贊同。[13] 同樣也有研究發現使用健身追蹤器（fitness tracker）監測自己運動情況的人，每天會想要走更多路。[14] 因此我認為，自我檢測血糖能幫助糖尿病患控制血糖。

英國糖尿病協會想必也會同意這個看法。儘管在早餐的立場上與我不同，但是他們非常關心病友權益，也很驚訝提供血糖儀給第二型糖尿病患不是常態。英國糖尿病協會承認，自我檢測的病友「通常」不會受血糖儀的讀數影響而採取相應對策（所以血糖驗了也是白驗），但這是因為病友「欠缺判讀血糖儀讀數的訓練」。而醫療人員「對病患自己量的血糖儀讀

數興趣缺缺」，也使得這種情況雪上加霜。因此英國糖尿病協會表示，自我檢測血糖之所以沒用，是因為「醫療人員期待病患能藉此自我管理」，但是「病患期待醫療人員善加利用血糖儀讀數」。[15]

　　我不但是專門研究葡萄糖與脂肪的生物化學研究者，也是一位醫生，因此我不需要額外訓練也能判讀血糖儀讀數。我很感激醫生給我一台血糖儀，幫助我控制病情，也使我有機會發現傳統的建議並不正確。不過，就算你不是生物化學家或醫生也無妨，學習判讀血糖儀讀數其實不難。每個第二型糖尿病患都應當學會，以便做出最好的飲食選擇。伯恩斯坦醫師（Richard K. Bernstein）在數十年前率先使用個人血糖儀之後，才開始提倡第一型糖尿病患的低碳水化合物飲食。[16] 現在，第二型糖尿病患也需要一位伯恩斯坦醫師。

　　血糖儀與試紙在藥局就買得到，不需要處方箋。如果你有第二型糖尿病，卻還沒有血糖儀，我建議你趕緊去買一台。

　　與此同時，在沒有更好選擇的情況下，先把這本書當成教育手冊吧。（順帶一提，血糖儀真正的花費不在儀器本身，而是試紙。我一個月差不多會用掉 60 片試紙，也就是 25 英鎊❸，價格不貴。）

---

❸ 編按：25 英鎊約台幣 950 元。在台灣血糖儀試紙一盒 50 片裝售價約 600 到 1,000 元。

# 疑點重重的
# 早餐擁護者

我們都「知道」早餐是一天中最重要的一餐：早餐吃得像國王，午餐吃得像王子，晚餐吃得像乞丐。但這些話都是別人告訴我們的，說這些話的人到底是誰？

# 02

# 被美化的早餐

　　三千多年前的一個清晨，一支希臘軍隊因為兩位將軍的爭吵而停滯不前。根據荷馬在史詩《伊利亞德》（*The Iliad*）第 19 卷中的描述，阿基里斯想在黎明攻打特洛伊城，但是奧德修斯力勸他不要讓士兵「餓著肚子攻打特洛伊，因為這將是一場漫長又激烈的戰役，應先讓士兵在船邊享用麵包跟葡萄酒。」[1]

　　奧德修斯說服成功，軍隊準時吃了早餐。但阿基里斯拒吃早餐，幸好雅典娜女神「把瓊漿與仙饌放到阿基里斯的身體裡，他才沒有因飢餓而力衰。」希臘士兵深信早餐有益，而且荷馬時代的希臘人顯然都是如此。《奧德賽》（*The Odyssey*）第 16 卷的一開頭是「小屋裡，奧德修斯與牧豬人在黎明時分生火烹煮早餐。」[2]

　　古典希臘時期，也就是西元前 500 年左右，相傳早餐會吃大麥麵包或薄餅，有時蘸葡萄酒食用，有時配無花果或橄欖一起吃。羅馬人的早餐也差不多，黎明時分吃麵包、起司、橄欖、沙拉、堅果、葡萄乾，或許還有冷肉。不

過羅馬軍隊給士兵吃的早餐是一種熱粥，類似麥片粥，是把烘過的斯佩耳特小麥（spelt wheat）或大麥搗碎之後再用滾水烹煮而成。

　　就飲食形態來說，希臘人跟羅馬人似乎沒有特別之處。海瑟・安德森（Heather Anderson）2013 年的著作《早餐史》（Breakfast: A History）如此開場：「從古至今，人類吃的早餐大多很簡單……從豐富的文字紀錄看來，古羅馬人習慣一日三餐（外加下午一頓點心），跟現代的美國人和歐洲人一樣。」[3]

　　但是這個日常習慣並非堅不可摧。羅馬帝國滅亡之後的一千年內，歐洲貴族顯然不再吃早餐。查理大帝（Charlemagne，748–814）相關的記載中，指出他沒有吃早餐的習慣。[4] 七百年後，法國國王法蘭索瓦一世（Francis I，1494–1547）依然認為人們應該「五點起床，九點用早膳，五點用晚膳，九點就寢。」[5] 一個世代之後，牧師威廉・哈里森（William Harrison）在他 1577 年的著作《英格蘭紀實》（Description of England）中寫道：「貴族、仕紳與學者通常十一點用早膳，五點用晚膳。」[6] 直到 1602 年，文藝復興時期的營養學家愛德蒙・賀林斯醫師（Edmund Hollings）依然強調相同的概念。[7] 問題來了，羅馬帝國滅亡之後，人們為什麼不再吃早餐？

　　教會的影響是其中之一。神職人員認為吃早餐是一種自我放縱，再加上聖經的啟發，例如《傳道書》（Ecclesiastes）第 10 章第 16 節：「邦國啊……你的群臣早晨宴樂，你就有禍了！」❶ 因此作家湯馬斯・阿奎那（Thomas Aquinas）才會在《神學大全》（Summa Theologica，1265–1274）中寫道，早餐代表 praepropere（太早進食），屬於原罪貪食（gluttony）的一種。中世紀

---

❶ 譯注：本譯文節錄自和合本聖經。

的歐洲只有小孩、老人、病人吃早餐，工人也吃早餐，因為他們需要進食才有力氣工作，所以早上會吃東西。

羅馬帝國滅亡之後，還有另一個影響早餐的因素，那就是封建制度下的階級。如果工人必須吃早餐，那麼達官顯要非但不能吃早餐，更要讓大家都知道自己不吃早餐。中世紀的貴族只有非得做費力的事情時才吃早餐，例如旅行或朝聖，宗教導師依據約翰福音第 21 章第 12 節允許他們吃早餐（「耶穌對他們說：『過來吃早餐』」，出自英語標準版聖經）。所以英格蘭國王亨利三世才會在 1255 年朝聖的時候，為臣子的早餐準備了六大桶葡萄酒（相當於 2,112 加侖）。[8]

直到市場經濟取代了封建制度，上流階級才恢復了吃早餐的習慣。伊恩・莫蒂默博士（Ian Mortimer）在他廣為流傳的文章〈都鐸時代早餐的誕生〉（How the Tudors Invented Breakfast）中如此寫道，隨著市場經濟漸漸普及，人們工作的時間更長，也益加勤奮，因此對包含早餐在內的一日三餐需求越來越高。[9] 正因如此，英國曼徹斯特的醫生兼小學校長湯馬斯・寇根（Thomas Cogan）才會在他 1589 年的著作《健康之道》（Haven of Health）裡提到沒吃早餐有害健康，因為「長時間挨餓會讓肚子鬧彆扭」。[10]

## 英國的早餐

《珍・奧斯汀與食物》（Jane Austen and Food）的作者瑪格麗特・連恩（Margaret Lane）記述了那個年代富裕人家的早餐是如何演化的：「珍・奧斯汀的年代（她生於 1775 年，卒於 1817 年）與過去慣吃冷肉、粗粉麵包和麥芽酒的年代大相逕庭，也不像維多利亞時代那樣吃大量的雞蛋、腰子、培根等食材。他們吃高雅的輕食，以吐司跟圓麵包搭配茶、咖啡或巧克力熱飲。」[11]

但是珍・奧斯汀所處的年代社會階級依然存在，為了強調自己高人一等，上流階級會故意晚吃早餐：「《理性與感性》裡描寫書中主角從巴頓公園（Barton Park）到惠特威爾（Whitwell）的出遊時，早上十點眾人先在巴頓公園集合吃早餐……珍經常在早餐前寫信。在倫敦的時候，她甚至在早餐前出門購物。」[12] 放蕩不羈的貴族成員吃早餐的時間可能拖得更晚。維多利亞時代的多產小說家安東尼・特洛勒普（Anthony Trollope）1875 年的小說《紅塵浮生錄》（*The Way We Live Now*）裡，羅傑・卡貝利（Roger Carbury）這個角色「會在十二點鐘過來，也就是菲力克斯（Felix）吃早餐的時間。」[13]

　　早餐吃得晚，時間上就會相當接近正餐❷，因為當時是中午吃正餐。正餐是一天之中最豐盛的一餐，流傳千年來皆如是。如此一來，正餐的時間越來越晚。隨著蠟燭與其他人造光出現，富裕階級也越來越能夠享受入夜後的社交活動。他們的正餐時間越推越晚，最後變成晚上才吃，正餐幾乎取代了宵夜（supper），而宵夜則成了睡前的點心。既然正餐時間變得更晚，兩餐之間的中午就出現了空檔，必須用新的一餐填補，也就是在當時偶爾稱為「noonshine」（午陽）之後的「nuncheon」（在《理性與感性》裡，韋勒比在一家旅店裡吃了 nuncheon），後來被誤植為「luncheon」（在《傲慢與偏見》裡，莉迪亞跟凱蒂在旅店裡點了 luncheon 來吃）。

　　午餐以點心的姿態重現江湖，一開始只是塗了抹醬的冷麵包。不過從安東尼・特洛勒普的《紅塵浮生錄》看來，午餐漸漸變得豐盛：「每天都辦兩場正餐筵席，一場是下午兩點，叫做午餐，一場是晚上八點。」[14] 這新冒出來的

---

❷ 譯注：原文是 dinner，在當時意指「正餐」。

一餐讓人摸不著頭緒，所以總能跟上最新話題的威廉・羅伯森醫師（William Robertson）才會在他 1847 年的著作《論飲食與養生之道》（*Treatise on Diet and Regiment*）中寫道：「如果在吃完早餐的五小時後無法吃正餐，就必須或最好破例吃一頓午餐（luncheon）。如果你……不能在下午五點之前吃正餐，就應該吃午餐。」[15]

勞工階級則維持中午吃正餐。今日英格蘭與蘇格蘭北部某些地區，當地人依然稱中午的正餐為「dinner」，傍晚吃的叫「tea」（茶點）或「high tea」（傍晚茶點）。現在仍有許多學校稱呼供應午餐的女士們為「dinner ladies」。

## 美國的早餐

海瑟・安德森也指出，美國人和英國人本來擁有相同的早餐文化：

十八世紀中葉是早餐在英國與美國萌芽的黃金時期。美國開國元老富蘭克林與傑佛遜喜歡在早上大啖羊排、培根、雞蛋、玉米糕、瑪芬，甚至還有餡派……英國富裕人家早上大多先吃粥，再吃培根蛋……維多利亞時期很快就見證了英國最偉大的（或許也是唯一的）料理成就：英式早餐。❸

但是美國人的餐點份量與腰圍逐漸增加，引發一股復古風潮。1830 年代的全民健康運動（Popular Health Movement）提倡近乎素食的節約飲食。為了配合簡樸生活的需求，1863 年紐約的詹姆斯・卡萊伯・傑克森醫師（James Caleb Jackson，1811–1895）發明了穀麥棒（Granula），原料是富含穀皮的粗粒全麥粉（Graham flour，一種全麥麵粉）。全麥早餐穀物就此問世。

在全民健康運動的影響之下，1863 年還發生了另一件事：基督復臨安息日會（Seventh-day Adventist Church）創立於密西根州的巴特克里克（Battle Creek）。該教派的神學教義不在本書的討論範圍之內，但是他們的健康觀念與本書有關，也就是素食、不攝取酒精和咖啡因的生活方式。1866 年，基督復臨安息日會在巴特克里克成立了一所療養院，提倡以素食來治療和預防疾病。他們採用整體醫療法（holistic therapies），內容包括營養、灌腸跟運動。1894 年，療養院最有名的一任院長約翰・家樂醫師（John Kellogg，1854–1943）發明了玉米片。傑克森醫師的穀麥棒不太方便（必須浸泡一個晚上），但是玉米片非常方便。約翰・家樂跟弟弟威爾（Will）創辦了今日舉世聞名的家樂氏公司。

從現代的觀點來說，全民健康運動先驅主張的某些想法荒謬可笑。例如，約翰・家樂醫師 1877 年的著作《全民健康指南》（*Plain Facts for Old and Young*）提出了幾個防止自慰的激烈手段：

> 若要防止勃起，可將包皮往前推蓋住龜頭，拿穿了線的針從包皮的一端刺入、另一端拉出。線穿過包皮兩端之後，把兩節線頭纏繞打

❸ 據信肯奈姆・迪格比爵士（Sir Kenelm Digby，1603-1665）是第一個公開描述英式早餐的人。他的著作《打開肯奈姆・迪格比爵士的密室》（*The Closet of the Eminently Learned Sir Kenelm Digbie Kt Opened*）在他過世後才於 1669 年出版，書中主張「兩顆水波蛋搭配幾片薄薄的乾煎培根肉是不錯的早餐選擇。」肯奈姆爵士的父親，是籌畫「火藥陰謀」（Gunpowder Plot）而遭處決的埃弗拉德・迪格比爵士（Sir Everard Digby），（譯注：火藥陰謀是發生於 1605 年的叛亂活動，目的是炸掉國會大廈以及暗殺國王詹姆斯一世）。帕梅拉・哈里曼（Pamela Harriman）也是迪格比家族的後裔，她曾經嫁給邱吉爾的兒子倫道夫（Randolph）。從迪格比的高超創意看來，海瑟・安德森說早餐或許是英國唯一的料理成就實在有欠公平，因為早在十六世紀，紅衣主教沃爾西（Wolsey）就用草莓跟鮮奶油搭配出美味的組合。

結並剪斷，這麼做就無法勃起……至於女性，作者發現在陰蒂上塗抹石碳酸（phenol）可有效遏止異常的興奮感。[16]

約翰・家樂醫師在他 1893 年的著作《女性健康與疾病指南》（*Ladies' Guide in Health and Disease*）中，更建議以陰蒂切除術來治療女性的性慾亢進（nymphomania）。這是西方割除女性生殖器官的早期範例。約翰對自慰的觀點並非偶然，因為這似乎跟他對早餐的看法有關：他顯然相信營養價值低的玉米片可抑制早晨的自慰行為。他認為吃肉會刺激慾望：「肉、辛香料、蛋、茶、巧克力與各種刺激物都會強烈地直接影響生殖器官。這些東西會增加血液的局部供應，並且透過神經系統與大腦的共感激發情慾。」[17] 不過，吃玉米片卻可以削弱體力。[18]

雖然約翰・家樂醫師銷售玉米片時，從未明說玉米片是一種削弱體力、抑制自慰的工具，但他的確是因為早餐穀片的營養價值很低才發明了這種食品，現在早餐穀片卻被當成一種有營養的食品販售。早餐的演進過程中不乏類似的諷刺事件，直到最近仍有許多觀念源自信仰，而非實證。

約翰・家樂醫師是一位重視觀念的知識分子。他對自慰的觀點符合正統信仰，正如同他對優生學（他贊成）與便秘（他反對）的觀點一樣。但是他的弟弟威爾不是知識分子，為了把玉米片變得更好吃，他無視約翰的反對在玉米片裡加了糖。約翰努力爭取過，可惜他沒有爭贏。

同一時期，賓州米德維爾（Meadville）有一位杜伊醫師（Dewy）的手段更加激進。他在 1900 年的著作《零早餐計畫與斷食療法》（*The No-Breakfast Plan and the Fasting Cure*）中提倡早餐斷食。杜伊醫師說跟吃早餐的病人比起來，早餐斷食的病人復原得更好也更快。

## 早餐再度流行

1920 年代之前，杜伊醫師的論點似乎廣為流傳，美國人的早餐頂多只能算是小點心。這讓比納肉類加工公司（Beech-Nut Packing Company）感到憂心，因為他們養了很多豬隻，可是買培根的客人卻太少。於是這家公司聘用艾德華·柏納斯（Edward Bernays）挽救生意。

柏納斯是公關業之父，也是佛洛伊德的外甥。他運用佛洛伊德的理論為重量級客戶服務。例如他曾幫美國菸草公司（American Tabacco）打破女性在公眾場所吸菸的禁忌，也曾協助聯合果品公司（United Fruit Company）策畫政變，迫使瓜地馬拉的民選總統古斯曼（Jacobo Arbenz Guzman）流亡海外。柏納斯對戈培爾（Paul Joseph Goebbels）❹ 的影響眾所周知，這點並不令人意外，因為他曾在 1928 年的著作《宣傳之道》（*Propaganda*）中寫道：

> 有意識地巧妙操縱大眾遵循的習慣和意見，是民主社會中相當重要的元素。操縱這種無形社會機制的人建構了一個無形的政府，他們才是國家真正的統治者⋯⋯這群我們從未聽過的人統治我們、影響我們的心智、塑造我們的品味、暗示我們的想法。[19]

柏納斯決心要操縱的大眾意見也包括用「豐盛的早餐」取代「只喝咖啡，或是再搭配一個麵包卷和柳橙汁的輕食早餐」。他曾在一支影片中（這支影片網路上依然找得到）[20]，說明他如何動員 4,500 位醫生公開支持比納公司對豐

---

❹ 譯注：戈培爾是納粹德國時期的國民教育與宣傳部部長。

盛早餐的信念。❺ 考莉・歐康納博士（Kaori O'Connor）是倫敦大學學院的社會人類學家，她在 2013 年出版的《英式早餐傳記》（*The English Breakfast: The Biography of an English Meal*）中寫道：「（早餐）是健康的一餐，這個觀念是行銷公司灌輸給我們的。大致說來，我們已全盤接受這個觀念。」[21]

## 早餐金句的誕生

威廉・羅伯森醫師在英國溫泉勝地德比郡巴克斯頓（Buxton）行醫，他在第四版的《論飲食與養生之道》一書中寫道：「早餐應該很重要，說是一天中最重要的一餐也不為過。」[22] 前面提過羅伯森醫師是一位聲譽卓著的醫生，因此我們有必要質疑：他提出這個重要觀念是根據哪些研究？支持這個金句的是哪些嚴謹的觀察、哪些對照實驗？羅伯森醫師是這麼寫的：「早餐最好含有大量液體，以便補充身體在睡眠期間流失的水分。」

嗯？睡眠期間，身體水分確實會經由肺與汗腺排出，但為什麼羅伯森醫師對這件事如此執著？

這是因為羅伯森醫師是一位水療醫生，他行醫的巴克斯頓是一個溫泉小鎮，那裡的泉水據稱可治療多種病症，所以他當然相信水是健康與疾病的關鍵。但這個觀念荒謬至極，沒有比希波克拉底（Hippocrates）的四體液失調說先進多少。❻ 羅伯森醫師的謬論不僅於此，他也相信「藉由睡眠可使神經系統恢復完整的功能與活動，」所以我們應該及早進食，「以免神經系統因為身心勞動而耗盡精力」，這當然也很荒謬。

另一個早餐金句當然是阿黛爾・戴維斯（Adelle Davis，1904–1974）說過的名言：「早餐吃得像國王，午餐吃得像王子，晚餐吃得像乞丐。」[23] 阿黛爾・戴維斯是當時美國最受歡迎的營養學家，雖然她經常誤用科學資訊來引領飲食

風向而飽受爭議，但是她的多本著作還是熱銷超過一千萬本，例如 1945 年出版的《吃的營養科學觀》（*Let's Eat Right to Keep Fit*，繁體中文版於 1994 年出版）。至於她著名的早餐金句，且讓我們提出這個問題：這句話背後的思維是什麼？是針對一個今日仍亟需解決的問題進行系統性的科學研究，還是早已被推翻的健康恐慌？

戰後的美國經歷過一段大眾莫名害怕低血糖的恐慌時期，有一個名為低血糖症基金會（Hypoglycemia Foundation）的慈善組織宣稱：「在現今各種疾病之中，沒有一種疾病像低血糖症一樣普遍，造成如此多人的痛苦。低血糖症是導致低效率、時間損失、意外事件、家庭分裂與自殺的頭號疾病。」[24]

媒體也起而效尤，加油添醋，例如 1965 年 6 月號的《家庭天地》雜誌（*Family Circle*）報導：「有數百萬人……罹患低血糖症而不自知。」1971 年 6 月號的《城裡城外》雜誌（*Town and Country*）說：「罹患低血糖症的美國人多達一千萬。」備受崇敬的專業人士把焦慮感散播全國，就有一位精神科醫生曾寫道：

「找我治療精神問題的病人之中，血糖異常的病人約占一半……他

---

❺ 如果你很驚訝有這麼多醫生願意支持這個主張，請想想以下這件事：瑞士信貸（Credit Suisse）在 2015 年做了一項調查，發現有 54% 的受訪醫生相信吃高膽固醇的食物不但會增加血液中膽固醇的濃度，也會對心臟造成傷害。雖然早在四十年前這樣的陳述就已被推翻，就連最早提出這個想法的安塞爾·凱斯（Ancel Keys）也予以否決。調查報告說：「這是醫生也會傳遞錯誤資訊的最佳範例。」（Credit Suisse Research Institute (September 2015), 'Fat: The New Health Paradigm', http://publications.credit-suisse.com/tasks/render/file/index.cfm?fileid=9163B920-CAEF-91FB-EE5769786A03D76E. Accessed April 2016）

❻ 編按：希波克拉底（西元前 460-370 年），被譽為西方醫學之父。其知名的體液學說認為人體是由四種體液構成：血液、黏液、黃膽汁、黑膽汁，四液失調就會生病，回復平衡身體才能痊癒。這套理論已被後世推翻。

們罹患精神分裂症的機率很高，罹患精神官能症的機率更高。」[25]

阿黛爾・戴維斯本人也宣稱：「低血糖引起的暴躁易怒，是離婚的原因之一。」[26]

每當一個奇特的新觀念出現時，幾乎總是有人能從中獲利。低血糖症恐慌的出現，碰巧腎上腺萃取物（adrenal extracts）有了重大發現。腎上腺萃取物價格昂貴，為病人施打號稱可以「治療」低血糖症的腎上腺萃取物有利可圖，因此正派的權威組織決定聯手打擊騙徒。1973 年，美國醫學會（American Medical Association）、美國糖尿病協會與內分泌學會（Endocrine Society）發表了一份聯合聲明，表示血糖過低的美國人口少之又少，而且血糖過低一點也不危險：

### 低血糖症聲明

近來在大眾媒體的報導之下，民眾以為低血糖症在美國的發生率很高，也以為影響國人的諸多症狀都與低血糖症有關，只是尚未獲得證實。這些說法毫無醫學根據。[27]

阿黛爾・戴維斯為了一個不存在的問題，創造出關於早餐的警世名言。她知道血糖會在沒吃早餐的上午緩慢降低。[28] 既然血糖上升是現代的健康殺手之一，我們也可以用當初啟發戴維斯說出早餐金句的同一批數據來修改她的話：**早餐吃得像乞丐。**

這兩個廣為流傳的早餐金句之所以出現，是為了解決幾個不存在的問題：夜間脫水、夜間飢餓、大腦疲勞與嚴重的低血糖症。然而這兩句話影響深遠，

甚至到了今天仍有許多人相信吃早餐對新陳代謝有益。飲食過量的人成千上萬，在這樣的情況下他們還強逼自己吃下沒有必要的一餐，實在不能算是一件小事。

## 地中海早餐

吃地中海飲食的人比較長壽，就這點而言，地中海飲食比北歐或北美更加健康。肯·阿爾巴拉（Ken Albala）是加州太平洋大學（University of Pacific）的歷史學教授，他在 2003 年的著作《近代早期的歐洲食物》（*Food in Early Modern Europe*）中提到早餐從未在南歐真正成形：「在晚餐比較豐盛的國家，早餐的重要性向來不高。南歐人早上吃得很簡單，只喝咖啡，也許搭配一塊麵包或酥皮點心。這與英格蘭和北歐的習慣截然不同。」[29]

有一群資深的義大利營養學家在 2009 年寫道：「大部分的義大利（成年）人，每天早上只喝一杯咖啡或卡布奇諾。」[30]

世界衛生組織、聯合國與美國中央情報局都已證實，義大利人比英國人和美國人更長壽。[31] 這當然無法證明早餐對健康有害，卻可以削弱沒吃早餐有礙健康的論點。

## 小結

都鐸時代的歐洲貴族開始吃早餐的時候，曾有明智的人提出警告。1542 年，著名內科醫生安德魯·波爾德（Andrew Boorde）在著作《健康飲食》（*Dietary of Health*）中寫道：「勞動者可以一日三餐，但從事靜態活動的人一日兩餐為宜。」[32]

原因何在？波爾德解釋道，因為「飽食會縮短壽命。」[33] 無獨有偶，

1602 年學者威廉・禾根（William Vaughan）在著作《先天與後天的健康指南》（*Naturall and Artificial Directions for Health*）[34] 中勸告讀者：

「年滿四十就不再適合一日三餐。」[35]

他的觀點與約翰・哈林頓爵士（Sir John Harington，1560–1612）不謀而合：

「成年後一天僅需進食兩次。」[36]

接下來我們將會發現，早餐的必要性之所以存疑，在於早上是身體胰島素阻抗（insulin resistance）最高的時間；我們也將發現，45 歲以上與活動量低的人都是胰島素阻抗的高危險群。我們或許應該重新了解十六世紀波爾德醫師等人的智慧。

法蘭茲・卡夫卡（Franz Kafka，1883–1924）在 1915 年的著作《變形記》可能是早餐的最佳說明書。書中提到「對葛雷戈的父親來說，早餐是最重要的一餐。」[37] 信奉早餐的科學家經常引述這句話，[38] 可惜他們的自信放錯了地方。書中完整的段落是：「早餐的髒碗盤堆在桌上，數量龐大，因為對葛雷戈的父親來說，早餐是最重要的一餐。他會吃好幾個小時的早餐，邊吃邊看好幾份不一樣的報紙。」卡夫卡想說的是葛雷戈的父親是個混蛋，不但不工作養家，還揮霍葛雷戈賺來養家的錢。

在此以早餐象徵道德墮落的這個段落，為早餐史的回顧畫下句點。

# 03

# 商用科學時代的早餐

1917 年，自稱「全球歷史最悠久的健康雜誌」的《好健康》雜誌（*Good Health*）刊登了一篇文章，強調「早餐是最重要的一餐」，[1] 而《好健康》的編輯是約翰・家樂醫師。這一點值得擔憂。用 Google 搜尋幾個早餐金句，會發現許多聲稱早餐有益的研究，背後的支持者與出資者多半是早餐穀片製造商。

我在 2015 年 10 月 24 日做了一個簡單的實驗。我用 Google 學術搜尋引擎（Google Scholar）搜尋「breakfast」，下載前十筆可供下載的醫學或生物學研究論文。猜猜看，在這十篇論文中，有幾篇的研究經費（至少是部分經費）來自家樂氏、通用磨坊（General Mills）、雀巢（Nestlé）或其他食品公司？答案請見註腳。❶

早餐製造龐大的商機：2012 年全球早餐穀片的銷售額達 325 億美元，光是北美市場的銷售額就高達 139 億美元。不過北美市場已飽和，所以製造商便把目標轉移到新興市場。[2] 這種作法理所當然：早餐穀片是筆好生意，原料

（穀物或稻米）很便宜，但是超市貨架上的成品卻不太便宜。

龐大的速食早餐市場正在成長。由麥當勞領軍的速食早餐，2012 年在北美的銷售額是 317 億美元，從 2007 到 2012 年，每年的成長率為 4.8%。[3]「速食＝肉＝蛋白質」的觀念深植人心，家樂氏旗下品牌 Special K 順勢推出香腸、雞蛋和起司口味的扁麵包早餐三明治。[4] 這種微波加熱的三明治，看在英國人眼裡與漢堡無異。一個三明治的體積很小，熱量只有 240 大卡，不過鈉含量卻高達 820 毫克（超過 2 公克鹽的鈉含量），相當於每日建議攝取量的三分之一。早餐吃扁麵包三明治的人大多會一次吃兩個，也就是說他們不但吃下無謂的一餐，而且早上離家之前就已吃進每日鹽攝取量的三分之二。[5] 儘管如此，Special K 的外包裝還是有著美麗的照片，在香腸、雞蛋和起司口味的扁麵包早餐三明治旁擺放兩塊柳橙切片。

企業補助的研究成果通常都對企業有利。科學家不會做不誠實的研究，但是發表研究結果時可能帶著偏見。想想製藥產業吧。有一類藥物叫做「鈣管道拮抗劑」（calcium-channel antagonists），用來治療心臟病。這些年來，由大學教授與執業醫生發表的鈣管道拮抗劑臨床研究至少有七十個。有些研究的經費來自製藥公司，有些研究的經費來自獨立單位，例如慈善團體、政府研究機構跟醫院。1998 年，多倫多大學的一組調查人員發現：「科學家對安全的看法，與他們跟製藥公司之間的財務往來關係密切。相較於反對的科學家，支持的科學家跟製藥公司之間有財務關係的機率高出許多。」[6]

由此可見，大學教授與執業醫生的研究結果，會對提供經費的單位有利。針對研究論文多次調查的結果證實了這項發現，所以現在期刊都會要求作者列出研究經費來源與諮詢對象。儘管如此，這種作法還是讓讀者無所適從：接受企業補助的研究沒有參考價值嗎？依然值得信任嗎？

食品、飲料公司也會對學術論文出手。大衛・路德維格（David Ludwig）是對抗肥胖症的英雄。他是哈佛大學的小兒科教授，2007 年出版了著作《終止食物大戰：讓孩子在速食／假食的世界裡維持健康體重》（*Ending the Food Fight: Guide Your Child to a Healthy Weight in a Fast Food/Fake Food World*）。路德維格主持的一項調查發現，跟獨立經費的研究相比，由飲料製造商資助的研究對飲料商品提出正面意見的機率高出四到八倍。經費完全來自飲料製造商的研究之中，對飲料商品提出負面意見的論文數是零。❷ 由於製造商資助的飲料研究數量龐大，路德維格認為這個領域本身已不再公正。[7]

　　正因如此，我們必須小心：早餐的科學研究充滿來自業界的經費。此時此刻的早餐研究或許就像 1950 年以前的香菸研究。這一年，理查・多爾（Richard Doll）與布萊德佛・西爾（Bradford Hill）發現吸菸與肺癌之間的關聯。1950 年之前，甚至在那之後，大部分的香菸研究都是由菸草公司贊助的學術研究，

---

❶ 這十篇論文分別是 (1) G.C. Rampersaud et al. (2005), *J Am Diet Assoc* 105: 743–60， (2) M.R. Malinow et al. (1998), *N Engl J Med* 338: 1009–15，(3) A.M. Siega-Riz et al. (1998), *Am J Clin Nutr* 67 (suppl): 748S–56S, (4) A. Keski-Rahkonen et al. (2003), *Eur J Clin Nutr* 57: 842–53，(5) H.R. Wyatt et al. (2002), *Obes Res* 10: 78–82，(6) C.S. Berkey et al. (2003), *Int J Obes* 27: 1258–66，(7) R.E. Kleinman et al. (2002), *Ann Nutr Metab* 46 (suppl 1): 24–30，(8) E. Pollitt, R. Mathews (1998), *Am J Clin Nutr* 67 (suppl): 804S–13S，(9) D. Benton, P.Y. Parker (1998), *Am J Clin Nutr* 67 (suppl): 772S–8S，(10) D.T. Simeon, S. Grantham-McGregor (1989), *Am J Clin Nutr* 49: 646–53。

這十篇論文全都支持早餐，有八篇公開了研究經費的來源（怪的是有兩篇沒有）。其中七項研究至少有部分經費來自食品業，包括家樂氏、通用磨坊、雀巢，以及透過麵包計畫／終止飢餓活動（Project Bread / the Walk for Hunger）提供經費的費里霍弗烘焙公司（Friehofer's Baking Company）。我用 Google 學術搜尋的前十筆論文做調查，這個方法雖然過度簡化，卻足以顯示學術界對早餐的認同早有共識，而食品業對早餐研究更是大力支持。

❷ 製藥公司也會盡量避免發表不利的研究結果。最近的一項調查發現，有 23% 的臨床實驗在研究結束的五年後仍未發表（V.S. Moorthy et al. (2015), 'Rationale for WHO's new position calling for prompt reporting and public disclosure of interventional clinical trial results', *PLOS Med* 12: e1001819）。完整的調查報告請見班・高達可（Ben Goldacre）2013 年的著作《不良製藥：崩壞的醫藥制度以及如何修復》（*Bad Pharma: How medicine is Broken, and How We Can Fix It*）。

這些研究宣稱香菸對健康有益，隨後也成為廣告賣點：「駱駝香菸是最受醫生青睞的香菸」（More doctors smoke Camels than any other cigarette）、「L&M濾嘴菸是醫生的指定品牌」（L&M Filters are just what the doctor ordered）、「與其吃甜食，不如抽好彩」（Reach for a Lucky instead of a sweet）。

　　企業經費會流向令人意外的地方。連優良的慈善機構也會接受來自企業的資金：每年支付英國糖尿病協會 1 萬到 2.5 萬英鎊，就可以使用協會的標誌跟名稱；2013 年至少有十二家公司提供美國糖尿病協會共 50 萬美元資金。這些慈善機構致力的事珍貴無價，他們也需要奧援。向企業募款或許不太光彩，但是他們很清楚相關風險，執行嚴格的道德政策。這種作法非常有效。舉例來說，2013 年，密蘇里大學的海瑟・萊迪博士（Heather Leidy）等人發表了一篇論文，名字非常拗口：〈對「不吃早餐」的過重／肥胖青春期後期少女來說，高蛋白早餐對控制熱量攝取調節的食慾、荷爾蒙與神經信號有正面效果〉（Beneficial effects of a higher-protein breakfast on the appetitive, hormonal, and neural signals controlling energy intake regulation in overweight/obese, breakfast skipping, late-adolescent girls）。[8]

　　雖然萊迪博士承認她的研究接受牛肉與雞蛋生產協會的補助，但是她也在論文中提到業者「並未參與數據的設計、執行、分析與詮釋」。我相信她，因為萊迪博士確實證明了高蛋白早餐……對健康有害！雖然吃早餐可能會降低同一天內後來的食慾，但是少攝取的熱量低於早餐多攝取的熱量。萊迪博士寫道，高蛋白早餐的淨效應是每日攝取的熱量「比不吃早餐更高（～ 120 大卡）」。

　　這種效應不具統計顯著性（statistical significance）❸，卻反映出一種令人不安的趨勢。儘管牛肉與雞蛋業者努力推廣早餐，但他們補助的研究反而證明

了最健康的早餐選擇，就是早餐斷食！而我們之所以能夠發現這件事，是因為萊迪博士是一個誠實的人。

政府也鼓勵大家吃早餐。美國的農牧產業公會使用的名稱很特別，例如「Beef Checkoff」或「Egg Checkoff」❹，這是因為公會的資金並非來自會費，而是對每一個售出單位抽取稅金。例如在美國境內每賣出或進口一頭牛，這頭牛就會被「代扣工會會費」並抽取一美元稅金。[9] 業者用這種「企業國家」（corporate state）的方式控制法律，透過稅金（以及其他方式）讓消費者負擔行銷成本。

英國政府也一樣支持企業。2015 年 10 月 24 日，我在 Google 搜尋「早餐是最重要的一餐」（Breakfast is the most important meal of the day），第一筆搜尋結果是一個看似友善的組織，叫做 Shake Up Your Wake Up（簡稱 SUYWU）。SUYWU 對早餐充滿熱情，網頁開頭寫著「除了提供能量，**早餐的食物**也是**重要的**養分來源，例如……（保留原文粗體字）。」但 SUYWU 是農業園藝發展局（Agriculture and Horticulture Development Board）的附屬單位，農業園藝發展局是依法徵稅的政府組織（年度預算 5,600 萬英鎊），旨在促進農民利益。

總之，早餐對大企業來說商機無限。大企業有錢資助大型研究，大企業在

---

❸ 編按：統計顯著性意為事前選定特定考驗規則與程序，蒐集資料讓效果值達到某一程度，即可認定其具有統計顯著性的證據，但大部分研究者並未事前分析所謂的統計考驗力。即使統計考驗結果達統計顯著性，實際價值性卻不顯著，反之亦然。因此，研究上常發現達統計顯著性的考驗結果並非重要結論，重要結論反而沒有具備顯著差異的例子。

❹ 編按：checkoff 在此意指「代扣會費」。美國一些組織會向特定農業產品生產者收取費用當成基金，用以進行市場行銷及商品研究工作。代扣會費的程序目的是，通過市場推廣、增加需求及開發新用途和市場等手段來改善相關產品的市場地位。

大政府裡有人脈，而且大企業根本不需要發表不實研究：他們只要**選擇性**地發表研究，製造早餐對健康有益的形象就行了。

詩人約翰・濟慈（John Keats）在 1818 年 2 月 3 日寫給朋友約翰・雷諾茲（John Reynolds）的信中說：「我們討厭對讀者具有明顯意圖的詩。」產業科學正好相反，它對民眾的意圖隱而未顯。貨物既出，概不退還。

### · 企業資助研究：從另一個觀點切入 ·

企業資助研究的情況令人沮喪，但是在調查非傳統的真相時，企業可能是唯一的資金來源。妮娜・泰柯茲（Nina Teicholz）在她 2014 年的著作《令人大感意外的脂肪》（*The Big Fat Surprise*，繁體中文版於 2016 年出版）中說，[10] 1960 年代，提供補助的政府單位與慈善機構都深信膳食脂肪會導致動脈粥樣硬化（atherosclerosis），所以像約翰・尤德金（John Yudkin）這樣勇敢的異議分子，也不得不向企業尋求補助，才有辦法進行他的非主流研究，因為沒有人願意提供經費。[11] 尤德金在 1972 年出版了反對白糖、支持脂肪的《致命純白》（*Pure, White and Deadly*）一書。也因為如此，嚴厲抨擊膳食脂肪的主流意見領袖安塞爾・凱斯（Ancel Keys）才能夠以企業資助為由，攻擊「尤德金與他的企業金主」。[12]

亞當・斯密（Adam Smith）在 1776 年的《國富論》（*Wealth of Nations*）中指出，市場比大學或政府機構更加包容新觀念。弗里德里希・海耶克（Friedrich Hayek）1994 年的著作《到奴役之路》（*Road to Serfdom*，繁體中文版於 1990 年出版）也呼應了這一點，他在書中指出市場新成員的創意會讓市場更加茁壯。我在 2008 年出版的《性、科學與利益》

（*Sex, Science and Profits*）一書中也再度強調，商用科學在挑戰公認的既定觀念時具備創新價值。[13]

哈佛醫學系教授湯馬士‧斯塔索（Thomas Stossel）在最近的著作《醫藥恐懼》（*Pharmaphobia*）中主張，大學的醫學科研人員必須與業界密切合作（這樣的合作一定會以顧問費用做為報酬），唯有如此才能達到最佳化的醫療創新。[14]

科學論文的公正性是否會被經費來源影響，最終還是得由論文的讀者自己決定，而且這樣的判斷無法輕易建立準則。

# 早餐迷思

PART
THREE

早餐迷思多不勝數，我很難選擇要從哪一個開始消滅。總之讓我們開始吧！

（請注意：以下的討論並非單指糖尿病患的早餐，而是每一個人的早餐。糖尿病患的早餐是我研究早餐的契機，但早餐本身的重要性超越糖尿病。）

# 04

# 迷思一：早餐穀片很健康

　　恰恰相反。早餐穀片的主要成分是裹了糖的碳水化合物，絕對是最糟糕的早餐選擇。2006 年，英國的消費者雜誌《何者？》（*Which?*）檢視了 275 款早餐穀片，發現「以兒童為銷售目標的早餐穀片中，將近 90% 含高糖，13% 含高鹽，10% 含高飽和脂肪。」這份報告名為〈穀片累犯〉（*Cereal Re-offenders*），意指穀片製造商已多次遭受批評卻不願改善。[1]

　　雖然製造商會在產品中添加營養素，但是在那之前，他們必須先在製程中移除營養素。費莉絲提‧勞倫斯（Felicity Lawrence）在 2008 年的著作《大快朵頤》（*Eat Your Heart Out*）中，描述了去除玉米片養分的過程：

> 玉米片的製作方式是把玉米粒磨成更小的顆粒，然後以每平方英吋
> 20 磅的壓力把成噸的玉米顆粒蒸熟。有營養的細菌跟細菌的必須脂
> 肪會先被移除，因為多年前家樂兄弟就已發現細菌會讓玉米片變質，

縮短保存期限。取代養分的調味料、維生素等等會在這個階段加入玉米片。[2]

首先談談菸鹼酸（維生素 B3）。缺乏菸鹼酸會導致一種叫做糙皮病（pellagra）的疾病，產生令人不適的症狀，最終致死，統稱為 4D：腹瀉（diarrhoea）、皮膚炎（dermatitis）、癡呆症（dementia）與死亡（death）。

美國南方流行過糙皮病。1905 到 1940 年之間約有 300 萬人罹患糙皮病，其中 10 萬人因此喪命。[3] 肉類、魚類、蛋、水果、蔬菜、堅果、全穀、真菌、啤酒以及酵母萃取物（例如馬麥醬）都含有菸鹼酸，因此糙皮病是飲食嚴重不均導致的疾病。美國南方會流行糙皮病，是因為許多居民貧窮到只能吃「殺過菌」的玉米過活。殺菌過程移除了玉米粉裡的菸鹼酸。❶

有鑑於民眾對糙皮病的記憶尚未消失，菸鹼酸的價格又便宜，早餐穀片製造商驕傲地宣揚自家產品添加了菸鹼酸。但事實上，他們加入過量的菸鹼酸。現在的兒童就算不吃添加菸鹼酸的食物，菸鹼酸攝取量低於平均需要量的兒童也僅占 2.9%。而目前二到八歲的美國兒童之中，有 28% 攝取的菸鹼酸超過建議上限；相較之下，2.9% 的兒童攝取低於平均需要量的菸鹼酸，對國民健康造成的威脅應該比較小。[4]

---

❶ 美國在 1890 年的人均 GDP 居全球之冠（A. Maddison (1982), *Phases of Capitalist Development*, Oxford University Press），因此美國南方為什麼會爆發糙皮病值得探討。諾貝爾獎得主阿馬蒂亞‧森（Amartya Sen）在 1999 年的著作《經濟發展與自由》（*Development as Freedom*）中寫道，「從古至今沒有一個運作正常的民主國家出現過饑荒。」因此糙皮病的流行可能是吉姆‧克勞法（Jim Craw laws）先發制人地阻礙民主制度在美國南方正常運作的結果。（譯注：美國南方於 1876 年至 1965 年間基於吉姆‧克勞法實施種族隔離制度）。

穀片的其他添加物同樣令人擔憂。有些製造商在產品裡添加鐵質，結果導致兒童攝取過多鐵質而中毒。因此有些國家，例如挪威，已禁止早餐穀片添加鐵質。最近有一份研究指出：「吃無添加的食物達成每日建議攝取量跟足夠攝取量有兩大優點，一是有機會攝取其他營養素與食物成分，一是營養素之間的交互作用可加強吸收。」[5]翻譯成白話文就是：「吃天然食物，不要吃加工食品。避開早餐穀片。」

用未經加工的天然食物取代早餐穀片，孩子會吃得更健康。英語國家是即食穀片的主要消費族群，沒有任何有系統的證據顯示非英語國家的兒童因為不吃穀片而出現健康問題。

不健康的早餐穀片被揶揄已不是一天兩天的事。大衛‧洛吉（David Lodge）1975 年的小說《換位》（*Changing Places*）裡提到校園報紙「最近報導了一項實驗，證實吃玉米片包裝盒的老鼠比吃玉米片的老鼠更健康。」[6]

這種嘲諷引發了消費者的抗拒心態：歐睿國際市調公司（Euromonitor International）的報告指出，從 2012 年開始，早餐穀片在美國與英國等地的銷售額每年至少下滑 1%，下滑趨勢預計仍會持續，因為消費者漸漸改吃優格、新鮮水果與其他以蛋白質為主、低碳水化合物、低糖、更天然的產品。[7]

美國農業部仍繼續捍衛早餐穀片，宣稱早餐穀片已變得越來越健康，[8]可惜消費者不願意買單。

### • 早餐穀片與高加索人 •

英語國家是早餐穀片的主要消費者，通常搭配乳品食用，但是對大多數非高加索人種的成年人來說，乳品不易消化。90% 的北歐人一次喝下半

品脫乳品（約 230 毫升）也不會感到不適，但南歐人之中只有 40% 無不適感，其他人種則是 35%。

喝奶本來是嬰兒的天性。乳汁含有一種叫做乳糖的醣類，只有嬰兒可以順暢地吸收乳醣，因為嬰兒的腸道裡有一種叫做乳糖酶的酵素，專門用來消化乳糖。人類大多會在脫離嬰兒期的過程中漸漸停止分泌乳糖酶，但是大約 6,500 年前，高加索人因為突變而得以繼續分泌乳糖酶。這是因為動物乳汁富含維生素 D，飲用動物乳汁可預防北歐因為缺少日照而引發的佝僂病。[9] 高加索人的皮膚因為突變而變淡也大約是在 6,500 年前，有助於把陽光轉換成維生素 D。

其他族裔也各自發生了乳糖酶突變，尤其是以畜牧綿羊、山羊與牛為主的民族，但是大部分族裔的成年人依然無法消化乳糖（例如華人）。順帶一提，起司和優格是細菌發酵後的產物，乳糖已大致被分解，所以各種族裔的成年人都可以吃。[10]

放眼全球，乳品攝取量與身高之間存在著顯著的關聯：荷蘭與斯堪地那維亞的人均乳品攝取量最高，[11] 身高也居全球之冠（荷蘭男性的平均身高是 184 公分，女性的平均身高是 171 公分）。乳品似乎有益健康，有害的是加進乳品裡的穀片。

# 05

# 迷思二：早餐對大腦有益

　　這是真的嗎？大家都以為從認知的角度來說，有吃早餐的兒童與青少年在學校的表現一定比較好。但是以最有系統的方式檢視相關研究之後，出乎意料地並未發現明確結論。針對 1950 到 2008 年之間 45 份研究進行兩次全面檢視後發現，吃早餐似乎只對貧童的教育有益。原因不一定是大腦需要在早上攝取熱量，也可能是因為貧童受到學校的免費早餐吸引，所以才沒有蹺課。[1]

　　早餐有益於兒童認知的證據很薄弱，有益於成年人認知的證據更薄弱。英國威爾斯的卡地夫大學（Cardiff University）心理系在 1992 年的一項研究發現，雖然早餐似乎能加強成年人在上午的「認知記憶」（recognition memory）與「邏輯推理」（logical reasoning），卻會削弱下午的「語意處理」（semantic processing）。[2] 1994 年，卡地夫大學的心理學家發現早餐有助於「自由回憶」（free recall）與「認知記憶」，對「語意記憶」（semantic memory）毫無作用，但是會阻礙「邏輯推理」。[3]

吃早餐似乎能提升大腦的某些功能，也會削弱某些功能。早餐對大腦功能的實際影響（若真有影響）一直沒有明確的答案，直到 2014 年有一項調查檢視了 15 份以兒童與成年人為對象的嚴謹研究。調查的結論是：「這些研究缺少足夠的數量與一致性，不足以做為證據。」[4]

但是研究者不用受限於被動的觀察，也可以主動實驗。2014 年荷蘭烏特勒支（Utrecht）的幾位研究者發表了一篇論文，名稱令人振奮：〈空腹去冒險：飢餓有利於決策〉（Always gamble on an empty stomach: hunger is associated with advantageous decision making）。[5] 他們利用愛荷華賭博測驗（Iowa Gambling Task）❶ 為基礎，設計了一個「沒有明確結果的複雜決定」模型。研究者發現 30 位大學生受試者在沒吃早餐的情況下，做模擬決策與冒險的標準心理測驗表現得比較好。這篇論文建議領導者早餐斷食。

### • • • 學校的免費早餐 • • •

1867 年，巴黎的學校基金協會率先在學校提供免費早餐。1890 年，英格蘭伯明罕的免費早餐在第一堂課之前供應學童「一大塊麵包與一杯溫牛奶」。1920 年代，挪威學童享用的奧斯陸早餐（Oslo Breakfast）包含黑麥餅乾、全麥麵包、添加維生素的奶油或人造奶油、乳清起司、鱈魚肝油醬、一大瓶牛奶、生胡蘿蔔、一顆蘋果與半顆柳橙。由政府供應如此豐盛的免費早餐，在 1920 年代的歐洲成為標準作法。

---

❶ 譯注：愛荷華賭博測驗是一種模擬真實決策的心理測驗。

美國政府則是繼續採取不干預政策，一切仰賴民間善行與各州自主，而這些似乎就已足夠：「早在 1905 年，就有宗教慈善基金會開始在教會為貧窮的學童供應免費早餐。」[6] 免費早餐的誕生是受到記者亞伯特・蕭（Albert Shaw）的啟發，1891 年他在毫無證據的情況下宣稱：「讓孩子們空著肚子到學校把知識裝進腦袋，猶如把水倒進篩網裡。」[7] 聯邦政府直到 1975 年才獲得國會的永久許可，成立學校早餐計畫。原因不是當時供應早餐的單位成效不彰，而是因為成效太好，特別是其中一個名為「黑豹黨」（Black Panther Party）的組織。❷

　　1970 年，也就是黑豹黨開始供應「免費兒童早餐」短短兩年後，已有成千上萬的非裔兒童到他們的教會廚房吃早餐。黑豹黨利用早餐宣導他們對黑人歷史的觀點。如同該黨創立者之一的休伊・紐頓（Heuy Newton）與尼克・海南（Nik Heynen）所言，約翰・胡佛（J. Edgar Hoover）之所以會說「黑豹黨絕對是國內安全的最大威脅」，[8] 不是因為他們過於激進，而是因為他們的早餐宣導計畫太成功。聯邦政府很清楚，想要打敗黑豹黨的宣導計畫，必須先打敗他們的新鮮雞蛋、培根、玉米粥、麵包跟柳橙汁。

---

❷ 編按：黑豹黨是非裔美國人組織的民間社運團體，宗旨是維護黑人權益，反對警察對黑人的歧視與暴力。

# 06

# 迷思三：早餐有助減肥

專家們前仆後繼地說早餐能製造飽足感（satiety，源自拉丁文「satis」，意指足夠）。據稱早餐可把胃填滿、增加血糖值，接下來幾餐就會吃得比較少。真的是這樣嗎？

做出上述結論且經過同儕審查的研究論文當然不少，德州的心理學家約翰・德・卡斯楚博士（John de Castro）就曾寫過多篇相關論文。他曾於 2004 年寫道：「我們發現如果受試者的早餐份量高於一日進食總量的平均值，接下來一整天的進食量會顯著減少。」[1] 這句話顯然是在說早餐吃得越多，接下來一天內就會吃得越少。德・卡斯楚把這個現象歸因於飽足感。以下是他建立的模型：

吃早餐 → 飽足感 → 午餐減量 → 體重減輕

這個模型影響強大，且乍看之下似乎非常合理。但是大多數的科學家認為恰恰相反。紐約康乃爾大學的大衛‧勒維斯基（David Levitsky）與卡莉‧派卡諾斯基（Carly Pacanowski）最近做了一項研究，發現就算讓受試者吃輕食早餐（約 350 大卡），他們午餐攝取的熱量也完全沒有改變。換句話說，早餐攝取的 350 大卡並未減少午餐攝取的熱量，因此吃早餐會讓一日攝取的熱量多出 350 大卡。此外，如果讓受試者吃 624 大卡左右的正式早餐，午餐攝取的熱量只會減少約 144 大卡，也就是一日熱量淨增 480 大卡。[2] 難怪勒維斯基與派卡諾斯基得出以下結論：「或許早餐斷食才是有效降低熱量攝取的方法。」他們建立的模型是：

早餐斷食 → 吃得更少 → 降低熱量攝取

或是反過來

吃早餐 → 吃得更多 → 增加熱量攝取

勒維斯基與派卡諾斯基的研究之所以意義重大，是因為他們證明了「這些數據與已發表的文獻一致」。也就是說，德‧卡斯楚的飽足感假設錯誤，吃早餐會增加熱量的攝取。

從 1952 到 2003 年最具權威性的 47 份早餐研究結果看來，沒吃早餐的兒童與成年人約占 20%，而且「吃早餐的人每天攝取的總熱量通常更高」。[3] 因此與這則迷思正好相反，吃早餐其實會增加熱量。那麼，我們如何解釋德‧卡斯楚的發現：「如果受試者的早餐份量高於一日進食總量的平均值，接下來一

整天的進食量會顯著減少」？

　　德國慕尼黑工業大學（Technical University of Munich）減重診所的沃克‧舒斯茲艾拉醫師（Volker Schusdziarra）與他的同事都不認同德‧卡斯楚的早餐研究，他們說那是一種統計上的錯覺。[4] 舒斯茲艾拉用一組受試者做實驗，發現如果讓受試者自行決定，他們早上的進食量通常相當穩定（意即出於習慣，早餐的份量相當固定），但是接下來的進食量就很不穩定了。有時午餐和晚餐會大吃大喝（沒有固定原因，例如參加阿姨的生日會，或是上餐廳吃大餐慶祝），有時反而會吃得比較少（沒有固定原因，例如身體不舒服，或是急著處理工作）。

　　由於早餐的進食量相當固定，因此碰到午餐和晚餐大吃大喝的時候，早餐的進食量**比例**上比較低；碰到午餐和晚餐吃得比較少的時候，早餐的進食量比例上比較高。所以表面上看起來是：


　　早餐吃得少 → 全日進食量高


以及


　　早餐吃得多 → 全日進食量低


其實這是因為午餐和晚餐變化較大造成的假象，真正的模型應該是：

**午餐和晚餐吃得多 → 早餐相對上吃得少**

以及

**午餐和晚餐吃得少 → 早餐相對上吃得多**

舒斯茲艾拉立場公正，他尊重德·卡斯楚的實驗數據，挑戰的是德·卡斯楚對數據的詮釋。這正是本書的重點，後面將會討論：由數百位科學家累積起來的早餐研究數據幾乎都沒問題（早餐研究的數量多得驚人），只是有系統地遭到錯誤詮釋。

## ·飽足感與社會型進食·

飽足感當然有可能真的存在。幼童在三歲之前的進食取決於對飽足感信號的反應；到了五歲，食慾已經受到其他信號的影響，也就是社會信號。康乃爾大學食物與品牌實驗室（Food and Brand Laboratory）的布萊恩·萬辛克（Brian Wansink）在他 2006 年的著作《瞎吃》（*Mindless Eating*，繁體中文版於 2008 年出版）提到賓州大學研究者的一段話：

> 提供三歲和五歲的幼童中份或大份的起司通心粉。無論給三歲的受試者中份或大份，他們都會吃掉相同的份量，吃飽後就會停止進食。（但是）五歲的受試者會努力嘗試，拿到大份通心粉時，進食量高出 26%。成年人也有幾乎相同的行為。我們讓食物的份量影響進食量。[5]

蜜雪兒・梅伊醫師（Michelle May）2011 年的著作《吃你所愛，愛你所吃》（Eat What You Love, Love What You Eat）列出可能超越飽足感，進而鼓勵我們進食的社會與心理信號，[6] 這些信號包括寂寞、憂鬱、焦慮、壓力跟無聊。

卡通《辛普森家庭》（The Simpsons）1997 年（第 8 季第 17 集）〈花枝當保姆〉（My Sister, My Sitter）裡的宅神（Comic Book Guy）也說過這樣的名言：「寂寞跟起司漢堡是一個危險的組合。」

吃東西的時候不專心，也是刺激進食的主因之一。我最近審視 24 篇研究報告的結果發現，吃東西不專心（例如一邊看電視一邊吃洋芋片）會平均增加 76% 的進食量。[7] 這是因為吃東西不專心的人不但吃得心不在焉，也幾乎沒有留下已經進食的記憶，所以他們是在以為自己應該餓了的情況下吃下一餐。「正餐之間不進食」（not eating between meals）這句話還是頗有道理的。

另一個社會信號是同伴。德・卡斯楚做過幾個相當知名的研究指出，如果你跟另一個人一起吃東西，進食量會增加 35%；如果跟三個人一起吃東西，進食量會增加 75%；如果跟六個人一起吃東西，進食量會增加 96%。[8] 所以萬辛克才會在《瞎吃》書中說體重「會傳染」。[9]

人類不是唯一會被同伴刺激進食的群居動物。早在 1929 年就已發現，獨居的雞一旦吃飽就會停止進食，如果在籠子裡多放一隻雞，牠就會受到刺激而再度進食。[10] 相同的行為也出現在豬、魚、鼠、沙鼠、幼犬跟靈長目動物身上。

不只如此，萬辛克甚至證明了餐廳顧客點菜的份量，會受到侍者的體型影響：「顧客……向身體質量指數（BMI）較高的侍者點甜點的機率高

出四倍。」[11]

　　長期演化導致人類尋求社會認同，因此除了飽足感，社會上與心理上的抉擇也會影響人類進食，但是我們的日常生活常常會對這些行為視而不見。

　　（我在本書中遵循學術慣例，用「流行」〔epidemic〕或「大流行」〔pandemic〕來描述當代發生率異常高的肥胖症與糖尿病。這兩個詞原本的定義是人類之間的傳染病，但因為飲食過度是會互相傳染的社會行為，因此用這兩個詞來描述肥胖症與糖尿病應屬合宜。）

## 例外

　　雖然人類在有同伴的情況下通常吃得比較多，但是范德比大學（Vanderbilt University）的研究團隊發現，在心理學實驗室安排的「熟識過程」中，女性（不同於男性）在有好感的異性面前進食量會減少 75%，研究人員藉此推測女性的自我呈現（self-presentation）在厭食症中扮演的角色。[12]

　　阿道斯·赫胥黎（Aldous Huxley）曾在他 1921 年的小說《克洛姆莊園》（*Crome Yellow*）中嘲諷女性的這種特質：

令他既驚訝又苦惱的是，他注意到艾莫萊小姐的食慾很差，應該說她完全沒有食慾。她喝了兩口湯，吃了一小塊魚肉，沒吃禽肉也沒吃紅肉，然後吃了三顆葡萄——她晚餐只吃了這些……「祈禱吧，別跟我討論吃的事，」艾莫萊小姐說。她像一株脆弱的植物般低垂著頭。「我的姊妹和我都覺得進食很粗俗、很

不虔誠。」

但不久之後，主角發現一扇祕門。他打開門，看見這幾個姊妹正在大
啖午餐。他立刻脅迫其中一位叫做喬琪安娜的女孩嫁給他。

# 似是而非的早餐理論

吃早餐的人比沒吃早餐的人瘦。這是否表
示我們應該吃早餐？（提示：不是。）

# 07

# 溜溜球節食效應

人口研究經常發現吃早餐的人比不吃早餐的人更瘦。[1]但是相同的研究也發現吃早餐的人攝取的一日熱量高於不吃早餐的人。該如何解釋這兩種衝突的數據？

人們不吃早餐的其中一個原因是節食減重。哪些人會節食減重？當然是胖子。澳洲有一份以 13 歲青少年為對象的調查發現，699 位接受調查的人之中有 12% 不吃早餐，而且覺得自己太胖的女生會持續節食減重，也會繼續不吃早餐。[2]

當然，接受調查的澳洲少女可能對自己的體型認知有誤，她們或許根本不胖。不過另一項針對北卡羅來納州女大學生做的研究發現，肥胖受試者不吃早餐的比例是 48%，體重過重的受試者不吃早餐的比例是 40%，體重正常的受試者只有 27% 不吃早餐。[3]因此胖子確實會不吃早餐。

北卡羅來納州的這項研究只有 166 位受試者，因此統計上不具有顯著性

（用術語來說就是 p<0.09）。但是有很多調查都證實，面對體重過重與肥胖，不吃早餐是常見的回應方式。[4] 所以胖子會透過節食瘦下來，問題是節食的人通常無法維持體重，在所謂的溜溜球節食效應下（yo-yo dieting），他們很容易復胖。[5] 所以他們在兩種情況之間循環：

- 胖了，不吃早餐減重
- 瘦了，恢復吃早餐

我們找到了早餐／體重悖論的解答：胖子不吃早餐，進食量變少（因此認為肥胖跟不吃早餐有關）；瘦下來之後恢復吃早餐與其他飲食，不幸復胖（因此說瘦跟吃早餐有關）。但不是早餐決定體重，而是體重決定一個人吃不吃早餐，所以不是：

吃早餐 → 攝取更多熱量 → 矛盾地變瘦

或是

不吃早餐 → 攝取更少熱量 → 矛盾地變胖

而是

變瘦 → 可以放心吃早餐

或是

變胖 → 所以不吃早餐

## •────────── 節食為什麼容易復胖？ ──────────•

據說馬克‧吐溫說過戒菸很簡單，他至少就戒過一千次菸。同樣地，對節食的人來說減重也很簡單，因為他們少說也減重過一千次。但是靠節食減重會復胖，已有許多研究證實有 80% 到 90% 的節食者會恢復到原本的體重。[6] 這種溜溜球節食效應至少有五個原因：愉悅感、脂肪取代肌肉、改變基礎代謝率與運動頻率、荷爾蒙、基因。

### 愉悅感

傳統的節食法很無趣，所以節食減重結束後，食物的誘惑非常強大。節食期間不吃早餐的人，在停止節食之後會恢復吃早餐（所以才會有胖子不吃早餐，瘦子吃早餐的矛盾現象）。

### 脂肪取代肌肉

節食的人減掉的不只是脂肪。許多研究者指出，節食減重也會減掉肌肉。但是復胖時增加的體重大多來自脂肪，而不是肌肉。因為脂肪消耗的熱量比肌肉少，所以想再度靠節食維持固定體重的人，必須吃得比上一次節食更少，可是他們通常辦不到。

最早提出「恢復飲食後身體會優先補充脂肪組織」論點的，是知名的

明尼蘇達飢餓研究（Minnesota starvation study），這是如今惡名昭彰（第15章說明）的安塞爾·凱斯於 1944 或 1945 年做的研究。出於對二次大戰期間集體飢餓的關注，並且（合理地）相信這種情況需要進一步了解，凱斯招募 36 位誠實的受試者（22 到 23 歲的苗條男性）。他的招募廣告詞很有名：「你願意自己挨餓，讓他們吃飽一點嗎？」（Will you starve that they be better fed?）他確實讓自願的受試者挨餓，然後又重新讓他們進食。

他在 1950 年的經典著作《飢餓生物學》（The Biology of Starvation）提出，身體恢復進食後會優先補充脂肪組織。雖然不是每個複製凱斯實驗的研究者都發現優先補充脂肪組織的現象，[7] 但持相同結論的仍為多數。[8]至少這次凱斯應該沒胡說。節食的人必須攝取適量的蛋白質並搭配運動，才能維持肌肉量。[9] 順帶一提，我太太表示這對健身教練來說是常識。

## 改變基礎代謝率與運動頻率

美國實境節目《減肥達人》（The Biggest Loser）讓參賽者比賽減重。有些參賽者減去了大量體重，（例如 46 歲的第八季參賽者丹尼·卡希爾〔Danny Cahill〕花七個月減掉 108 公斤），但是《紐約時報》2016 年5 月 2 日的頭版曾報導，這些參賽者都有「適應性產熱作用」（adaptive thermogenesis）的問題（thermogenesis 源自希臘語的「therme」，意指「熱」，以及「gignesthai」意指「產生」），其實《紐約時報》只是用比較華麗的詞彙來描述這件事：人體會自行調節使用多少熱量。

用擬人法來說，我們的身體不想減重。演化讓人體將飢餓視為威脅，所以減掉大量體重的身體有時會以「胖者生存」（Survival of the Fattest）做為回應，降低代謝率來保存熱量。而且這種代謝率的下降可能永遠不會

恢復。這裡說的不是微小差異，容我引述一份深具影響力的研究：「兩個體重與身體組成相同的人，一個原本肥胖，一個從未肥胖；前者必須比後者每天少攝取 300 至 400 大卡的熱量，才能維持跟對方相同的體重。」[10]

美國國立衛生研究院（National Institutes of Health）針對《減肥達人》節目所做的研究（也就是《紐約時報》那篇報導的參考依據）提出的數字更高，是一天必須少 600 大卡。[11] 這個數字幾乎是一頓正餐的熱量，跟從未節食的人相比，節食的人若想維持相同體重，就必須一輩子每天少吃一頓正餐。然而節目中的丹尼‧卡希爾顯然沒有做到，他現在比七年前胖了 47 公斤。

雖然不是每個研究都在節食者身上發現適應性產熱作用（此處提及是為了平衡論述）[12]，但大多數研究都有發現，因此適應性產熱作用確實會打擊節食者。事實上，除了減緩代謝率，適應性產熱作用也會降低偶發運動（casual exercise）的強度，偶發運動是一種未被廣泛認可的現象。

透過攜帶式「加速計」（也就是 Fitbits 與 Jawbones 等活動追蹤器的前身）監測身體活動，結果顯示正在節食與結束節食的人，偶發運動的頻率都低於不節食的人：他們可能會捨棄樓梯、改搭電梯；身體動得較少；或是以前短程用走的，現在會開車。[13] 正在節食與結束節食的人似乎失去了主動爬樓梯或走動的動力。

適應性產熱作用為「不吃早餐、攝取更少熱量反而更胖」的矛盾提供另一個解釋：不吃早餐的人大多是溜溜球節食者，一是因為適應性產熱作用燃燒的熱量相對較少，其二是溜溜球節食效應會導致肥胖。讓人發胖的不是不吃早餐，而是溜溜球節食效應引起的適應性產熱作用。

## 荷爾蒙

荷爾蒙不希望我們減重。澳洲墨爾本的一支研究團隊發現，體重過重或肥胖的受試者在減掉大量體重之後（甚至停止節食已達一年），飢餓素（ghrelin，又稱腦腸肽，會增加飢餓感）等荷爾蒙的濃度會升高，瘦體素（leptin，會減少飢餓感）等荷爾蒙的濃度會降低。[14]

## 基因

體重取決於基因或環境？倫敦國王學院的雙胞胎專家提姆・斯貝克特教授（Tim Spector）發現：「平均而言，成年同卵雙胞胎之間的體重差距不到一公斤。」[15]

簡言之，基因在體重上扮演重要角色（比重約佔三分之二），❶ 環境的影響僅佔三分之一。[16] 因此，如果我們選擇節食，斯貝克特說：「身體似乎會對減少熱量攝取做出適應，然後繼續遵循演化的設定……這就是節食減重大多以失敗收場的原因。」[17]

令人煩惱的是，節食減重可能會導致體重**增加**。芬蘭的研究團隊在 2012 年以同卵雙胞胎為對象做了研究，他們讓雙胞胎中的一個至少刻意減重一次，減掉至少 5 公斤，另一個則是從未節食。最後，節食的一方比沒有節食的一方平均重 0.4 公斤。[18]

---

❶ 目前已發現 52 個所謂的「肥胖基因」（obesity genes）又稱變異體，與肥胖症有關，但是沒有一個變異體能夠單獨發揮強大影響，除了極少數的情況之外。肥胖症與體重過重是基因組合以及飲食跟運動頻率交互作用的結果（R.J. Loos (2011), 'Genetic determinants of common obesity and their value in prediction', *Best Pract Res Clin Endocrinol Metab* 26: 211-26）。雖然影響食慾控制的肥胖基因不少，但是有的跟新陳代謝有關，有的則會決定腸道菌的組成。

## 小結

　　瑞士的一支研究團隊在檢視了相關研究後做出的結論是，苗條的人不應該節食，節食可能反而導致體重增加。肥胖的人才應該節食，因為他們**或許**能透過節食減重。[19]

　　節食會引發意料之外的問題，因此需要有策略，維持一種既能減重又不復胖的生活形態。後面將會說明早餐斷食如何幫助我們達成這個目標。

# 08

# 混亂的生活形態

不吃早餐的人比較胖，還有一個原因能說明這種明顯矛盾的現象：他們的生活形態可能很混亂。芬蘭的一項研究調查了約 5,500 名 16 歲的男女和他們的父母，發現沒吃早餐的人通常來自問題家庭：

- 吸菸
- 運動量不足
- 忽視教育
- 吃比較多高糖、高碳水化合物、高脂肪的零食
- 飲酒過度
- 體重過重[1]

延續上述的芬蘭研究，羅德島州（Rhode Island）的一項研究調查了將近

一萬名青少年後，也發現以下三者存在著顯著關聯：

- 不吃早餐
- 吃速食
- 體重增加 [2]

但是關聯不等於因果關係，所以我們必須提出的問題是：導致這些青少年體重增加的是不吃早餐，還是吃速食？明尼蘇達大學的馬克‧佩瑞拉博士（Mark Pereira）提供了答案。佩瑞拉博士追蹤三千名年輕成年人長達十五年，發現每週至少在速食餐廳用餐兩次的人體重增加了 4.5 公斤，胰島素阻抗的上升幅度也是每週吃速食不到一次的人的兩倍。[3] 佩瑞拉博士證明速食是一種危險食品，因為速食的熱量很高：「速食餐廳供應的一份餐點通常含有足以滿足一日所需的熱量。」[4]

哪些人會吃速食？生活形態混亂的人。佩瑞拉博士把受試者分為黑人組跟白人組，同時因為美國黑人（基於令人羞愧的歷史因素）比較貧困，所以佩瑞拉博士也提出社會階級與速食之間存在著關聯。他從長達十五年的觀察研究中發現：

- 黑人每週造訪速食餐廳 2.15 次，頻率是白人的 1.60 倍
- 黑人受試者接受教育的時間比白人受試者少了將近兩年
- 黑人的運動量是白人的四分之三
- 黑人看電視的時間幾乎是白人的兩倍
- 黑人每天攝取的熱量比白人高出約 400 大卡

- 黑人喝的軟性飲料數量比白人多 50%
- 黑人的進食量比白人多 50%
- 黑人攝取的纖維明顯少於白人

以將近一萬名青少年為對象的羅德島研究發現，不吃早餐、速食與體重增加之間存在著關聯，但是佩瑞拉博士的研究證明體重增加的原因不是不吃早餐，而是速食。速食與不吃早餐同樣根源於混亂的生活形態，不吃早餐不是體重超重的原因，卻反映出第三種與體重有關的獨立因素：家庭混亂導致不健康的生活選擇，如下所示：

不吃早餐 → 變瘦

吸菸 → 變瘦

↗

不健康的生活形態

↘

喝太多飲料 → 變胖

運動量太少 → 變胖

吃太多 → 變胖

吃易發胖食物 → 變胖

最終結果：⚖ **變胖**

由此可見，不吃早餐可能跟變胖有關，卻不是變胖的原因。不吃早餐本身會導致體重減輕，但是搭配一連串增重活動，就會跟變胖產生關聯，所以才會

讓不疑有他的流行病學家以為吃早餐有助於減肥。

　　讓我們用吸菸跟青少女懷孕的例子做個比較。吸菸的青少女懷孕的機會比較高，但是沒人會懷疑吸菸導致懷孕。[5] 生活失常的青少女比較有可能吸菸，也比較有可能懷孕，但原因出於生活失常。正確的模型是：

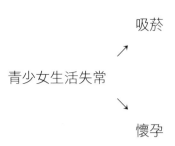

**而不是**

　　青少女生活失常 → 吸菸 → 懷孕

　　日本的一項研究證實了上述的關聯模型，這一項研究發現不吃早餐的少女開始接觸性行為的年齡比吃早餐的少女少了兩歲（前者是 17.5 歲，後者則是19.4 歲）。

　　這份研究報告並未出現在同儕審查的英語期刊上，不過報告的來源是日本家庭計畫協會（Japanese Family Planning Association），因此相當可靠。[6] 這份日本研究的模型是：

不吃早餐

↗

青少年生活失常

↘

過早接觸性行為

## 而不是

青少年生活失常 → 不吃早餐 → 過早接觸性行為

### ·············· **但以理、獅子坑與史上第一場臨床試驗** ··············

　　流行病學（epideiology 源自希臘語的「epidamia」，意指疾病的流行）是研究人類群體的學問，但是流行病學很容易發生混淆「原因」與「關聯」的情況。例如以下的因果模型：

　　吃早餐 → 吃得比較多 → 矛盾地變瘦

（或是）

　　不吃早餐 → 吃得比較少 → 矛盾地變胖

如果換成關聯模型：

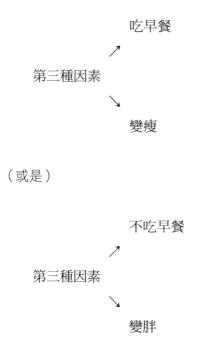

吃早餐

第三種因素

變瘦

（或是）

不吃早餐

第三種因素

變胖

　　只考慮早餐與體重的流行病學研究，很容易把關聯混淆成原因，但是流行病學早已建立一套「證據分級制度」（hierarchy of evidence）❶，可用來區分關聯跟原因。這本書要討論的重點之一，是流行病學家不一定會嚴格執行這套分級制度。

## 證據分級制度

　　節食的諸多矛盾由來已久，有些可追溯到聖經故事。猶太人但以理曾被巴比倫王尼布甲尼撒（Nebuchadnezzar）所擄，從此命運多舛，包括被扔進獅子坑（幸而獲救）。但以理被指示以御用酒膳為食，可是他以守禮為由拒絕了。讓我們看看但以理書第 1 章第 12 到 16 節，但以理為自己與

俘虜同伴要求怎樣的食物：

給我們素菜吃、白水喝。（但以理說）然後看看我們的面貌和
用王膳那少年人的面貌，就照你所看的待僕人吧！委辦便允准
他們這件事，試看他們十天。過了十天，見他們的面貌比用王
膳的一切少年人更加俊美肥胖。於是委辦撤去派他們用的膳、
飲的酒，給他們素菜吃。❷

這是一場臨床試驗！是史上第一場有文字紀錄的臨床試驗。不過，雖
然這場試驗控制得不算太差，但現代的我們可以做得更好。現在我們知道
不同的方法效用互異，可以用證據分級制度加以分級：

1. 有系統的審查與整合分析（systematic reviews and meta-analysis）
2. 隨機雙盲對照試驗（randomised blinded controlled trials）
3. 隨機對照試驗（randomised controlled trials）
4. 世代研究（cohort studies）
5. 個案對照研究（case-control studies）
6. 橫斷面調查（cross-sectional surveys）
7. 個案報告（case reports）

---

❶ 編按：證據等級的高低視研究的內在、外在效度及統計顯著與否而定。例如，由數個大型且具一致性的統計顯著意義之臨床隨機對照試驗所得到的結論，比起僅由一個試驗得出的結論，前者有較高的證據強度。

❷ 譯注：原文引述新國際版本聖經，此處中文譯文來自和合本聖經。

讓我從證據等級最低的方法開始逐一檢視。[7]

**7. 個案報告：** 個案報告把病人的病歷當成一個故事。「喬·布洛克斯先生長期吸菸，他剛剛過完 80 歲生日，因此吸菸有助長壽。」你不必是個天才也看得出為什麼個案報告僅能提供微弱的因果證據。

**6. 橫斷面調查：** 相當於「快照式調查」❸。這種研究會問受試者兩個問題，可能是「你早餐吃什麼」以及「你體重多少」。如前所述，許多早餐研究都是這一類的研究。這令人感到遺憾，因為這種快照式的研究可能造成嚴重誤解，可能剛好問到肥胖的受試者為了減肥而不吃早餐，或是剛好瘦下來所以吃早餐。但讓人瘦下來的原因不是吃早餐（反之亦然，讓人發胖的原因不是不吃早餐），而是肥胖的人比較有可能不吃早餐，苗條的人比較有可能吃早餐。因此橫斷面或快照式的研究都可能得到百分之百錯誤的結論。

**5. 個案對照研究：** 早餐研究不常使用這種方法，在此就不贅述了。

**4. 世代研究：** 世代研究試圖避免「快照」的問題。例如，世代研究挑選兩組受試者的基準是他們吃或不吃早餐，追蹤幾年後再決定結果。1940、1950 與 1960 年代，布萊德佛·西爾與理查·多爾以吸菸和不吸菸的醫生為對象做了世代研究，發現吸菸會導致肺癌。❹

**3. 隨機對照試驗：** 接下來我們要從觀察進入實驗。科學家會給受試者

吃一種藥物或是以某種方式介入（例如不吃早餐或不吃御膳），藉此判斷效果。但是光有實驗組，少了對照組也沒有用：如果讓其中一組服用藥物並觀察效果，就必須確定不服用藥物不會出現相同效果，因此臨床醫學使用對照試驗，比較兩組受試者的反應。但是實驗者不能挑選控制組的受試者，如此才能避免實驗結果產生偏差，所以臨床醫學採用隨機對照試驗，盡量選擇條件相似的受試者，再把受試者隨機分成兩組。

**2. 隨機雙盲對照試驗：** 在理想的情況下，為了避免下意識的偏差，實驗者跟受試者都不應該知道實驗組與控制組的身分。遺憾的是，我想我無須解釋早餐實驗為什麼無法以雙盲的方式進行：若是雙盲實驗，必須提供安慰劑給控制組，但是早餐無法用安慰劑取代。因此早餐研究無法遵循最嚴格的實驗原則。不過，天文學讓我們看見知識的進展不一定非得徹底遵循實驗原則。只要仔細觀察，就能在沒有實驗的情況下證明地球繞行太陽，而不是太陽繞行地球。但我們確實必須仔細對待觀察結果，不可帶著成見。

**1. 有系統的審查與整合分析：** 這個方法字面上看起來複雜，其實就是收集許多實驗結果，然後提出比單次實驗更可靠的結論。

---

❸ 編按：橫斷調查是在一個特定時間點，而不是一段時間，使用類似「拍攝快照」的方法記錄族群的健康狀況，顯示「現在正在發生什麼？」以提供有關疾病頻率和特徵的訊息。屬於低層次的研究，也是一種最易施行的研究方法。

❹ 西爾與多爾於 1954 年發表了這份劃時代的研究，但其實在 1930 與 1940 年代，德國科學家就已配合希特勒的禁菸計畫搶先一步發表。當時民主國家對納粹統治的科學界興趣缺缺，因此英語國家完全無視這些德國的研究論文（R.N. Proctor (2012), 'The history of the discovery of the cigarette-lung cancer link: evidentiary traditions, corporate denial, global toll', *Tobacco Control* 21: 87–91）。

## 小結

　　臨床醫學建立了證據分級制度，透過本書，我嘗試說明早餐流行病學家忽視了這套分級制度，所以才會誤把關聯當成原因。

# 09
# 早餐傳說五則

　　針對「吃早餐攝取更多熱量，但吃早餐的人卻比較瘦」這個矛盾現象，我曾試著提出兩種主要解釋（見第 7 章〈溜溜球節食效應〉和第 8 章〈混亂的生活形態〉）。

　　接下來我要繼續探討以下這五種說法：

一、注重健康的人「知道」他們應該吃早餐

二、人們會短報自己的進食量

三、不吃早餐沒有明確定義

四、「啟動」新陳代謝

五、不吃早餐的人是夜貓子，不是晨型人

　　讓我們一一檢視。

# 一、注重健康的人「知道」他們應該吃早餐（乖寶寶效應）❶

2003 年麻薩諸塞大學醫學院（Massachusetts Medical School）發表一篇調查報告，[1] 證實吃早餐的人很苗條，但研究人員也指出這「發現並非偶然」，因為大部分受試者是「一個健保組織（health maintenance organization）的中產階級白人會員……（他們）非常積極地……保持健康」。2003 年的健保組織會員抱持怎樣的觀念？他們認為早餐是一天最重要的一餐！這項調查的受試者大多遵循吃早餐的醫師建議，但他們也遵循不過度飲食的建議。

當然，遵循醫生的建議通常對身體有益，但有時也會帶來危險。例如維生素 D 缺乏症。有一支瑞典醫療團隊追蹤約三萬名健康女性長達二十幾年，其中約有 2,500 名女性自然死亡。為了降低罹患惡性黑色素瘤的風險，許多女性會盡量避免日曬，因此她們出現缺乏維生素 D 的問題，死於各種疾病的機率……是雙倍。這份報告寫道：「跟日曬程度最高的女性相比，避免日曬的女性死亡率約高出兩倍……可能的原因包括癌症、心臟病與腦血管疾病。」[2]

對醫囑照單全收的危險之所以一直存在，是因為隨著醫學的腳步不斷前進，醫生跟病人也不斷地被推入未知領域，導致無心造成的負面後果。早餐就是類似情形。現在醫生告訴你早餐是一天最重要的一餐，但是同一位醫生換到不同的時空，可能會向你保證嬰兒必須趴著睡覺（以下說明）。

## ···· 嬰兒猝死與新生兒失明：醫囑照單全收的危險 ····

1991 年我們夫妻的第一個孩子出世，當時，數年前爆發的嬰兒猝死在全球都很常見。為了盡量降低嬰兒猝死的風險，醫生叫我跟妻子讓女兒趴睡。到了 1993 年第二個孩子出生時，醫生叫我們讓他仰睡。原來 1992

年之前發生的嬰兒猝死事件，有一半以上都是趴睡造成的；醫界之所以建議讓嬰兒趴睡，是因為當時有研究發現，加護病房裡趴睡的嬰兒痊癒得比較快。這無可厚非。但是在沒有正式實驗的情況下，這個觀察結果延伸到家中的健康寶寶身上，也延伸到不適合趴睡的寶寶身上，導致嬰兒猝死的死亡率上升。[3]

關於對醫囑照單全收的危險，最有名的例子應該是史提夫·汪達（Stevie Wonder）❷，嬰兒時期的他生病時，接受了百分之百的純氧治療。讓生病的嬰兒呼吸純氧在當時是常態，無論是哪一種疾病，也無論他們是否真的需要額外的氧。後來醫生發現嬰兒失明的情況越來越多，罪魁禍首是過量的氧。在氧的刺激下，眼睛裡的某些細胞失控生長，破壞了視覺。

近來醫生提供錯誤建議的例子不勝枚舉（我指的不是古代郎中，而是現代醫生），更年期的荷爾蒙補充療法（hormone replacement therapy，簡稱 HRT）就是其中之一。醫界推崇 HRT 長達半世紀之久，有很多年的時間，「沒有為更年期婦女提供 HRT 會被視為醫療不當。」[4] 1992 年發表的兩份婦女健康研究（Women's Health Initiatives）揭露了 HRT 與乳癌的關聯，因此現在醫生提供 HRT 的態度變得更加謹慎。[5]

這些例子同樣適用於早餐，因為它們證明了現代醫生的建議也可能出錯，包括吃早餐在內。

❶ 譯注：乖寶寶效應（compliance effect）由蓋瑞·陶布斯（Gary Taubes）提出，意指會乖乖遵循醫生建議的人通常也有比較規律而健康的生活型態。這會對觀察研究的結果造成影響。

❷ 編按：史提夫·汪達生於 1950 年，是美國傳奇盲人歌手，出生後不久，因為保溫箱內氧氣過量而造成雙目失明。

## 二、人們會短報自己的進食量

另一個混淆早餐效果的原因是肥胖的人會短報自己的進食量，因此肥胖與不吃早餐之間的關聯可能只是捏造的結果：肥胖的人其實有吃早餐，並且因此變胖，但是他們謊稱自己沒吃早餐。[6]

我不懷疑胖子會短報進食量，多數人都會這麼做，不過胖子可能短報得特別厲害。我年輕時曾在新陳代謝科診所看診，有些體重過重與肥胖的病人顯然飲食過量卻依然強烈否認，實在令人瞠目結舌。我記得有一位非常肥胖的女士否認自己在正餐之間吃東西，但是她女兒偷偷告訴我，母親一整天都在吃餅乾，還說「餅乾不算食物」。

## 三、不吃早餐沒有明確定義

2008 年威斯康辛大學的哲學教授彼得・維瑞納斯（Peter Vranas）指出，各個研究團隊為「不吃早餐」下的定義多達 24 種。包括中午之前攝取零熱量、早上十點之前攝取零熱量、偶爾或固定喝一杯牛奶或果汁、只有在週末吃一頓正式早餐等等。維瑞納斯發現……嗯，不如直接看他的文章標題好了：〈希臘青少年不吃早餐與他們的身體質量指數：兩者之間是否有關取決於不吃早餐的定義〉（Breakfast skipping and body mass index among adolescents in Greece: whether an association exists depends on how breakfast skipping is defined）。[7]

這項發現令人擔憂，因為這意味著研究團隊各自依據不同的定義，發表了不一樣的結論。

簡言之，維瑞納斯指出了有許多流行病學文獻可能因為定義鬆散而遭到扭曲。這個領域或許需要更多哲學家的參與。

# 四、「啟動」新陳代謝

進食會讓代謝率加快，因為消化食物會消耗熱量（這也是為什麼有些人會在用餐期間或用餐後感到熱或流汗）。因此有些研究者提出假設，如果（注意，是如果！）吃早餐會讓人變瘦，原因可能是吃早餐能刺激新陳代謝一整天，也就是一整天都在燃燒熱量。

這項假設獲得業界響應：易捷航空（easyJet）2015年三月號的機上雜誌《美食 & 精品》（*Bistro & Boutique*）裡有一篇粥品公司摩瑪（Moma）執行長的宣言，直指早餐可以「啟動新陳代謝」。[8]

2014年，由英國巴斯大學的詹姆斯・貝茨（James Betts）率領的研究團隊進行了到目前為止最全面的一項研究。[9] 貝茨的研究為時六個星期，受試者半數吃早餐，半數不吃早餐；他率先證實早餐的飽足感只是一種迷思。吃早餐的受試者一整天多攝取539大卡（也就是說，不吃早餐的受試者一整天少攝取539大卡）。此外，他發現連續吃了六個星期的早餐之後，「與一般觀念相反的是……靜止期代謝（resting metabolism，也就是基礎代謝）並未增加。」也就是說，他破除了早餐能夠啟動新陳代謝的迷思。

貝茨博士告訴《每日郵報》（*Daily Mail*）：

> 早餐是「一天最重要的一餐」這個觀念深植人心，許多人在知道沒有科學證據證實早餐能否或如何直接影響健康之後，都感到相當驚訝。固定吃早餐的人確實比較瘦、比較健康，但是這些人通常也會遵循大部分的健康建議，所以飲食比較均衡，也比較常運動。[10]

在另一個針對肥胖人士的類似研究中，貝茨指出：「雖然大眾認為吃早

餐對管理體重有幫助，但事實上，這次實驗早餐組的 11 名受試者之中，有 10 人體重增加。」[11]

2016 年 3 月 24 日，貝茨告訴《獨立報》（*Independent*）早餐「對減重沒有幫助」，因此沒有必要假設新陳代謝神祕地被啟動，進而神祕地減輕體重。這個「如果」並不存在。

比多數人更加了解早餐的貝茨本人，基本上不吃早餐。

## 五、不吃早餐的人是夜貓子，不是晨型人

最近有一項受試者超過六千人的芬蘭研究發現，夜貓子罹患第二型糖尿病的機率是晨型人的 2.5 倍。[12] 這個驚人的發現意義重大，因為另一項研究發現夜貓子經常不吃早餐。[13]

兩個研究放在一起，為不吃早餐與第二型糖尿病建立了強烈的關聯，但是根本的原因顯然是所謂的「社交時差」（social jet lag）。

夜貓子似乎會有社交時差的問題。因為晚睡，所以他們還沒睡飽就必須起床。夜貓子會在週末多睡一點，來補償平日的疲勞或「睡眠債」，卻也同時承受著壓力跟憂鬱。例如慕尼黑有一個約有五百位自願者參與的研究發現，越晚睡，過度吸菸跟飲酒的機率就越高。[14]

無獨有偶，另一份來自芝加哥與曼谷的第二型糖尿病研究發現，夜貓子的程度越嚴重（判斷標準是週末補眠的時間長短與起床的早晚），不吃早餐、體重過重以及罹患重度糖尿病的機率也越高。這些人罹患高血壓的機率也比較高。[15]

因此，這些研究證明了不吃早餐是社交時差導致的併發症，就像社交時差導致吸菸、飲酒、壓力、憂鬱、肥胖和糖尿病一樣。引發這些併發症的不是不吃早餐，而是社交時差。[16]

社交時差造成的損傷會經由睡眠不足呈現，但絕非導致睡眠不足的唯一原因。日本岡山的一支研究團隊發現，難以入眠或夜裡醒來的人（無論原因），罹患第二型糖尿病的機率高出 2.5 倍。[17] 瑞典最近有一項研究以健康的年輕男性為對象，故意不睡覺的受試者隔天的進食量明顯較多，也影響了他們所選擇的食物。[18]

　　睡眠不足還會導致血液中的壓力化合物濃度升高，包括皮質醇、促進發炎的特定化學物質與自由脂肪酸（free fatty acid，又稱游離脂肪酸）。[19] 這些化合物會刺激胰島素阻抗，進而引發肥胖症與第二型糖尿病。[20]

　　綜合上述各項研究，可建立以下模式：

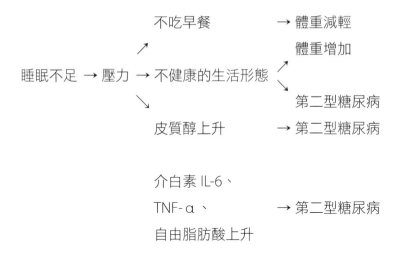

最終結果： ⚖ **體重增加 ＋ 第二型糖尿病**

我們又解答了另一個不吃早餐、肥胖與糖尿病之間的關聯。這關聯並非因

果關係，而是因為睡眠不足是三者之間的共同因素。❸

　　最後一點，演化論者必定會為夜貓子尋找補償效益：如果跟晨型人比起來夜貓子如此不健康，那夜貓子早就滅絕了。但是據說夜貓子比晨型人更聰明，或許這能解釋夜貓子為什麼沒有滅絕。[21]

## 近年來（令人欣慰）的發展

　　我們越來越了解不吃早餐與肥胖只是有關聯，而不是因果關係。值得高興的是科學家也越來越謹慎，避免把兩者混為一談。例如，2010 年有一項調查檢視了 16 份認為不吃早餐會導致肥胖的歐洲研究；這項調查認為「幾乎所有的數據……都來自觀察研究……不應該認定為因果關係。」[22] 流行病學界相當明智。

　　早餐流行病學的研究大多只是證實了倫敦大學學院的麥可・馬穆（Michael Marmot）多年前提出的結論：在西方國家，高社經地位族群的壽命比低社經地位族群大約多七年，原因或許是壓力比較輕。❹ 因為高社經地位族群通常會遵循建議，乖乖吃早餐與規律的正餐，低社經地位族群的用餐時間較不規律，大多數流行病學的研究只能反映出頻繁進食與長壽之間存在著關聯。

---

❸ 邱吉爾是出了名的夜貓子，但同樣出名的是他會在白天小睡。或許他早已預料到今日內分泌學的最新發展。巴黎的一支研究團隊讓十一名健康的年輕男性一天只睡兩小時，受試者的正腎上腺素（norepinephrine，一種增加血糖濃度的荷爾蒙）與介白素 IL-6 的濃度都上升了。但若是在白天小睡，受試者就能扭轉不健康的荷爾蒙反應（B Faraut et al. (10 February 2015), 'Napping reverses the salivary interleukin-6 and urinary norepinephrine changes induced by sleep restriction', *Journal of Clinical Endocrinology and Metabolism*, doi: http://dx.doi.org/10.1210/jc.2014-2566）。或許習慣小睡的邱吉爾活到九十歲並非偶然，不過他只能算是個案。

❹ M.G. Marmot et al. (1997), 'Contribution of job control and other risk factors to social variations in heart disease incidence', *Lancet* 350: 235–9.

# 世界名校的
# 早餐戰爭

全球最著名的兩所大學：哈佛與劍橋，仍
在宣揚早餐對健康有益。不過，康乃爾與
阿拉巴馬大學的叛逆分子勇敢挺身反擊。

# 10
# 哈佛與劍橋障礙

　　哈佛花費多年時間進行「醫藥專業人員追蹤研究」（Health Professionals Follow-Up Study，簡稱 HPFS），受試者是 51,529 位從事醫藥專業的中年白人男性。他們從 1992 年加入研究，其中剛好有 17% 的人不吃早餐，這是典型的比例。

　　肥胖、第二型糖尿病及冠狀動脈心臟病與早餐相關的重要發現之中，至少有三個是來自這個以中年白人男性中產階級為對象的、政治不正確的 HPFS 研究：

- 2007 年，HPFS 研究的科學家：「對中年以上的男性來說，比起不吃早餐，吃早餐或許能適度地預防**體重增加**」[1]
- 2012 年，HPFS 研究的科學家：「不吃早餐與罹患**第二型糖尿病**的風險上升有關」[2]

- 2013 年，HPFS 研究的科學家：「在這群男性醫藥專業人士身上發現，吃早餐與大幅降低**冠狀動脈心臟病**的風險有關」[3]

（以上粗體字是我的標示）

然而，就這樣把關聯當成因果未免太過輕率。首先，不吃早餐的人確實會有高風險的生活形態：不吃早餐的男性吸菸的比例是吃早餐男性的三倍，他們較少運動，較常喝咖啡、飲酒。不吃早餐的人吃零食的比例高出 21%，而且稍微胖一點，也比較有可能吃宵夜。除此之外，在一份 2013 年的冠狀動脈心臟病研究中，研究人員發現吃早餐的人已婚的比例較高（婚姻對男性的健康有益）❶，而不吃早餐的人定期健檢的比例明顯較低。

在 HPFS 的三個早餐研究中，科學家為了解釋那些令人困惑的因素，試著修正統計數字，但我認為他們並未成功。不是因為他們不夠努力，而是因為未知因素實在太多。例如，他們沒有針對社會支持（social support）做出修正（有好的朋友網絡的人比沒有的人長壽，[4] 這種人通常也有吃早餐的習慣，[5] 但是這**不代表**吃早餐有助於交朋友，也不代表吃早餐很健康，而是因為維持友

---

❶ 在弗雷明翰（Framingham）有一項為時三年、針對 3,682 人的調查發現，已婚男性的死亡機率比未婚男性低了 46%（E.D. Eaker et al. (2007), 'Marital status, marital strain, and risk of coronary heart disease or total mortality: the Framingham Offspring Study', *Psychosom Med* 69: 509–13）。不過只有一夫一妻的婚姻才對男性健康有益。沙烏地阿拉伯有一項針對 687 位已婚男性的初步研究發現，妻子越多，罹患冠狀動脈疾病的機率越高；687 位受試者之中，68% 有一位妻子，19% 有兩位妻子，10% 有三位妻子，3% 有四位妻子。這項研究發現一夫多妻會使罹患冠狀動脈疾病的風險增加 4.6 倍。不過，這項沙烏地阿拉伯的研究真正令人震驚的數據是，在這群平均年齡 59 歲的受試者之中，56% 罹患糖尿病，57% 有高血壓，45% 有冠狀動脈疾病的病史。（A. Daoulah (2015), as reported by www.escardio.org/The-ESC/Press-releases/Last-5-years/Polygamy-increases-risk-of-heartdisease-by-more-than-4-fold）。第二型糖尿病的胰島素阻抗與代謝症候群在沙烏地阿拉伯顯然相當常見。

誼之類的人類習俗會產生對健康有益的結果，儘管某些習俗，例如早餐，其實不見得健康）。❷ 除非修正每一個風險因素，否則我們無法接受哈佛宣稱早餐很安全的研究結果。

此外，HPFS 研究的科學家也終於證實飽足感的假設並不成立，他們在 2013 年的報告中指出，吃早餐的人每天攝取的熱量比不吃早餐高出 123 大卡。一個月下來，吃早餐增加的脂肪比不吃早餐多出 0.5 公斤。哈佛自己的研究數據顯示早餐並不健康。

儘管如此，哈佛 HPFS 的研究人員依然根據因果關係堅稱早餐很健康。雖然 2013 年的報告恰如其分地寫道：「有吃早餐的習慣可能代表生活形態很規律，或是一種追求健康的行為」，但研究人員似乎不相信兩者之間的關聯。例如他們曾在 2007 年（當時他們尚未發現吃早餐會攝取更多熱量）寫道：「近幾十年來，體重過重與肥胖的人急速增加……數十年來，沒有天天吃早餐的情況越來越普遍……吃早餐可減少一日進食量，進而降低卡路里總攝取量」，[6]這顯然是線性的早餐因果關係：

吃早餐 → 飽足感 → 吃得更少 → 體重減輕

或是反過來

不吃早餐 → 沒有飽足感 → 吃得更多 → 體重增加

---

❷ 水果和蔬菜的攝取，與良好的社會支持之間存在著顯著關聯（A. Mirzaei et al. (2016), 'Social cognitive predictors of breakfast consumption in primary school's male students', *Globl J Health Sci* 8: 124–32）

雖然哈佛的科學家後來必須捨棄這種因果關係，但他們似乎轉而相信壓力才是原因。莉亞・卡希爾博士（Leah Cahill）是 2013 年 HPFS 冠狀動脈心臟病研究的主要作者，她向德州農工大學的校園記者與《富比士》雜誌透露自己的看法，《富比士》寫道：「卡希爾表示斷食讓身體處於壓力狀態，因此早上起床之後不吃東西、延長斷食會加劇壓力。」[7]

卡希爾博士接受 BBC 採訪時再度表達相同立場，她說不吃早餐，也就是沒有「停止斷食」（breaking fast）會讓身體承受更多壓力。[8] 但是哈佛的研究裡完全找不到早餐斷食會造成壓力的實證。

還有一點可證明 HPFS 相繼完成的研究並未對早餐提出定論，那就是自相矛盾的進食頻率，下列研究對於每天最佳的用餐次數無法達成共識：

1. 2007 年（肥胖研究），HPFS 研究的科學家說「進食**次數越多**……體重增加五公斤的機率就越高」
2. 2009 年（第二型糖尿病研究），他們說「相較於一日吃三餐的男性，一日吃一到兩餐的男性罹患第二型糖尿病的風險較高」（換句話說，進食**次數越少**，罹患第二型糖尿病的風險越高）
3. 2013 年（冠狀動脈心臟病研究），他們改口「進食頻率與冠狀動脈心臟病之間……**並未觀察到關聯**」
   （以上粗體字是我的標示）

不吃早餐本身就是進食頻率的一項變因，所代表的意義並非不吃早餐會導致體重增加、糖尿病和冠狀動脈心臟病，而是有其他因素會同時導致不吃早餐與相關疾病。

## 英國劍橋的早餐研究

哈佛大學位於麻薩諸塞州的劍橋，而英國劍橋大學的科學家也對早餐充滿興趣。為了探究早餐如何影響體重增加，劍橋大學的流行病學家進行了一場橫斷面研究，又叫「快照」研究。他們招募了大約 6,800 位中年男性和女性，當然有些受試者早餐吃得很少，有些吃得很多。[9]

研究團隊問受試者兩個問題：1. 早餐通常吃什麼？ 2. 除了早餐，一整天下來通常還會吃些什麼？接著研究團隊測量受試者的體重，發現早餐吃得越多，攝取的總熱量也越高，但是體重卻比較輕。也就是說：

吃早餐 → 攝取更多熱量 → 體重比較輕（？？？）

因此劍橋的研究團隊顯然再度證實早餐知名（臭名）的矛盾現象。他們證實了飽足感是一種迷思（受試者早餐吃得越多，整體的進食量也越多），但吃早餐的人比不吃早餐的人瘦，於是矛盾現象再度浮現。但是，矛盾只有在錯誤的大前提碰到現實的時候才會浮現，那麼劍橋研究團隊使用的大前提是什麼呢？以下是論文前言的摘錄：「（研究顯示）固定吃早餐與成功減重有關，這意味著早上攝取較少的熱量或不吃早餐可能會導致肥胖。」

研究團隊使用了因果關係的大前提：

吃早餐 → 整體進食量較多 → 體重減輕

或是

不吃早餐 → 整體進食量較少 → 體重增加

但這一點也不合理。如果換成另一個大前提：

**從來不曾節食，因此新陳代謝活躍**
　　↓
**有本錢吃早餐**
　　↓
**體重依然減輕**

或是

**曾經節食，因此新陳代謝緩慢**
　　↓
**沒本錢吃早餐**
　　↓
**體重依然增加**

這樣的模型便沒有矛盾之處。如果我們改寫這篇論文的前言，可以保留陳述事實的前半句，只修改後半句：「（研究顯示）固定吃早餐與成功減重有關，**這意味著苗條的人有本錢吃早餐和攝取更多熱量。**」

為了增加觀察結果的說服力，劍橋研究團隊進行了世代研究，類似西爾與多爾的吸菸世代研究（見第 3 章）。他們追蹤受試者 3.7 年，發現平均而言：

- 每一個受試者的體重都隨著年齡增加
- 早餐吃得最少的受試者大約增加 1.25 公斤
- 早餐吃得最多的受試者大約增加 0.8 公斤
- 早餐吃得最多的受試者平均一天比吃得最少的受試者多攝取 82 大卡

他們顯然再次發現同一個知名（臭名）的矛盾現象。不過這次他們的反應很奇特，他們對研究結果的詮釋是：

「重新分配一日熱量攝取或許能幫助中年人減少體重的增加，早餐要攝取比例較高的熱量，接下來的時間要攝取比例較低的熱量。」

這**並不是**這篇論文依照自己的邏輯或數據做出的完整結論：研究團隊發現受試者吃的早餐份量越大，整體進食量也比較多。因此依照他們的邏輯與數據，完整的結論應該是：「若要維持苗條，早餐要多吃一點，這樣整體進食量才會變多。」這個結論完全不合理，因此我認為劍橋的科學家並未根據自己的研究數據做出合乎邏輯的結論。

## 劍橋與法許博士

劍橋的科學家知道自己的發現存在著矛盾，為了提出合理的解釋，他們引用諾丁罕大學法許博士的研究。法許博士（Farshchi）曾在研究中檢驗 10 名女性的胰島素反應，發現當她們不吃早餐的時候，血液中胰島素濃度會上升（反之亦然，吃早餐時胰島素濃度會下降）。[10] 胰島素會使人發胖，因此劍橋的科學家認為這就是矛盾現象的答案：

不吃早餐 → 分泌較多胰島素 → 發胖

或是

吃早餐 → 分泌較少胰島素 → 變瘦

等一等。吃早餐會分泌較少胰島素？不吃早餐會分泌較多胰島素？正常情況下，胰島素會在我們進食的時候上升（第 17 章將有深入說明）。如果吃得越多，胰島素反而分泌得越少，這是怎麼回事？

原來法許博士的 10 名女性受試者如果有吃早餐，整體的進食量會減少；如果沒吃早餐，整體的進食量會增加。她們是反常的特例（後頁說明）。法許博士自己也指出這一點，說他的發現「與之前的研究結果不一致」。（之前的研究結果當然是吃早餐使一天攝取更多熱量，就像劍橋團隊的受試者一樣。）

因此法許博士的研究**無法**解釋劍橋研究團隊的矛盾結論，因為劍橋的受試者之中，吃早餐的人整體進食量**比較多**；而法許博士的研究中，吃早餐的受試者進食量**比較少**。

我不希望對劍橋的科學家做出不公平的評論，他們的論文恰如其分地擁有許多讀者，他們的研究數據也絕對值得信任，他們是嚴謹而誠實的科學家。但是，我們必須知道吃早餐對健康是否有益。如果我們接受矛盾的研究結論，就等於接受（用他們的邏輯來說）：

想保持苗條，早餐就要多吃一點，提高整體進食量

如果我們拒絕接受矛盾的主張，那麼研究數據代表的意義是：

想保持苗條就不要吃早餐，以便降低整體進食量

這個選擇黑白分明，但是結果攸關活下去或提早死亡。儘管我由衷尊重劍橋科學家的數據，卻很遺憾他們似乎遺漏了一些事實：他們的分析顯然是排除了在 3.7 年的追蹤期間內死去或生病的受試者。一項調查最重要的潛在終點不是一個代理變項（例如肥胖），而是終點本身，也就是死亡。

研究團隊可能依然保留著那些數據，若是能公開發表就太好了。從那些數據或可看出，早餐對健康到底有怎樣的意義？

### ·───── 為什麼法許博士的受試者是反常的特例？ ─────·

為什麼法許博士的受試者之中，吃早餐的人整體進食量反而比不吃早餐的人少？或是換個方式說，為什麼不吃早餐的人整體進食量會比吃早餐的人多？

法許博士的受試者只有 10 名女性，我們不得不說她們無法代表更廣泛的女性大眾。不同的人對相同的食物可能產生截然不同的反應。以血糖為例，2015 年有兩位以色列科學家發表了一份受試者多達八百人的研究，他們發現「吃相同食物的人，餐後的血糖反應呈現高度變異性。」[11]

還有麵包。在吃了早餐麵包之後，受試者之間的血糖值**相差九倍**，有些人只是微微上升，有些人則是大幅上升。有些人吃麵包之後血糖的上升幅度，超越吃完等量的葡萄糖；有些人吃香蕉會讓血糖上升到令人擔憂的

程度，但是吃餅乾完全沒問題，有些人的情況剛好相反；再者，對某些人來說，番茄是危險的食物。

這些差異不值得大驚小怪。在 1990 年的一場經典實驗中，加拿大魁北克的研究者把 12 對年輕的男性雙胞胎分開，然後花四個月的時間讓他們大量進食，簡直把他們當成製作鵝肝醬的鵝。受試者平均增加了 8.1 公斤，但是數據差異極大，最少 4.3 公斤，最多 13.3 公斤。[12] 有趣的是，每對雙胞胎增加的體重都差不多，這代表每個人的新陳代謝都不一樣，而造成這差異的主因是遺傳。

簡言之，每個人都遺傳到截然不同的食物反應，因此只有 10 名受試者的營養學研究必然會充滿個人差異。法許博士在諾丁罕大學的同事後來也做了早餐實驗，受試者是 12 名男性。他們發現「吃早餐與不吃早餐的人（早餐和午餐）攝取的總熱量並無差異」，[13] 換句話說，諾丁罕大學的科學家用 12 名男性複製自己的實驗，卻得到跟 10 名女性不一樣的結果：兩組結果都跟之前的研究結果不一致。要得到可靠的早餐研究結果，不一定要像以色列的兩位科學家席格（Segal）和艾里納夫（Elinav）一樣找來八百位受試者，但是面對只有 10 位或 12 位受試者的研究時，我們必須將其視為可能導致誤解的初步研究，而非具有決定性的研究。

謹慎的法許博士坦承自己的受試者是反常特例，但令人沮喪的是，他的研究仍被引用了超過兩百次（包括哈佛科學家）。雖然我沒有看過引用這份研究的每一篇論文，但是我有看過的都引用它來證實早餐假設，儘管事實上這份研究的數據推翻了早餐假設。這實在令人灰心。

# 11

# 英勇的早餐叛軍

鄙棄主流觀念需要勇氣，請容我在此列舉一小群勇敢反抗的研究者。

## 檢視早餐研究有無科學實證的先驅──大衛・艾里森

2013 年，大衛・艾里森（David Allison）與阿拉巴馬大學伯明罕分校的同事檢視了 92 篇以早餐斷食為主題的研究，還取了一個充滿戲劇效果的標題叫〈超越證據的信念：透過早餐對肥胖的假設影響，說明扭曲科學實證的兩種作法〉（Belief beyond the evidence: Using the proposed effect of breakfast on obesity to show 2 practices that distort scientific evidence）。檢視的結果名實相符，他們發現早餐研究者不但經常曲解自己的研究結果，也會曲解別人的研究結果。例如艾里森指出在他檢視的論文之中，有多達 62% 以「誤導」的方式引用特定的研究。艾里森的結論是：「缺乏實證價值以及帶有偏見的研究扭曲了科學紀錄。」[1]

這個結論遭到哈佛大學公共衛生學院的研究者抗議，他們認為艾里森並未推翻「不吃早餐會導致肥胖」。[2] 對此，艾里森的回應是他從未打算推翻這個論點，他只是想要證明這個因果關係本來就還沒有建立起來。[3]

除此之外，艾里森在 2014 年進行了一場隨機對照試驗，他把肥胖或體重過重的成年人分成三組進行減重：

- 每天吃早餐
- 不吃早餐
- 隨意吃或不吃早餐

十六週之後，三組受試者的體重毫無差異。[4]

其實艾里森複製了 1992 年田納西州首府納許維爾（Nashville）的一項研究，這項研究發現，讓略胖的女性進行一模一樣的節食減重計畫，唯一的差別是有沒有吃早餐（沒吃早餐的人，午餐跟晚餐會吃多一點，彌補早餐沒攝取的熱量），兩組受試者減重的比例沒有差異。[5]

## 打破早餐迷思的先驅——大衛·勒維斯基

脫離主流觀念的不只有南方人。2014 年 8 月 1 日，紐約康乃爾大學的大衛·勒維斯基為《美國臨床營養學期刊》（*American Journal of Clinical Nutrition*）寫了一篇評論向早餐宣戰。正是勒維斯基跟派卡諾斯基（見第 6 章）發現了早餐非但不會帶來飽足感，還會增加進食量，因此勒維斯基可說是打破早餐迷思的先驅。他的這篇評論開場白如下：

本期收錄了三篇文章，挑戰一個營養學家與一般大眾相信已久的觀念：早餐是一天最重要的一餐。對販售早餐穀片的人來說，這句話當然沒有錯。除了商業利益之外，早餐目前用於 (1) 大部分的減重方法，以及 (2) 以提升認知／學業成績為目標的學校早餐計畫。這三篇文章的發表，或許給了我們一個驗證這些想法的好理由。[6]

這一段論述不需要翻譯成白話。其實這篇評論的最後一段寫得也很清楚：

營養學充斥著迷思。許多迷思背後都有強大的商業利益，例如吃早餐。當前最主要的營養問題是日益嚴重的肥胖問題，身為營養學家的我們必須考慮延續這些迷思可能造成的傷害，例如吃早餐的價值。

## 近年來（令人欣慰）的發展

除了艾里森與勒維斯基之外，還有其他科學家挺身挑戰哈佛流行病學研究。以下是《泰晤士報》近年來的四則新聞標題：

- 每天吃優格或許能降低糖尿病風險 [7]
- 每天一碗粥是長壽關鍵 [8]
- 每天吃幾顆花生可預防早夭 [9]
- 史上最大規模研究證實莓果與葡萄有助於減重 [10]

這四份研究都來自哈佛或哈佛的合作單位。雖然四篇論文都在正式警語中說明研究結果僅為關聯，但是論文的內容都支持《泰晤士報》下的標題。

《泰晤士報》也整理出幾則於理有據的回應：

- 「這些吃優格的受試者，生活形態可能比較健康。」——亞拉斯特・蘭金（Alastair Rankin），英國糖尿病協會會長，2014 年 11 月 14 日
- 「攝取較多全穀食物的人，通常也會有比較健康的生活形態與飲食。」——維多莉亞・泰勒（Victoria Taylor），英國心臟基金會資深營養師，2015 年 1 月 6 日
- 「我們知道在這項研究裡，吃花生的人比較瘦，他們吃的水果跟蔬菜也比較多……高血壓或糖尿病的機率比較低……這些因素加起來對壽命產生的影響超越每天吃少許花生。」——凱瑟琳・柯林斯（Catherine Collins），倫敦聖喬治醫院資深營養師，2015 年 6 月 11 日
- 「此類研究無法證實因果關係……吃較多富含類黃酮食物的人也會有其他抑制發胖的習慣。」——沙塔教授（Sattar），格拉斯哥大學，2016 年 1 月 26 日

營養流行病學（dietary epidemiology）似乎正在經歷一場有益的轉變，越來越多認可關聯性的人挺身而出，挑戰支持（包括早餐在內）線性或因果關係的研究者。現在有些人擔心哈佛對於發表未觀察到的事實這件事不夠嚴謹，只關心維持公衛研究結果是否前後一致。[11]

質疑早餐的聲音逐漸浮現在檯面上。美國政府的《2010–2015 國民飲食指南》（*2010–2015 Dietary Guidelines for Americans*）提到「不吃早餐與體重過重之間存在著關聯」，[12] 表達強烈反對不吃早餐的立場。不過，2015 年 8 月 10 日的《華盛頓郵報》有一篇報導名為〈早餐斷食的科學理論：政府的營養學家

可能搞錯了〉（The science of skipping breakfast: How government nutritionists may have gotten it wrong），記者彼得・霍里斯基（Peter Whoriskey）認為政府反對早餐斷食的立場並非奠基於科學，而是猜測。霍里斯基予以譴責：「仔細探究政府的營養學家在《飲食指南》裡納入早餐警語的原因後，會發現不夠嚴謹的科學猜測（可能正確，也可能錯誤）也有機會變成嚴格的官方營養準則，散播至全美各地。」

正如霍里斯基所言，推薦吃早餐的流行病學研究僅是觀察結果，他引述了美國國家統計科學研究院（National Institute of Statistical Sciences）前生物資訊學主任史坦利・楊恩（S. Stanley Young）說過的話：「哇。這也算是科學嗎？每一個觀察研究都有質疑空間。」[13]

# 令人誤解的
# 早餐實驗

希望此刻你已相信流行病學的早餐研究不
夠嚴謹，接下來我要在第六部告訴你，生
物化學的研究同樣不夠嚴謹。

# 12

# 血糖與早餐：
# 不健康的證據比較多

　　我在第 1 章提到，克利斯提安森教授和我都發現，第二型糖尿病患吃完早餐之後血糖會飆升，也因為血糖濃度升高到危險階段，吃早餐對他們來說要特別小心。「同時發現」（simultaneous discoveries）是科學的一項特色❶（其中一個著名例子是達爾文在 1859 年急著出版《物種源始》〔*Origin of Species*〕，因為華勒斯〔Alfred Russel Wallace〕也觀察到由自然選擇推動的演化），除了我們，至少還有四組研究團隊發現早餐對第二型糖尿病患的相同影響。

　　為了幫讀者省點力氣，我整理出這四份研究的摘要，以下說明。

## 第二型糖尿病患早餐後的血糖值

- 2009 年，拉吉・彼得醫師（Raj Peter）與他在英國佩納斯（Pernath）糖尿病研究單位的同事研究 49 名第二型糖尿病患。他讓受試者早餐、

午餐跟晚餐都吃一樣的食物，但是早餐增加的血糖值比午餐和晚餐都高出 35%。彼得醫師證實了對第二型糖尿病患來說，午餐跟晚餐才是最主要的一餐，早餐不重要。[1]

- 蒙彼利埃（Montpellier）和斯旺西（Swansea）的一項共同研究，以 248 名第二型糖尿病患為對象，受試者早餐攝取的熱量是午餐跟晚餐的一半，但是「血糖值的高峰……出現在早餐之後」。[2] 而且這裡得出的數據並非微小差異：雖然早餐的份量只有午餐跟晚餐的一半，卻使血糖值比基線高出 40%。

- 2013 年瑞典林科坪大學（Linköping）醫學系的漢斯・哥德布蘭醫師（Hans Guldbrand）發現，如果第二型糖尿病患早餐斷食，但是午餐的份量加大，午餐後的血糖值不會高於吃正常份量的午餐，因此證實了對第二型糖尿病患來說，吃午餐比吃早餐安全。[3]

- 1996 年，費城天普大學（Temple University）醫學院的岡特・波登醫師（Guenther Boden）與同事研究 6 名第二型糖尿病患，發現他們的肝臟會在早上釋放葡萄糖到血液裡。「研究結果與大量證據一致，這些證據顯示非胰島素依賴型糖尿病患者……血糖值會在清晨時分上升。」[4]

---

❶ 馬特・瑞德利（Matt Ridley）在 2015 年的著作《無所不在的演化》中（*The Evolution of Everything*，繁體中文版於 2016 年出版）說明「同時發現」在科技領域是一種常態，而非迷思。瑞德利認為科技人士對優先權、獎項與專利過度著迷，而且不一定總是公平。

由此可見，在血糖自然達到高峰的時候吃早餐，致使血糖繼續升高，對這些病患來說必然是件危險的事。

除此之外，有兩種病症與第二型糖尿病密切相關，也就是糖尿病前期（prediabetes）與肥胖症（obesity）。這兩種病人的早餐後的血糖值證實，早餐對他們來說也是危險的一餐（以下說明）。

### ·————— 糖尿病前期與肥胖症患者早餐後的血糖值 —————·

- 2006 年，巴西聖保羅大學的瑪利亞・桑托斯醫師（Maria dos Santos）與同事研究 15 位糖尿病前期患者，發現他們早餐後的血糖值高於午餐後跟晚餐後，而且早餐的份量只有午餐跟晚餐的一半。[5]

- 1988 年芝加哥大學的波隆斯基醫師（Polonsky）研究 15 位肥胖症患者，發現就算早餐的熱量只有午餐的一半，受試者早餐後的血糖上升幅度依然是午餐後的兩倍，顯示早餐對他們來說是要小心的一餐。[6]

雖然對第二型糖尿病與相關病症來說，早餐已證實是危險的一餐，但是有兩篇 2015 年發表的論文做出相反結論。這兩篇論文由兩位教授共同發表：以色列特拉維夫大學的丹妮艾拉・賈庫波維奇（Daniela Jakubowicz）與耶路撒冷希伯來大學的奧倫・弗洛伊（Oren Froy）。2015 年 2 月 25 日的《泰晤士報》

曾如實報導第一篇論文的主旨[7]，標題是：〈高熱量早餐對糖尿病患者好處多多〉（Diabetics better off with high-energy breakfast）。

這個主旨著實引人注目，而且奇怪的是，這份研究**並未**顯示早餐是安全的。事實上，他們的早餐研究結果與克利斯提安森教授毫無二致。賈庫波維奇和弗洛伊研究了 18 位中年第二型糖尿病患，跟克利斯提安森教授一樣，他們發現受試者早上醒來時血糖值很高，約為 7 mmol/l；吃了熱量 700 大卡的早餐之後，上升的血糖值甚至超越克利斯提安森教授的受試者。因此，賈庫波維奇和弗洛伊證實了對第二型糖尿病患來說，早餐是危險的。那為什麼他們的論文卻支持早餐是安全的？

讓我們看一下他們在 2015 年發表的另一篇論文。[8] 特拉維夫大學的網站曾詳實刊載過這篇論文提及：「糖尿病患者不吃早餐會導致血糖飆升。」[9] 網站上寫道：

這項臨床研究以 22 位第二型糖尿病患為研究對象，平均年齡 56 歲，平均 BMI 為 28.2（意即體重過重）。實驗為期兩天，受試者在午餐跟晚餐攝取一模一樣的熱量與均衡飲食：牛奶、鮪魚、麵包、一根巧克力早餐棒。唯一差別是其中一天有吃早餐，另一天沒吃。「我們認為不吃早餐並不健康。受試者只是因為沒吃早餐，葡萄糖代謝作用就惡化到令人驚訝的地步。」賈庫波維奇教授說。研究人員發現若受試者沒吃早餐，午餐後血糖值會飆升到 268 mg/dl（14.8 mmol/l），晚餐後血糖值飆升到 298 mg/dl（16.5 mmol/l）；若受試者有吃早餐，在午餐跟晚餐內容一模一樣的情況下，午餐後血糖值為 192 mg/dl（10.6 mmol/l），晚餐後血糖值為 215 mg/dl（11.9 mmol/l）。

沒吃早餐看似糟糕透頂，但其實特拉維夫大學網站上的論文內容有三個錯誤。第一個錯誤是數據不正確。事實上，受試者吃早餐當天的晚餐後血糖值是236 mg/dl，不是215 mg/dl，因此沒吃早餐與吃早餐之間的晚餐後血糖差異沒有那麼大（分別是298與236）。還有一個較不嚴重但同樣奇怪的錯誤：網站把沒吃早餐的晚餐後血糖值寫錯了，其實是294 mg/dl，不是298 mg/dl。

　　第二個錯誤是網站說實驗「為期兩天」，但實際上是六天。這個錯誤之所以重要，原因在於第三個錯誤，也就是賈庫波維奇教授說：「受試者**只是因為**沒吃早餐，葡萄糖代謝作用就惡化到令人驚訝的地步。」（粗體字是我的標示）但沒吃早餐**不是**唯一的變因。事實上，受試者沒吃早餐的那一天是執行減重計畫的第三天，吃早餐的那一天卻不是。不同於克利斯提安森教授的是，賈庫波維奇和弗洛伊教授並未讓受試者補足沒吃的早餐（也就是說，午餐跟晚餐的份量沒有增加）。因此不讓受試者吃早餐就無異於節食減重，把一天攝取的熱量從2,100大卡降低至1,400大卡，並且到了第三天才測量差異。

　　沒吃早餐的受試者體重減輕，血液裡的自由脂肪酸濃度大約是吃早餐受試者的兩倍。❷ 第21章我們將會討論自由脂肪酸如何增加晚餐的危險性。

　　回到《泰晤士報》的那篇報導：〈高熱量早餐對糖尿病患者好處多多〉。在該項研究中，賈庫波維奇和弗洛伊教授限制受試者一天攝取1,500大卡。男性每日攝取的參考熱量為2,600大卡，女性為2,100大卡。[10] 由於該項研究的受試者男女各占一半，受試者確實可說是在節食減重，使得自由脂肪酸的濃度

---

❷ 賈庫波維奇和弗洛伊教授記錄自由脂肪酸濃度的作法確實很有價值，但請容我以學術角度吹毛求疵地說，他們在圖1E使用的單位是pmo/l，但是在表1使用的單位是mmol/l。在這兩種情況下，他們的意思是μmol/l嗎？

上升，進而導致晚餐變成危險的一餐。所以《泰晤士報》的標題應該改成：「**低熱量晚餐**對**節食減重**的糖尿病患好處多多」（粗體字是我的標示）。

簡言之，每一個血糖研究都證實了早餐對第二型糖尿病與相關病症來說很危險，而賈庫波維奇和弗洛伊教授進一步證實，在短期節食減重的情況下，晚餐也會變得很危險，甚至非常危險。但這不等於早餐比較安全，無論是否節食減重，早餐都不是必要的一餐。

我們已經了解節食的生物化學機制，接下來可以釐清幾個與節食有關的困惑。賈庫波維奇和弗洛伊教授曾讓 93 位肥胖或體重過重、有代謝症候群的女性受試者進行一日三餐的減重計畫（每日攝取 1,400 大卡），為期 12 週。如果早餐的份量多於晚餐，受試者會減掉更多體重（8.7 公斤 vs. 3.6 公斤），血脂濃度與胰島素阻抗也會改善。[11] 事實上，這只是因為改變飲食（減重降低了自由脂肪酸濃度）而暫時增加了晚餐的危險性。

羅馬的茂羅・隆巴多醫師（Mauro Lombardo）與同事曾讓 36 名體重過重的中年婦女進行一日三餐加兩份點心的減重計畫（每天少攝取 600 大卡），他的發現如同他的論文題目所述：〈早餐的減脂效率更高：三個月的生活形態改變計畫〉（Morning meal more efficient for fat loss in a 3-month lifestyle intervention）。[12] 但這也只是因為隆巴多短暫地把晚餐變成危險的一餐。在非減重的正常生活中，這些人早餐斷食一定會更加健康。

## 兩個啟示

我們可從這一章學到兩個啟示。第一，一份科學論文最重要的部分是「研究方法」。如果沒有仔細閱讀研究方法，就不會發現受試者不只是受試者，他們或許也減少了熱量的攝取。

第二，不要亂猜。醫生猜測加護病房裡的嬰兒趴睡好得快，健康的嬰兒必定也一樣；醫生為組織缺氧的嬰兒提供純氧，並猜測所有的嬰兒都需要純氧。這兩種作法都導致了死亡與毀滅。同樣地，我們不應該猜測減重研究的結果也適用於正常生活，尤其是正常生活通常會讓人輕微增重。

# 13

# 血糖與早餐：
# 健康的證據比較少

　　沒錯，第二型糖尿病患、糖尿病前期與肥胖的人吃完早餐之後，血糖會危險飆升。那麼健康的人呢？

　　在回答這個問題之前，必須先描述一下生物學的三大常識：

一、高血糖很危險

二、胰島素是一種降低血糖濃度的荷爾蒙

三、在某些情況下，身體會對胰島素降低血糖的效果產生抗性（後面陸續說明。我們將會看到，人類在早上會出現自然的胰島素阻抗。）

　　下面列出以健康受試者為對象的早餐血糖研究。

## 證實早餐對一般人具有危險性的生物化學證據

• 1969 年，比利時魯汶大學（University of Louvain）的馬勒伯醫師（Malherbe）與同事研究了 7 位健康受試者，發現就算早、午餐後跟晚餐後的血糖值相似，早餐後血液裡的胰島素濃度仍高於午餐後跟晚餐後。也就是說，早餐後需要更多的胰島素才能達到相同的血糖控制結果。[1]

• 1988 年，芝加哥大學的波隆斯基醫師與同事為 14 位健康受試者測量 24 小時的血糖和胰島素反應。14 位自願者一天之內吃了三餐，早餐攝取了 20% 的熱量，午餐和晚餐各攝取了 40%。儘管如此，三餐後的血糖和胰島素反應仍然非常接近。換句話說，早餐激發的血糖和胰島素反應（以每大卡為單位）是午餐和晚餐的兩倍。吃早餐對健康的人來說同樣要小心，因為他們早上的胰島素阻抗比較高。[2]

• 2007 年，德國烏姆大學（University of Ulm）糖尿病技術學院的圭伊多·弗萊克曼醫師（Guido Freckmann）與柯黛莉亞·豪格醫師（Cordelia Haug）研究 21 位健康年輕的成年人，發現儘管早餐的熱量低於其他兩餐，血糖值的高峰會出現在早餐後。也就是說，受試者早上的胰島素阻抗比較高。[3]

• 2009 年，中國上海糖尿病研究所的周健醫師與同事發現，就算受試者早餐攝取的熱量僅午餐和晚餐的一半，然而三餐的飯後血糖值依然差不多。[4]

- 同樣是在 2009 年，英國新堡大學的泰勒教授把健康的受試者分成兩組，一組吃早餐，一組等到中午才進食。兩組受試者的飯後血糖與胰島素濃度很接近，但早餐的熱量比午餐少了 200 大卡。吃早餐的時候，胰島素阻抗顯然比較高。[5]

- 另一個 2009 年的研究，牛津大學糖尿病中心的卡普醫師（Karpe）與同事研究了 8 名身材偏瘦的男性 24 小時內的血糖變化，受試者早餐跟午餐攝取一模一樣的碳水化合物，結果發現兩餐後的血糖反應一模一樣。不過，早餐後分泌的胰島素比午餐後高出 50%，這表示早餐時間的胰島素阻抗超越午餐時間。[6]

這些生物化學研究的證據相當明確：早餐會使血糖飆升，對健康的一般人來說也是如此。然而，雖然這個論點似乎已被證實，卻依然飽受挑戰。以下舉出幾個結果相反的研究：

## 證實早餐對一般人很安全（！）的生物化學證據

- 雖然波隆斯基醫師在 1988 年發現早晨的胰島素阻抗最高，但他在 1992 年指出，如果請 8 位健康的受試者不吃午餐或是在深夜多吃一餐，他們晚上的血糖跟胰島素濃度會比早上高。[7] 也就是說，在波隆斯基醫師的介入下，晚上變成胰島素阻抗最高的時間，因此晚餐變成危險的一餐，早餐相對安全。

- 1999 年，英國薩里大學（University of Surrey）的琳達·摩根醫師（Linda Morgan）研究了 9 位健康男性。跟波隆斯基醫師一樣，她請受試者不要吃午餐，並且發現他們一天內對胰島素的敏感性逐漸降低，晚餐因此變得比早餐更加危險。[8]

- 2012 年，羅徹斯特馬約醫學院（Mayo College of Medicine, Rochester）的安南達·巴蘇醫師（Ananda Basu）與同事發現早餐是最安全的一餐。一天之中，健康受試者對胰島素的敏感性會隨著時間慢慢降低，因此血糖值會慢慢上升。[9]

這是怎麼回事？這些研究的設計似乎都很類似，卻做出截然不同的結論。從波隆斯基醫師的兩篇論文可以看出端倪。1988 年他發現早餐具有危險性，當時他只是**觀察**受試者一日吃三餐會發生什麼事。但是到了 1992 年，他發現早餐相對安全，因為這次他做了**實驗**：他請受試者不吃午餐，因此受試者可說是進行了一天的節食減重。由於減重會增加血液裡的自由脂肪酸濃度，所以波隆斯基醫師把受試者的晚餐變成危險的一餐。

摩根醫師的研究亦然。她的受試者也沒吃午餐，跟波隆斯基醫師的受試者一樣是在節食減重。除此之外，她還記錄了自由脂肪酸的濃度（這點最有幫助），證實受試者如果不吃午餐，自由脂肪酸濃度會顯著升高，也證實她如何增加晚餐的危險性。

波隆斯基醫師在另一場實驗中請受試者深夜多吃一餐，而我們都知道妨礙睡眠會發生什麼事：受試者的生物化學機制受到影響（包括自由脂肪酸濃度上

升）[10]，進而導致血糖升高。

　　巴蘇醫師的受試者午餐後的平均血糖值是 11.1 mmol/l（跟晚餐和早餐後的血糖值差不多，分別是 10.8 與 10.3）；隨機血糖值達到 11.1 mmol/l 就會被診斷為糖尿病（後面說明），因此巴蘇醫師的受試者顯然在研究過程中出現糖尿病反應。在三天四夜的實驗過程中，受試者被關在醫院裡透過靜脈注射把化學藥物注入體內，並且被迫臥床休息六小時，這應該會使受試者產生心理壓力，進而提高胰島素阻抗。[11] 大家都知道葡萄糖耐量試驗的方法是：「維持正常活動，例如不應該躺下或臥床，像醫院裡的病人那樣。」[12] 巴蘇醫師知道這一點，所以他請受試者每天稍微走動一陣子。但是，從受試者的血糖值達 11 mmol/l 看來，我們不得不懷疑這個作法並未解決問題。

　　因此，單純的觀察的確會發現「早餐對健康的人來說同樣要小心」，但實驗過程卻讓受試者的自由脂肪酸上升並且／或是給受試者壓力，因而導致晚餐的危險性暫時升高。

　　早餐永遠是要小心的一餐，晚餐只有在減重的時候才要多加注意。

## 啟示

　　本章重新強調一個古老的正面啟示。我在這裡重新詮釋了幾位科學家的研究結果，但我之所以有能力這麼做，是因為他們如實提出對自己不利的事實（血糖值 11 mmol/l、異常的自由脂肪酸濃度等等）。科學裡唯一的罪惡是說謊，因此這些科學家並未犯罪，只是觀念轉變了。

# 14

# 科學家為什麼宣稱
# 早餐是安全的？

　　流行病學與生物化學的研究結果，只要經過客觀公正地解讀，都顯示出早餐非必要。在此，該關注的問題不是「為什麼早餐非必要？」而是「為什麼科學家顯然誤導了大眾？」流行病學家以近乎有違常理的方式把關聯混淆成因果關係，而生物化學家似乎也一樣：在早餐非必要這個顯而易見的事實面前，他們選擇曲解受試者的代謝作用（通常是透過限制食物）來增加血液中的自由脂肪酸濃度，藉此暫時增加晚餐的危險性。透過這種作法，生物化學家撕下早餐的危險標籤，改貼在減重者的晚餐身上。為什麼？

　　首先，我要表明科學家當然不會刻意誤導大眾，但我認為他們誤導了自己。有六個原因：繼承、常識、金錢、善良形象、捍衛心態與集體行為。

## 繼承

　　醫學界承繼了兩個早餐金句。湯馬斯・孔恩（Thomas Kuhn）在《科學革

命的結構》（*The Structure of Scientific Revolutions*，繁體中文版於 2004 年出版）一書中指出，科學家不喜歡改變既有原則。科學界前輩不喜歡承認錯誤，後輩為了取得補助、出版與升遷機會不願意挑戰前輩，於是科學界非常容易擁護早已過了保存期限、不成立的既有原則。

普朗克（Max Plank）曾在 1949 年的著作《科學自傳與其他論文》（*Scientific Autobiography and Other Papers*）一書中寫過一句名言：「新的科學真理並不是因為說服了反對的人才被接受……而是因為反對的人都死光了。」（這幾句話經常被改寫成「每辦一場喪禮，科學就前進一步〔science advances funeral by funeral〕」）。❶ 或是用史丹佛大學約翰・尤安尼迪斯（John Ioannidis）教授的話來說：「在許多現代科學領域裡，所謂的研究發現只是準確無誤地呈現既存偏見。」[1]

## 常識

前面提到的公關業之父艾德華・柏納斯曾在影片中說明自己為什麼有責任呼籲美國人吃早餐，他說：「身體在夜裡流失熱量，而白天需要熱量。」看起來似乎很有道理。但是生物學家路易斯・沃伯特（Lewis Wolpert）1994 年的著作《科學不自然的本質》（*The Unnatural Nature of Science*）指出科學經常藐視常識，而柏納斯的評論其實是胡說八道。

---

❶ 普朗克的主張已有實證。一群由國家科學基金會資助的科學家研究了 452 位早逝的頂尖科學家，發現在他們死後，合作夥伴發表的論文數量驟減。但是會有大批新進科學家帶著新觀念投入相關領域，發表的新論文數量多到不成比例，而且經常被引用。（P. Azoulat et al. (2015), 'Does science advance one funeral at a time?', www.econ.upf.edu/~fonsrosen/images/planck_complete_12-02-2015.pdf. Accessed 10 April 2016）

## 金錢

這一點不言自明。早餐公司花大錢補助研究，這些論文雖然鮮少說謊，但選擇數據的方式卻很狡詐。

## 善良形象

自從記者亞伯特‧蕭在 1891 年宣稱讓孩子們空著肚子到學校學習，猶如把水倒進篩網裡以來，早餐就與善良連結在一起。只有惡人才會限制社會正義。大家都「知道」政府總是在縮減預算，甚至包括學校的免費餐點。因此，就算面對無法自圓其說的科學證據，善心人士還是會支持早餐，尤其美國有將近半數的兒童（包括 90% 的黑人兒童）一生中必然會經歷必須領食物券的貧窮時期。[2]

（其實從帕金森定理〔Parkinson's Law〕、「公共選擇理論」〔public choice theory〕，或懂點歷史就知道，政府幾乎總在設法擴編預算，但是，嘿，保險一點總沒錯。）

## 捍衛心態

因為早餐穀片非常普遍，也因為早餐穀片高度加工，營養學家向來愛用早餐穀片來補充膳食營養。因此，為穀片補強／添加各種維生素（例如維生素 B1、菸鹼酸、核黃素、葉酸）、礦物質（例如鐵、鋅、鈣）與其他營養素已成慣例（技術上來說，「添加」〔enrich〕與「補強」〔fortify〕在此定義不同）。

食品添加營養素本身並沒有錯（例如加入碘的食鹽降低了甲狀腺腫的發生率，加入氟的水降低了蛀牙的發生率），但是像早餐穀片這種本身並不健康的產品，只因為添加了某些化學物質就能變身為營養食品，這種觀念站不住腳。

我們應該鼓勵的是均衡飲食，不是推銷營養學家自認「親手打造」的不健康產品，只因為他們說服了政府單位為穀片添加某些化學物質。

## 集體行為

自從經濟學家曼瑟爾・奧爾森（Mancur Olson）在 1965 年寫下《集體行動的邏輯》（*Logic of Collective Action*）以來，我們就知道形成輿論的並非公眾利益，而是特殊利益團體。改變輿論，對早餐批發與零售業者都大有好處，但是一般大眾需要花費時間跟精神處理太多其他的問題，無力查明早餐業者的說法是真是假。因此在沒有競爭對手的情況下，資金充足的早餐遊說團體確實占盡便宜。

此外，政府也助了遊說團體一臂之力。在理想的情況下，接受政府補助的科學家會監督業者的研究人員。遺憾的是，政府所依據的錯誤準則是業界需要政府支持，[3] 因此有太多政府單位認為自己的主要角色不是質疑業者，而是支持業者。

紐約大學營養學教授瑪麗昂・內斯特爾（Marion Nestle）就曾透露美國聯邦政府對業界利益的強力維護。她獲聘編撰 1988 年的《醫療總長營養與健康報告》（*Surgeon General's Report on Nutrition and Health*）：「我上班的第一天就被告知必須遵守哪些規定：無論研究指向怎樣的結果，這份報告絕對不能建議『少吃肉』來降低飽和脂肪的攝取，也不能建議限制攝取其他種類食物。」[4] 直到今天，哈佛大學營養學系依然經常提醒我們，聯邦政府對於食物或相關科學研究的說法可信度不高，因為聯邦政府不想傷害製造商。

儘管如此，反對早餐的可靠意見一直存在著。質疑並挑戰正統說法的人從未消失，包括 1973 年由美國醫學會、糖尿病協會與內分泌學會共同發表的反

對低血糖症聯合聲明，以及我在本書中引述的每位研究者。我彙整了他們可貴的意見。

　　我必須這麼做，因為光是堅稱早餐非必要是不夠的。如果沒有重新詮釋過去的錯誤結論，就只是在意見的大漩渦裡多扔進一個意見罷了。反之，如果我能證明過去的研究可以重新詮釋，並融合成一個新原則，這個新原則就會變得更加堅實穩固。

　　重新詮釋別人的實驗結果肯定不是交朋友的好方法，我也擔心早餐科學家與他們的雇主會徹底翻找這本書糾出錯誤，因為我必定會在書中某處犯錯。但是身為科學家，我們的工作是證實而非證偽（這點與迷思相反），❷ 所以我的任務若想有所進展，似乎別無他法。

---

❷ 人們相信在卡爾・波普爾（Karl Popper）的《科學發現的邏輯》（*Logic of Scientific Discovery*）所描述的世界裡，研究者喜歡自己的研究被推翻，或是也喜歡推翻別人的研究。其實不然。研究者討厭自己的研究被推翻，也不喜歡樹立敵人。

# 什麼是
# 致命的早餐

早餐之所以致命，是因為半個多世紀來，
相關單位誤導了大眾。

# 15

# 脂肪傳說

現代飲食的年代始於 1953 年安塞爾·凱斯發表的那份關鍵論文，他指出飲食裡的脂肪會導致動脈粥樣硬化。[1]

戰後的美國捲入一波致命的心臟病發作與中風，似乎每個人都無法抵擋（小羅斯福總統於 1945 年死於中風，時年 63 歲），因此全國上下忙著尋求解決之道。1948 年杜魯門總統協助展開著名的弗雷明翰心臟研究（Framingham Heart Study，已歷經三個世代並發表了 1,200 篇論文，目前仍持續進行）。弗雷明翰是位於麻薩諸塞州的小鎮，這項研究相信透過分析鎮民的生活方式，或許有助於找出心臟病發作與中風的原因。但是 1953 年，凱斯搶在弗雷明翰心臟研究之前發表研究結果，他的論點是動脈粥樣硬化斑塊含有高量膽固醇，所以心臟病發作和中風的原因可能是含脂肪的食物。

遺憾的是，人們相信安塞爾·凱斯（1904–2004）說的話。凱斯是明尼蘇達大學的教授，他的第一個重大成就是 1942 年研發出 K 口糧（據說 K 指的

是凱斯〔Keys〕，但這應該只是傳說），這種口糧每天可為前線士兵提供 3,200 大卡的熱量，一袋重量僅 790 公克。後來他做了著名的明尼蘇達飢餓實驗（第 7 章已提過），探討如何治療戰火下的萬千饑民。

他的脂肪理論很有道理（這不禁使我們想起亨利‧路易斯‧孟肯（H.L. Mencken）說過的一句話：每一個複雜的問題，都有一個簡單明瞭的錯誤答案）。凱斯提出的兩種重要膳食脂肪是膽固醇與三酸甘油酯。他的模型是

膳食膽固醇 → 血中膽固醇 → 動脈粥樣硬化

因果關係顯而易見，不過他的另一個模式是

膳食三酸甘油酯 → 血中膽固醇 → 動脈粥樣硬化

似乎不那麼顯而易見，但是膳食三酸甘油酯好像會刺激身體合成膽固醇。

不過到了 1955 年，凱斯與其他人都已知道膳食膽固醇不會對人類造成威脅。人體的膽固醇大多由肝臟合成，當我們經由食物攝取到膽固醇的時候，肝臟會減少合成的比例。[2] 不是每一種動物都有這樣的負回饋（negative feedback），尤其是草食動物，例如兔子，因為植物的膽固醇含量很低；草食動物通常處理不了大量的膽固醇。因此在實驗室裡餵草食動物吃進高膽固醇，血液裡的膽固醇濃度會隨之升高。牠們的肝臟不會做出回應。但人類是雜食動物，我們的肝臟經驗老到，攝取高膽固醇不會讓血液裡的膽固醇濃度升高。所以對人類來說：

## 膳食膽固醇 ≠ 血中膽固醇

不過凱斯從未收回另一項建議，也就是膳食三酸甘油酯會刺激膽固醇合成。這項建議至今仍是官方立場。

凱斯會指出膳食三酸甘油酯與膽固醇的關係，是因為他曾以圖表比較了六個國家的膳食脂肪總含量，從最低的日本（脂肪含量7%）到最高的美國（脂肪含量40%），而55到59歲的心臟病死亡率也與膳食脂肪含量成正比，從日本的千分之0.5到美國的將近千分之7。

只是，這張圖表有個問題。1965年雷根總統出版自傳《其餘部分的我在哪裡？》（*Where's the Rest of Me?*），這是他在1942年的電影《金石盟》（*Kings Row*）裡的著名台詞。那麼，凱斯其餘的研究數據在哪裡？

凱斯的數據來源是已發表的多組國際數據，但他只從中選了6個國家。為什麼？答案令人震驚（震驚是最貼切的形容詞），是為了得到他想要的結論。1957年英國生理學家約翰·尤德金把共22個國家完整的數據納入研究，發現：

（只從）各國統計數據所提供的資訊看來，攝取脂肪與冠狀動脈心臟病的死亡率之間只有微弱關聯，絕非顯著關聯……在許多國家的數據中，攝取糖分與冠狀動脈心臟病死亡率之間的關聯反而比較顯著。在英國，收音機與電視機數量上升跟冠狀動脈心臟病死亡率之間的關聯最為顯著。[3]

最後一句顯然語帶諷刺的觀察已獲得證實。有一支丹麥／哈佛團隊集結了所有的已發表的數據，發現一天內每看兩小時電視的後果是：

- 罹患第二型糖尿病機率會上升 20%
- 罹患心血管疾病機率會上升 15%
- 死亡機率上升 13%，不分原因 [4]

　　雖然我們不能排除不健康的人可能比較喜歡看電視，但即便如此，這裡的因果關係鏈應該是：

看電視 → 缺乏運動／吃太多零食 → 變得不健康 ❶

　　在打糖護脂的這條路上，尤德金並不孤單（他寫過〈像肉、起司與牛奶這類的營養食物〉）[5]。支持他的人包括柏克萊與紐約州衛生委員會的傑可・耶魯沙米醫師（Jacob Yerushalmy）與賀曼・希爾波醫師（Herman Hilleboe），兩人都曾批評凱斯選擇性使用數據。[6] 此外，紐約洛克斐勒大學的彼得・艾倫斯醫師（Peter Ahrens）與耶魯大學的瑪格麗特・埃爾布林克醫師（Margaret Albrink）發現，跟膽固醇濃度相比，血液裡的**三酸甘油酯**濃度上升與心臟病之間的關聯更加顯著。而且，他們發現**碳水化合物**會使三酸甘油酯濃度升高。因此他們的模型是：

膳食碳水化合物 → 由肝臟轉換成三酸甘油酯 → 心臟病 [7]

---

❶ 或許會因此罹患代謝症候群（第 24 章有完整說明）。

1960 年代，范德比大學的喬治‧曼恩醫師（George Mann）發現肯亞的馬賽族（Masai）只吃高脂肉類，只喝高脂乳品，但他們卻幾乎沒有心血管疾病，血中膽固醇濃度低得驚人。因此他的模型是：

膳食脂肪 → 沒問題[8]

凱斯遭受這些非難並沒有提出合理的論點反擊，反而是以謾罵回應。他在期刊《動脈粥樣硬化》（*Atherosclerosis*）中還說糖與心臟病的關聯是「胡說八道」。[9]

儘管如此，他後來還是做了著名的「七國研究」（Seven Countries Study），並於 1970 年發表結果。他在研究中親自檢視義大利、希臘、南斯拉夫、芬蘭、荷蘭、日本與美國人的飲食。這次他調查的是飽和脂肪（也就是動物脂肪），不是總脂肪，而且這次他再度發現（飽和）脂肪與心臟病死亡率之間存在著強烈關聯。[10]

不過凱斯的同事亞歷山卓‧門諾提（Alessandro Menotti）在經過 25 年的深入研究之後，重新分析凱斯當時的數據，他發現與「動物性食物」（奶油、肉、蛋、人造奶油、豬油、乳品和起司）相比，膳食裡的「甜食」（含糖產品、蛋糕與其他糕點糖果）與冠狀動脈心臟病死亡率之間存在著更強烈的關聯。這表示連凱斯自己的研究也發現致命的是碳水化合物，不是脂肪。[11]

凱斯欺騙了大眾。妮娜‧泰柯茲在著作《令人大感意外的脂肪》一書中揭露凱斯的惡劣作為，此外她也提到，1960 年代有一連串的流行病學研究都無法證實脂肪假設。[12]而約翰‧尤德金則是在 1972 年出版了著作《致命純白》（純白指的當然是糖）。

但凱斯的論點盛行依舊，不是因為他挾怨反擊，也不是因為他的科學研究，而是因為其他人的研究已形成一股浪潮。

加州大學舊金山分校的羅伯・盧斯提醫師（Robert Lustig）在 2013 年出版了一本反糖著作《雜食者的詛咒》（*Fat Chance: Beating the Odds against Sugar, Processed Food, Obesity and Disease*，繁體中文版於 2013 年出版）。他為 2012 年再版的《致命純白》寫了序，節錄如下：

1970 年代有三項科學發現推翻了尤德金的論點，也決定了他的命運。第一項研究是邁可・布朗（Michael Brown）與約瑟夫・戈斯坦（Joseph Goldstein 所做的家族性高膽固醇血症，這是一種遺傳疾病（病患 18 歲就有可能心臟病發作）。他們發現了低密度脂蛋白（low-density lipoproteins，簡稱 LDL）與 LDL 受器（並因此獲得諾貝爾獎），推導出 LDL 是引發心臟病的負面因子。第二，飲食研究發現膳食脂肪會增加 LDL 的濃度。第三，大量的流行病學研究發現 LDL 與心臟病之間存在著關聯。正中紅心，不是嗎？答案是脂肪，傻瓜。
……但是……LDL 不只一種，而是兩種。膳食脂肪會增加較大較輕的 LDL，它對心臟病來說不好不壞。膳食碳水化合物會增加較小且密度較高的 LDL，它會快速氧化，導致動脈粥樣硬化斑的形成。[13]

也就是說，血液裡的膽固醇由 LDL 運送，但是大分子 LDL（濃度會隨飽和脂肪升高）顯然對心臟病沒有影響。真正有害的是代謝症候群的小分子 LDL 亞型（第 24 章說明）。

## 政府的角色

遺憾的是，政府把凱斯的錯誤付諸實行。1977 年，美國參議院的營養與人類需求特別委員會（Select Committee on Nutrition and Human Needs）公布了《美國飲食目標》（*Dietary Goals for the United States*），可說是聯邦政府的第一份官方飲食建議。委員會主席、參議員喬治‧麥格文（George McGovern）表示：「身為政府……我們有義務為消費者提供實用的方向，也有義務為國民設定飲食目標。」

委員會提供的「目標」包括：


1. 增加碳水化合物的攝取，占總熱量的 55% 到 60%
2. 減少脂肪的總攝取，從總熱量的 40% 降低至 30%
3. 減少飽和脂肪的攝取，占總熱量 10%
4. 減少膽固醇的攝取至每日 300 mg ❷


1983 年，英國政府也仿效美國公布了類似的建議。但即便是在當時，脂肪假設就已經引發諸多質疑。1977 年，美國醫學會對飲食目標做出回應：「採行這種放諸四海皆準的目標是否有益……尚未獲得證實，無法排除可能造成有害的影響。」[14]

除此之外，最近有一份研究證實當年美英政府公布低脂高碳飲食指南的時

---

❷ 令人沮喪的是，我們現在才知道當初向參議院委員會提供建議的哈佛科學家收受了糖業的祕密酬金。（C.E. Kearns et al. (12 September 2016), 'Sugar industry and coronary heart disease: A historical analysis of internal industry documents', *JAMA Intern Med,* doi:10.1001/jamainternmed.2016.5394.）

候，最有力的證據並不支持低脂飲食對人類有好處。這只是受到凱斯影響的一種毫無根據的猜測。[15]

面對科學上的未知，負責任的作法只有一種：承認不知道答案。然而參議院委員會雖然承認自己沒有答案，卻依然堅持提供建議，他們以加拿大國會議員馬克‧拉隆德（Marc Lalonde）為例：

> 加拿大衛福部長馬克‧拉隆德表示：「就連是否應該嚴格限制吃奶油跟蛋這麼簡單的問題，都會引發永無止盡的科學爭論……（因此）讓健康教育人士與推廣人士無能為力……加拿大有許多亟需解決的健康問題，就算缺少完整的科學證據也不能等。」

1974年，拉隆德公布了一份工作報告，題目是《加拿大國民健康新觀點》（*A New Perspective on the Health of Canadians*）。實際上這份報告就像一份公開宣言，用來捍衛渥太華聯邦政府干涉國民生活方式與飲食的作法。「就算缺少完整的科學證據也不能等」，這是非常不負責任的表現。當然，科學事實並非永恆不變，可是在已經知道仍有爭議的情況下發布官方建議，完全違背科學精神。他們從諸多結論中挑選一個缺乏研究依據的來用，並且很可能走向百分之百錯誤的結果。而這樣的結果也確實發生了。

## 糾正凱斯的錯誤

是阿金與他的飲食法拯救人類逃離凱斯的錯誤。羅伯特‧阿金（Robert Atkins，1930–2003）是紐約的一位心臟科醫師，本身有肥胖的問題。他看到《美國醫學會期刊》有一篇論文建議減重的人別吃碳水化合物，要多吃肉。[16]

他試了之後覺得很有效。1972 年他出版了著作《阿金醫師的飲食革命》（*Dr Atkins' Diet Revolution*），提倡要多吃肉類、蛋、鮮奶油跟牛奶。這確實是一場革命。❸ 這種飲食的減重效果似乎比傳統低脂飲食更有效，[17] 而且也更健康。

　　阿金就這樣點燃了今日的革命。有越來越多證據顯示罪魁禍首是膳食碳水化合物，不是脂肪。我整理了幾篇近年來的研究如下。

## ・━━・ 脂肪 vs. 碳水化合物對心臟的危害：近年的研究 ・━━・

- 知名的西班牙 PREDIMED 研究（Prevención con Dieta Mediterránea，地中海飲食預防研究）以 7,447 名受試者為對象，年齡介於 55 到 88 歲。受試者過去 4.8 年內合計共有 288 次心臟病發作或中風紀錄，顯示與傳統的低脂飲食（也就是高碳水化合物飲食）相比，高脂的地中海飲食可降低 30% 的心血管疾病發生率。[18]

- 葡萄牙／美國合作檢視了針對 1,141 位肥胖病患的研究結果，受試者分成 17 組。研究人員發現受試者吃了低碳水化合物飲食（也就是高脂飲食）之後，大幅改善了：
  - 體重、BMI 與腰圍
  - 血壓
  - 血糖、胰島素與糖化血色素濃度
  - 血漿三酸甘油酯與 HDL 濃度（high-density lipoprotein，簡稱 HDL，高密度脂蛋白）
  - 發炎指標 [19]

- 一支德國團隊發現，讓 40 位第二型糖尿病患吃低碳水化合物飲食之後，受試者的糖化血色素濃度都「顯著」❹ 下降。[20]

- 一支美國團隊發現，讓代謝症候群的病患改吃高脂低碳的減重飲食之後，他們：
  – 胰島素濃度減少一半，胰島素敏感性上升一半
  – 血糖值跟體重大幅降低到更健康的範圍內
  – 三酸甘油酯濃度降低 50%
  – HDL 濃度上升 50%
  – 吃高脂飲食降低的發炎指標比高碳飲食多 [21]

- 一支國際團隊發現，就算讓代謝症候群病患吃熱量完整的飲食，只要提供低碳飲食，健康效果依然顯著。[22]

- 2007 年，知名的史丹佛「A TO Z」研究比較了四種飲食法的效果：
  – 阿金飲食法（Atkins diet，碳水化合物占 35%）

---

❸ 雖然早在 1867 年，倫敦的殯葬業者威廉・班廷（William Banting）就已發表《對抗肥胖的公開信》（*Letter on Corpulence Addressed to the Public*），提倡以低碳水化合物的飲食來減重。威廉・班廷似乎是弗雷德里克・班廷（Frederick Banting）的遠親長輩，後者是人造胰島素的發明人。蓋瑞・陶布斯 2007 年的精彩著作《好卡路里，壞卡路里》（*Good Calories, Bad Calories*，繁體中文版於 2019 年出版）就是以威廉・班廷的故事做為開頭：http://second-opinions.ginwiz.com/lnk000/=www.second-opinions.co.uk/banting.html/

❹ 自 1980 年以來，科學家的用字遣詞越來越強烈。「顯著」（remarkable）之類的詞現在出現的次數是 35 年前的 8 倍（C.H. Vinkers et al., 2015, 'Use of positive and negative words in scientific PubMed abstracts between 1974 and 2014: retrospective analysis', *BMJ* 351:h6467）。有何不可呢？

- 區域飲食法（Zone Diet，碳水化合物占 40%）**❺**
- LEARN 飲食法（碳水化合物占 47%）**❻**
- 歐尼斯飲食法（Ornish Diet，碳水化合物占 52%）**❼**

結果發現飲食中的碳水化合物比例越少，以下各項數值也越低：

- 血液三酸甘油酯
- 胰島素
- 體重
- 血壓
- HDL 膽固醇濃度上升 [23]

這項研究也發現高脂低碳飲食會讓血液中的 LDL 膽固醇上升，不過是較安全的大分子 LDL。

- 此外，流行病學調查也證實了碳水化合物的危險性。以米飯為例。哈佛的艾蜜莉・胡（Emily Hu）與同事蒐集全球數據之後發現，「每天吃一份白飯與罹患糖尿病的機率上升 11% 之間存在著關聯。」[24] 日本的肥胖率是 3%，只有美國的十分之一；日本人攝取的每日熱量比美國人少了 200 大卡；日本人的活動量也比美國人高出許多（日本人比美國人更常

---

**❺** 編按：區域飲食法（Zone Diet）將食物分為三區，比例約為 40% 碳水化合物、30% 蛋白質、30% 脂肪。

**❻** 譯注：LEARN 是五個英文字的縮寫：生活型態 Lifestyle、運動 Exercise、態度 Attitudes、人際關係 Relationships、營養 Nutrition。LEARN 是一種傳統飲食法，也就是「A TO Z」研究中的 T（traditional）。

**❼** 譯注：歐尼斯飲食法（Ornish Diet）以改善心臟健康為目標，結合飲食、冥想、運動與分享團體的節食法。每天的脂肪攝取量必須在總熱量的 10% 以下。

使用大眾交通工具，所以會走更多路）[25]。儘管有以上種種因素，日本的第二型糖尿病罹患率仍不成比例地高達 7.3%，[26] 這似乎可歸因於米飯的高攝取量。[27]

## 今日的官方飲食建議

儘管近年來的研究提供了證據，官方建議卻依然支持碳水化合物，反對脂肪。國民保健署目前給健康國民的建議是：

> 以澱粉類為主食。澱粉類應該占飲食的三分之一。澱粉類包括馬鈴薯、穀片、麵食、米飯跟麵包……大家應該多吃澱粉。正餐應該至少包含一份澱粉食物。有些人認為吃澱粉食物會發胖，但是一公克的碳水化合物提供的熱量還不到一公克脂肪的一半。[28]

這不是來自惡搞的假國民保健署網頁。另一個網頁建議「馬鈴薯、麵包、穀片、米飯與麵食等澱粉食物，應該占食物的三分之一。」[29]

健康的美國人被鼓勵多吃碳水化合物。由美國農業部與衛生及公共服務部聯合製作的《2010–2015 國民飲食指南》[30] 建議美國人從一歲開始，碳水化合物就應該占食物的 45% 到 65% 之間（我對《2015–2020 國民飲食指南》的看法請見第 148 頁）。

如果健康的人應該吃碳水化合物，第二型糖尿病患應該吃什麼呢？也是碳水化合物！過去，第二型糖尿病患被鼓勵少吃糖與碳水化合物，改吃特別的「糖尿病（低糖）飲食」，但這項建議已被替代。英國糖尿病協會說：

1960 年代開始流行「糖尿病飲食」，當時的糖尿病照護重點是無糖飲食。自 1980 年代以來，飲食建議已漸漸捨棄無糖飲食⋯⋯但糖尿病患不該吃糖的迷思卻依然存在。其實糖尿病患可以攝取糖⋯⋯飲食指南也不建議病患吃「糖尿病飲食」。[31]

美國糖尿病協會說：

迷思：糖尿病患需要特殊飲食。
事實：脂肪含量有限的健康飲食對一般人有益⋯⋯對糖尿病患同樣有益。[32]

因此現在給糖尿病患的飲食建議是吃得跟一般人一樣，包括碳水化合物。英國糖尿病協會的《第二型糖尿病飲食建議》中說到（以下摘錄保留原文粗體字）：

**每一餐都要有包含碳水化合物的澱粉食物**，例如麵包、麵食、印度烤餅、馬鈴薯、山藥、麵條、米飯與穀片⋯⋯吃糖不會導致糖尿病，糖尿病患不需要吃無糖飲食⋯⋯可以吃早餐穀片，也可加入更有飽足感的選擇，例如粥與高纖麥麩，或水果與纖維食物，都很適合當早餐。飲用半脂或脫脂牛奶⋯⋯果汁也可算入一日五蔬果的其中一份⋯⋯麵包、吐司、瑪芬、烤圓餅也是替代穀片的好選擇⋯⋯一般的果醬跟柑橘類果醬⋯⋯都可以吃。

同樣地，美國糖尿病協會建議第二型糖尿病患「每一餐應該要有 45 到 60 公克的碳水化合物（約占熱量攝取的三分之一）」。[33]

他們之所以對碳水化合物如此重視，當然是受到以下觀念的啟發：應該減少攝取富含熱量的食物，也就是脂肪。所以英國糖尿病協會建議：「**少吃脂肪**，尤其是飽和脂肪，因為低脂飲食對健康有益……脂肪是熱量最大的來源，少吃脂肪有助於減重。」剛才我們也看到，美國糖尿病協會提供了差不多的建議（「脂肪含量有限」）。

這種支持碳水化合物的建議必定是**錯**的。第二型糖尿病患顯然應該少吃碳水化合物，因為糖尿病是一種葡萄糖耐受不良（glucose intolerance）的疾病，甚至連健康的人都應該少吃碳水化合物。攝取碳水化合物會增加血糖值，而血糖升高是一件危險的事，就算沒有超過正常值也一樣。有一項調查以英國諾福克（Norfolk）的中年男性為對象，發現心血管疾病致死的最佳預測因子不是膽固醇濃度、體重或血壓，而是血糖值，也就是糖化血色素濃度。而且就算是在正常值的範圍內，這樣的關聯依然存在（也就是說，偏高的正常血糖值依然危險）。[34] 安全的血糖分子（blood glucose molecule）顯然並不存在。

在凱斯當道之前，權威單位都很理性。那個年代最偉大的醫生是威廉·奧斯勒爵士（Sir William Osler，1849–1919），他曾先後任職於麥基爾大學、約翰霍普金斯醫院與牛津大學。他的著作《醫學原理與實踐》（*Principles and Practice of Medicine*）1892 年甫出版就成為最重要的教科書長達 40 年，因為書中採取的方法非比尋常，那就是以科學觀察做為治療基礎，不參考迷思跟習俗，也因此這本書建議的治療方式相對較少。書中建議糖尿病患攝取的碳水化合物不應超過 5%。[35]

## · 我對官方飲食建議的其他感想 ·

有時候我幾乎為政府單位感到遺憾，因為他們執著於「碳水化合物有益，脂肪有害」的說法，卻又無法忽視最新的科學證據。雖然《2015–2020 國民飲食指南》並未大幅改變前一版指南的建議（「健康飲食包含……澱粉與其他蔬菜」），但是已承認糖與精製碳水化合物有問題。儘管如此，看到他們建議每天來自添加糖的熱量最好低於 10%，我們必須反問為什麼不是 0%？看到他們建議全穀應該至少占膳食穀物的一半，我們該做的是對每一種穀物提出質疑。飲食指南持續建議攝取脫脂的乳製品（添加了糖）與果汁（糖分可能未被纖維發酵），也建議限制反式脂肪的攝取（但其實根本不該攝取），總而言之，《2015–2020 國民飲食指南》[36] 在許多方面的建議幫助甚微。

《紐約時報》2016 年 1 月 18 日報導：初版的《2015–2020 國民飲食指南》證實紅肉與加工肉品會增加腸癌與其他癌症的風險，但是在全國牧牛業牛肉協會（National Cattlemen's Beef Association）向國會遊說之後，最終版本刪除了這筆參考資料。[37]

此外，飲食指南建議每日來自飽和脂肪或動物脂肪的熱量不應超過 10%，但我們應該記住有越來越多證據顯示飽和脂肪或動物脂肪與心臟病無關，不具危險性。如果要用其他養分替代，應該用健康的不飽和植物脂肪，而不是碳水化合物。[38] 吃堅果，別吃薯條。

我們無須擔心一腳踢開碳水化合物。2016 年 3 月 19 日《泰晤士報》採訪了營養學家莎拉・申柯博士（Sarah Schenker），她表示就算完全不吃糖跟碳水化合物，也「不會出現戒斷症狀。不會頭痛或盜汗。你的身體會自己製造糖分……所以不會有任何害處。」

還有一件事也很奇怪。美國聯邦政府的飲食指南諮詢委員會直到 2015 年才推翻長期以來對高膽固醇食物的譴責態度，宣布這些食物可安全食用，例如蛋、蝦、龍蝦等等。[39] 飲食指南諮詢委員會之所以花了這麼久時間才認可科學界早已認可數十年的事實（可惜大眾仍未認可），是因為證偽非常困難。或許飲食指南諮詢委員會本來就不該試著證偽，只要註明膳食膽固醇的相關資訊缺乏適當的科學證據，就對大眾有幫助。

　　美國國會非常關注飲食指南對碳水化合物與脂肪的建議。由於質疑「研究過程的誠信」，以及要求「完全透明，屏除偏見，納入最新的研究結果……包括挑戰既有飲食建議的研究」，國會在 2015 年委託美國國家醫學院（National Academy of Medicine）審查飲食指南編纂的「完整過程」（委託費用一百萬美元）。[40]

　　在所有的碳水化合物之中，最危險的似乎是糖。護士健康研究（Nurses' Health Studies）發現，「攝取含糖飲料與體重上升有關，也與罹患第二型糖尿病的機率（將近兩倍）有關。」[41]

　　此外，有一項類似的歐洲研究發現每天喝一罐含糖飲料，罹患第二型糖尿病的機率會上升 18%。[42] 羅伯・盧斯提醫師也發現，熱量的攝取每增加 150 大卡，罹患糖尿病的機率只會上升 0.1%；但如果一天喝一罐汽水（相當於熱量 150 大卡的糖），罹患糖尿病的機率會上升 1.1%，相當高。[43]

　　然而，儘管有這麼多跡象指出糖與碳水化合物的危險性，多數證據卻把責任歸咎於兩者的共犯胰島素身上，認為胰島素才是西方社會的主要殺手。尤其是「胰島素阻抗」似乎被視為罪魁禍首。早餐的危險大多以胰島素做為媒介，

使得「脂肪／碳水化合物」以及「吃早餐／不吃早餐」這兩個爭議交纏在一起，因此下一章要談的是，碳水化合物如何攻占英語世界的早餐。

## · 古巴的例子 ·

有人以古巴人的飲食為例，質疑糖的危險性。倫敦國王學院的提姆・斯貝克特教授在 2015 年的著作《減重迷思》（The Diet Myth）中寫道：「比美國人貧窮的古巴人攝取的糖分平均是美國人的兩倍，卻比美國人健康得多。」[44]

但是由加州、倫敦、劍橋與哥本哈根大學共同進行的一個涵蓋 173 個國家的糖分研究發現，「主要的產糖國家，例如巴西、牙買加、多明尼加、哥斯大黎加、古巴、墨西哥、千里達及托巴哥……糖尿病的罹患率名列前茅。」[45]

耐人尋味的是，古巴人近年來變得比較健康，但原因跟糖無關，而是因為陷入貧窮。蘇聯解體使古巴失去最大貿易夥伴，自 1989 年以降，每日人均攝取熱量從 2,899 大卡下滑至 1,868 大卡。另一方面，無法進口石油迫使人們捨棄開車，改成步行或騎腳踏車，身體活動量高的成年人比例從 30% 上升至 67%。疾病的死亡率也降低了：

- 糖尿病死亡率下降 51%
- 冠狀動脈心臟病死亡率下降 35%
- 中風死亡率下降 20% [46]

肥胖率也從 14% 下滑至 7%，平均 BMI 減少 1.5。古巴的例子告訴我們：古巴人攝取大量的糖卻能夠維持健康，是因為其他的養分攝取量很低，同時被迫運動。不過，近來古巴人的健康正在迅速走下坡。古巴醫學期刊《MEDICC 評論》（*MEDICC Review*）刊登一系列令人憂心的研究報告，指出島民正重拾過去不健康的飲食習慣，以肉類與速食為主食，因此目前與心臟病、癌症及腦血管疾病有關的死因占 60%，而且比例持續上升。[47] 有句俗話說：「古巴人過得像窮人，死得像富翁」，因為他們的主要死因是心臟病發作、中風與癌症，跟西方國家一樣。

---

有越來越多證據顯示低碳水化合物飲食才是健康飲食。就連「官方」內部都有支持低碳（因此高脂）飲食的異議聲浪。在 2014 年引發關注的《扭轉糖尿病》（*Reverse Your Diabetes*）一書中，大衛・卡凡醫師（David Cavan）呼籲第二型糖尿病患（以及所有人）停止攝取碳水化合物。[48]

卡凡醫師服務於國際糖尿病聯盟（International Diabetes Federation），這個機構由全球超過 230 個國家級糖尿病協會組成，包括美國糖尿病協會與英國糖尿病協會，這些都是碳水化合物最大的官方支持者。這種包容的態度充分展現各國糖尿病團體在科學上寬大為懷。（我大力推薦剛剛罹患第二型糖尿病的患者閱讀卡凡醫師的這本著作。別誤會，我不是卡凡醫師的朋友。）❽

---

❽ 但卡凡醫師並非完美無缺，他認為吃早餐有益健康。他的早餐是含糖的希臘優格。

# 後記

　　妮娜・泰柯茲曾寫道，如果英雄史觀（Great Man theory）是成立的，那麼「安塞爾・凱斯是營養學史上最偉大的英雄。」[49] 他甚至在 1961 年 1 月 13 日登上《時代》雜誌封面，等於站上了當時美國名人的頂點。（尼克森登上《時代》雜誌封面 55 次，希特勒是 1938 年的年度風雲人物，史達林也曾在 1939 年和 1942 年登上封面。因此《時代》雜誌挑選名人的標準與道德、智慧或科學誠信無關。）

　　凱斯退休後定居義大利南部，食用富含橄欖油的地中海飲食，以一百歲高齡辭世，當時他只差兩個月就滿一百零一歲。❾ 然而，凱斯留給後世的影響不只是膳食脂肪遭到妖魔化，還有（因為人類必須吃東西，也因為肉類的攝取量總是有限）碳水化合物攻占西方飲食的情況，包括早餐。這對健康無異是一場災難。

　　安塞爾・凱斯不僅在流行病學上犯了錯誤，在歷史跟文學上也出了差錯。要是他熟悉古典主義，肯定會知道睿智的古希臘人對糖存疑。在柏拉圖的《理想國》404b 裡，蘇格拉底說：「荷馬在宴席上讓英雄們吃烤肉，但是他從未提及甜點或甜的醬汁。這一點也不奇怪，因為每一個專業運動員都知道，想要維持良好狀態……最好別碰雅典的糖果糕餅。」

　　如果凱斯主修英國文學，他必定會知道英國人長久以來對糖抱持懷疑。莎士比亞的《亨利四世》第一部中，亨利親王是這麼批評福斯塔夫爵士的：

---

❾ 地中海飲食含有大量的橄欖油、蔬菜、水果、核果與豆類（豌豆、青豆、扁豆、鷹嘴豆），適量的魚類、禽類、酒類與全麥穀片，少量的紅肉、加工肉品與甜食，例如蛋糕和果醬。

又老又肥；你的同伴是一只人形大酒桶。

你為什麼要跟那個裝滿怪癖的箱子做朋友，

那個藏著獸性的櫃子，肥腫的包裹，

裝滿甜酒的大酒杯，

塞滿內臟的大袋子，胃囊塞滿雜碎的烤牛

（第二幕，第四景）

身為生化學家的福斯塔夫如此回應：

如果甜酒跟糖是種過錯，

願上帝拯救罪人！

### • 對抗碳水化合物的大衛 · 路德維格醫師 •

我在第 3 章提到的波士頓兒童醫院的大衛 · 路德維格醫師，是一位對抗碳水化合物的英雄。還記得我在第 7 章提過的「適應性產熱作用」嗎？這種作用會導致節食後體重上升。但路德維格醫師在 2012 年證實低碳水化合物飲食也可逆轉「適應性產熱作用」，因為低碳水化合物飲食可逆轉胰島素阻抗。[50]

路德維格醫師在研究中提出警告：極度低碳的飲食會增加血液裡的皮質醇與 CRP 濃度（C-reactive protein，C 反應蛋白，是一種發炎指標）。但是他顯然不太擔心這個問題，因為他在 2015 年 11 月 29 日的《紐約時報》發表了一篇文章，呼籲美國農業部即將出版的《2015–2020 國民飲食指南》

「停止強調低脂飲食（也就是高碳飲食）」。遺憾的是，農業部並未採納他的意見。

　　路德維格醫師也發現對低碳飲食反應最好的人，是胰島素阻抗最高的人。而且並不是每一個體重過重或肥胖的人都有胰島素阻抗的問題（後面說明），關於這一點原因尚未完全釐清。科羅拉多有一支團隊發現，不具胰島素阻抗的人用傳統低脂飲食減肥效果較好。[51] 為了取得最佳減重成效，或許我們應該依據胰島素阻抗把人分成兩類，然後提供個人化的飲食。

　　個人化是未來趨勢。例如在印度等長期吃素的國家，已演化出與因紐特人（Inuit）和白人截然不同的脂肪代謝作用。[52] 因此對某些族群有益的飲食，對其他組群可能有害。我們必須承認面前仍有許多未知，所以先不要急著接受過度堅定的指示。安塞爾·凱斯已入土為安，就讓他的專斷獨行也一起安息吧。

# 叛徒胰島素

胰島素是一種必要荷爾蒙，少了胰島素，
人類無法存活。但胰島素過多也會致命，
不幸的是，早餐是胰島素過多的元兇。

# 16

# 英語國家早餐的
# 碳水化合物

在官方妖魔化脂肪數十載之後，早餐已被碳水化合物攻占，從此變成一種大型胰島素武器。

北卡羅來納大學教堂山分校的營養學系做過一項研究，記錄美國從 1965 到 1991 年的早餐變化。受訪者是 18 歲以上的成年人。

由表 16.1 可看出，25 年期間的變化趨勢相當明顯。富含動物性蛋白質的食物（培根和蛋）攝取量減少了超過一半，從 30.1 公克變成 13.4 公克；富含脂肪的食物（全脂牛奶／奶油／人造奶油）也變少了，但即食穀片的攝取量增加了一倍。水果跟果汁的攝取量變多。雖然看不出糖的攝取量，但既然即食穀片的攝取量上升，可以推測糖的攝取量必然隨之上升，而且應該補充了麵包變少而降低的碳水化合物攝取量（以及血糖值）。在在顯示，美國早餐已被碳水化合物攻占。

該營養學系也曾以 18 歲以下的受訪者為對象，進行過類似研究。後頁的

**表 16.1 ／ 美國成年人的早餐攝取**

| 年度 | 1965 | 1991 |
|---|---|---|
| 全脂牛奶 | 105.8 | 44.1 |
| 低脂牛奶 | 6.9 | 73.0 |
| 蛋 | 26.0 | 12.3 |
| 培根 | 4.1 | 1.1 |
| 麵包 | 30.7 | 22.0 |
| 即食穀片 | 7.0 | 14.4 |
| 水果 | 48.9 | 59.4 |
| 果汁 | 7.5 | 8.6 |
| 奶油 | 3.1 | 0.7 |
| 人造奶油 | 2.4 | 1.9 |

（單位：公克）

本調查詢問受訪者早餐的內容，1965 年有 6,274 名受訪者，1989 ／ 1991 年有 10,812 名受訪者（1977 ／ 1978 年有 18,033 名受訪者）。資料來源：P. Haines et al. (1996), 'Trends in breakfast consumption of US adults between 1965–1991', *J Am Diet Assoc* 96: 464–70.

表 16.2 列出顯著變化。

　　在同樣的時間內，18 歲以下受訪者改變的趨勢與成年人相似。富含動物性蛋白質的食物（培根與蛋）從 24 公克減半為 12.5 公克；富含脂肪的食物（全脂牛奶／奶油／人造奶油／起司）也減少了；即食穀片、水果與果汁的攝取量幾乎加倍。糖的攝取量並未納入（該研究接受家樂氏公司補助），但如果即食穀片的攝取量幾乎加倍（果汁也是），那麼糖的攝取量必然隨之增加，而且應該也補上了麵包變少而降低的碳水化合物攝取量（以及血糖值）。

**表 16.2 ／ 美國兒童的早餐攝取**

| 年度 | 1965 | 1991 |
|---|---|---|
| 全脂牛奶 | 181.6 | 79.5 |
| 低脂牛奶 | 9.1 | 99.4 |
| 蛋 | 20.8 | 11.5 |
| 培根 | 3.2 | 0.96 |
| 麵包 | 29.8 | 22.1 |
| 麵食／米飯／麥片 | 22.0 | 21.5 |
| 即食穀片 | 10.3 | 19.5 |
| 水果 | 48.0 | 55.0 |
| 果汁 | 7.5 | 15.5 |
| 奶油 | 2.8 | 0.4 |
| 人造奶油 | 2.5 | 1.6 |
| 起司 | 0.7 | 1.8 |

（單位：公克）

本調查詢問受訪者早餐的內容，1965 年有 7,513 名受訪者，1989 ／ 1991 年有 4,289 名受訪者（1977 ／ 1978 年有 12,561 名受訪者）。資料來源：A.M. Siega-Riz et al. (1998), 'Trends in breakfast consumption for children in the United States from 1965–1991', *Am J Clin Nutr* 67 (suppl): 748S–56S.

　　關於早餐已被碳水化合物攻占這件事，早在 1997 年就已獲得證實。當時有一項調查檢視了大量的流行病學研究，發現「吃早餐……與脂肪攝取量降低、碳水化合物攝取量升高有關。」[1] 諷刺的是，這項發現被用來讚揚早餐，因為當時人們認為脂肪很危險，碳水化合物有益健康。但現在我們要把觀念扭轉到凱斯當道之前的年代，也就是尤德金所說的「肉、起司與牛奶這類的營養食物」。並不是因為數據有誤，我們只是用不同的方式詮釋數據。

早餐的問題除了碳水化合物與脂肪之間的觀念轉變之外，還有到底該不該吃早餐。我們認為吃早餐本來就不健康，早餐的內容更讓情況雪上加霜。最近有一位美國朋友告訴我：「美國人現在吃的早餐是鬆餅、穀片、吐司加果醬，根本就是甜點。」在明白早餐為什麼加倍危險之前，我們必須先明白為什麼早上進食有危險，也必須明白碳水化合物的危險性。

　　有一種機制把這兩種危險連在一起：胰島素。

# 17

# 早餐的意義
# 建立在胰島素之上

1973 年，生物學家多布然斯基（Theodosius Dobzhansky）留下一句名言：「生物學的意義建立在演化論之上。」（Nothing in biology makes sense except in the light of evolution.）同樣地，早餐的意義（與危害）建立在胰島素之上。想要了解早餐的危險性，就必須先了解胰島素。而糖尿病是了解胰島素的最佳途徑。

## 糖尿病與胰島素

糖尿病歷史悠久。阿萊泰烏斯（Aretaeus of Cappadocia）在西元二世紀寫的臨床紀錄，對現代醫生、護士或病患來說並不陌生：「糖尿病……是血肉與四肢化成尿液。病人持續製造尿液、不斷排尿，就像沒有關上的水道。生命變得短暫、不適而痛苦。喝再多水也無法止渴……很快就會斷氣。」[1]

阿萊泰烏斯還說：「這種疾病的名字顯然源自希臘語的『虹吸管』（siphon）。」他說這是因為此病的特色是頻尿（diuresis），「diuresis」或「diuretic」的希臘語字源意指「穿過」（through）和「尿液」（urine）。

隨著羅馬帝國衰亡以及歐洲陷入黑暗時代（中世紀早期），學術研究遭到中止，於是阿萊泰烏斯的糖尿病臨床紀錄沒有進一步的發展。

一直等到十七世紀，牛津的湯馬斯·威利斯醫師（Thomas Willis，1621–1675）才把「diabetes」區分為尿崩症（diabetes insipidus）與糖尿病（diabetes mellitus）。❶

尿崩症與我們的討論無關。在阿萊泰烏斯的時代，只要是頻尿或大量排尿都稱為「diabetes」，雖然尿崩症的英語名稱「diabetes insipidus」保留了「diabetes」，但尿崩症基本上與糖尿病毫無關聯。兩者的明顯差異在於糖尿病患的尿液是甜的（因為含有葡萄糖，「mellitus」源自希臘語「meli」，意指「蜂蜜」），尿崩症患者的尿液不是甜的。過去醫生會以嚐尿的方式診斷，這項任務通常會派給最資淺的成員。尿崩症的病因是抗利尿激素無法發揮作用，與糖尿病無關。兩種病症的共通點是頻尿，只是原因不同。

糖尿病的下一個重大進展發生於 1889 年。胰臟位在腹部後方（胰臟的英語「pancreas」是希臘語「all flesh」〔血肉之軀；人類〕的拉丁文版本），1889 年，法國史特拉斯堡（Strasbourg）的奧斯卡·明科斯基（Oskar

---

❶ 有趣的是，儘管理論科學與博雅教育隨著羅馬帝國衰落而消失，技術發展倒是突飛猛進。所謂的黑暗時代並不包括工業與農業技術，例如曲柄、犁、風車、馬具等等。羅馬帝國與之前的希臘時代發展出豐富的文化，但奴隸社會導致技術停滯。現代蓬勃的各種技術都可追溯到中世紀早期，這些技術過去不受知識界重視，也與理論科學各行其是。細節請見我 2008 年的書《性、科學與利益》（*Sex, Science and Profits*）。

Minkowski）與約瑟夫・馮・梅林（Joseph von Mering）切除了狗的胰臟，觀察變化。

少了胰臟的狗出現諸多健康問題，其中包括口渴、頻尿與體重變輕等糖尿病症狀。[2] 糖尿病的病灶似乎就在胰臟。問題是在胰臟的哪個部位？

在明科斯基與梅林的時代，人們已經知道胰臟是一種消化器官，也知道它的功能是合成酶來消化蛋白質、脂肪與碳水化合物（以現代的用語來說）。這些消化酶經由導管送入腸道，分解食物。早在明科斯基與梅林進行實驗之前，1869 年還是學生的德國醫生保羅・蘭格爾翰斯（Paul Langerhans，1847–1888）就發現胰臟布滿許多「小島」，也就是細胞團；在顯微鏡底下，這些胰島看起來跟胰臟細胞不一樣。而且不同於其他胰臟細胞的是，胰島的分泌物不會進入導管。

蘭格爾翰斯不知道胰島有何功能。1893 年，法國科學家艾杜亞・拉格西（Edouard Laguesse）指出胰島可能是抗糖尿病激素的來源，也就是現在所說的胰島素。胰島素「insulin」的字源跟蘭格爾翰斯發現的小島（islets）有關，與「insular」（島嶼的）的字源相同。

（蘭格爾翰斯因為結核病英年早逝，很可能是被病人傳染的。十九世紀有許多醫生被病人傳染結核病，包括發明聽診器的雷奈克〔René Laennec〕。當今醫療人員依然面臨感染風險，幾年前伊波拉病毒爆發就曾奪走醫生、護士與其他醫療人員的性命。）

下一個扮演關鍵角色的重大進展出現於 1921 年。弗雷德里克・班廷（1891–1941）是一位年輕的外科醫生，他在多倫多大學率領一支小型研究團隊。他們發現了分離胰島素的方法。班廷的實驗受到前人的啟發。拉格西提出胰島會分泌一種抗糖尿病激素，驗證這個想法最直接的方式就是抽取部分胰

臟，將其均質化，再把均質物注入糖尿病患體內。

問題是胰臟合成的蛋白質消化酶種類繁多，而胰島素也是一種蛋白質，所以胰臟均質化的過程會破壞胰島素。班廷知道如果外分泌腺導管阻塞（原因不拘），在返壓的情況下，腺體會萎縮。他說：「在最初的實驗中我們利用（分泌消化酶的）腺泡組織，而不是胰島組織，因為腺泡組織會在胰管結紮後七到十週退化。」[3]

班廷結紮狗的胰管，讓胰臟不再含有消化蛋白質的消化酶，同時保留完整的胰島組織。這樣的胰臟即使均質化，也不會立即破壞胰島素。1922 年 1 月11 日，萊納·湯普森（Leonard Thompson）成為史上第一個接受含胰島素的胰臟抽取物注射的人類。

罹患第一型糖尿病的湯普森住進多倫多綜合醫院，隨時可能離開人世。但是在 2 月 20 日，這名 14 歲的男孩順利出院。萊納·湯普森奇蹟般的存活象徵西方醫學的一次成就顛峰（不亞於 1941 年 2 月 12 日弗洛里〔Florey〕與柴恩〔Chain〕為第一位病患注射盤尼西林，這名 43 歲的病患叫亞伯特·亞歷山大〔Albert Alexander〕，職業是警察）[4]。一年後，也就是 1923 年，班廷與同事約翰·麥克勞德（John Macleod）獲頒諾貝爾獎。那個年代的諾貝爾獎仍遵照阿佛烈·諾貝爾（Alfred Nobel）的指示，總是迅速決定獲獎人選。

### •·········· 研究成功了，但團隊不愉快 ··········•

科學界有個令人料想不到的現象：有時候成功反而帶來不愉快。研究團隊陷入困境時，團隊成員通常會攜手度過難關。但是取得成功之後，同樣的團隊成員可能會為了搶功而決裂。

弗雷德里克・班廷是一個出色的人物，他曾因為一次大戰期間的英勇表現獲得軍功十字勳章。但是諾貝爾獎委員會決定把獎頒給他與約翰・麥克勞德教授，而不是他的主要實驗夥伴查爾斯・貝斯特（Charles Best），他對此感到忿忿不平（麥克勞德是當時的系主任，在研究正值關鍵期的1921年夏天，他跑去蘇格蘭的斯開島釣鮭魚）。班廷認為麥克勞德的貢獻不足以分享諾貝爾獎，可是委員會認為少了麥克勞德的支持，這項研究不可能成功。

班廷跟麥克勞德都很令人欽佩（例如他們把胰島素的專利權捐給多倫多大學，後者把權利金收入用來資助後續研究），不過班廷毫不隱藏自己的憤怒，他刻意把獎金分給貝斯特。麥克勞德則是把獎金分給生物化學家詹姆斯・科立普（James Collip），他是研究團隊的第四名成員。班廷對麥克勞德的公然憤恨使貝斯特與科立普受惠，卻減損了兩位重量級科學家的聲譽，令人唏噓。（參考 M. Bliss (1982), *The Discovery of Insulin,* McLelland and Stewart, Toronto.）

## 糖尿病的定義

在檢視 1921 年成功分離胰島素以降的研究進展之前，容我先討論一下糖尿病的定義。美國糖尿病協會的定義是：「糖尿病是一種代謝疾病，特徵是胰島素分泌不全、作用不全或兩者同時發生所導致的高血糖症。」[5]

糖尿病有兩大類型，較少見的第一型與較常見的第二型。兩者之間存在著差異，但共同特徵是血糖值很高，因此會出現相同的併發症：高血糖值會逐漸破壞眼睛、腎臟與小血管。

## 糖尿病的兩種類型

早在西元五世紀，印度外科醫學之父蘇胥如塔（Sushruta）就在著作《蘇胥如塔集》（*Sushruta Samhita*）中描述了兩種糖尿病：「尿液是甜的……這種疾病可能有兩種病因，一種是先天性的，另一種是有不良的飲食習慣……第一種患者消瘦憔悴，第二種患者肥胖而且喜歡慵懶躺在床上或靠墊上。」[6]

蘇胥如塔的真知灼見並未傳到西方。直到 1951 年，倫敦的勞倫斯醫師（英國糖尿病協會的共同創辦人）才（再度）發現糖尿病的兩大類型，第一型病患（蘇胥如塔的「消瘦憔悴」型）血液中沒有胰島素，第二型病患（蘇胥如塔的「肥胖而且喜歡慵懶躺在床上或靠墊上」型）血液中有胰島素。

糖尿病患者之中，有 5% 到 10% 屬於第一型。至今依然有人使用糖尿病的舊稱，第一型叫「胰島素依賴型糖尿病」，第二型叫「非胰島素依賴型糖尿病」。其實這兩個舊稱沒什麼不對，但是糖尿病的罕見亞型越來越多，我們還是用「第一型」跟「第二型」來代表兩種主要類型為宜。本書不討論罕見亞型。

第一型糖尿病的病因是分泌胰島素的胰島細胞受到破壞。奇特的是，破壞胰島細胞的是病人本身的免疫系統。[7] 原因不明。有可能是某種病毒混淆了免疫系統，使免疫系統不小心殺死胰島細胞（這在生物學上不算奇怪）。對我們來說，只要知道這一點就夠了：第一型糖尿病是分泌胰島素的胰島細胞死了。因此第一型糖尿病是一種缺乏胰島素的疾病。只要了解胰島素的功能，就能充分了解第一型糖尿病。

## 認識胰島素

在認識胰島素之前，先來了解簡單的生物化學。愛因斯坦曾說，每一種科學敘述都應該越簡潔越好，但不應過度簡化。接下來的段落簡潔得合情合理。

眾所周知，食物分為三大類：脂肪、蛋白質、碳水化合物。我們都知道脂肪的樣子，都認得牛排，也都知道碳水化合物可以是像義大利麵這樣複雜的形態，也可以是糖這樣的簡單形態。

當我們吃下食物，胰臟分泌的消化酶會幫助腸道把這三大類食物分解至簡單形態。脂肪變成脂肪酸跟膽固醇，蛋白質變成胺基酸，碳水化合物變成糖。腸道有大量的血管與淋巴管，這些消化為簡單形態的養分滲入血液。胰島素負責處理其中一種養分，也就是被稱為「糖」的葡萄糖（「glucose」的字源是希臘語的「glykys」，意思是「甜」）。

葡萄糖是主要的熱量來源。澱粉由長鏈葡萄糖聚合組成，多數人是以吃馬鈴薯、麵包、穀片、米飯或麵食的方式攝取大量澱粉。此外，葡萄糖是家用砂糖的主要成分，很多人也會攝取大量的砂糖。我們攝取的食物之中，至少有三分之一會分解成葡萄糖，所以胰島素對葡萄糖的處理非常重要。

細胞必須燃燒葡萄糖，就像汽車必須燃燒汽油。[2] 不過有一個問題：細胞必須先吸收葡萄糖，才能燃燒葡萄糖。但葡萄糖是水溶性的，細胞膜的組成分子卻是油性的，我們都知道油水不相溶。葡萄糖只能經由穿透細胞膜的特殊通道進入細胞。還有一個問題：這些細胞膜通道並非永遠開啟，它們經常是關閉的。所以才需要胰島素。胰島素會打開這些通道，也就是說，胰島的功能是在血液裡的葡萄糖濃度升高時分泌胰島素。

腸道吸收的葡萄糖進入血液，胰島偵測到葡萄糖之後分泌胰島素，胰島素

---

[2] 細胞燃燒葡萄糖確實可以比喻成汽車燃燒汽油：葡萄糖的碳與其他元素跟氧結合之後（氧化），釋放出二氧化碳與其他產物，當然也會釋放能量。差別在於燃燒汽油是直接釋放能量，葡萄糖氧化釋放的能量則是以複雜的生化機制精密控制。不過基本上兩者的氧化是一樣的化學作用。

也進入血液。然後胰島素跟葡萄糖一起來到細胞外面,胰島素打開通道,葡萄糖進入細胞。

葡萄糖進入細胞,血液裡的葡萄糖濃度隨之降低。胰島偵測到血糖濃度降低就會停止分泌胰島素,於是血液裡的胰島素濃度下降,葡萄糖通道因此關閉。通道關閉可確保血糖值至少維持在 4 mmol/l,這是保護大腦的重要作法,稍後將有說明。

## 胰島素的一日分泌模式

胰島素的一日分泌模式反映血糖在餐後與餐間的升降,這點顯而易見。[8]

**圖 17.1 ╱胰島素 24 小時分泌模式**

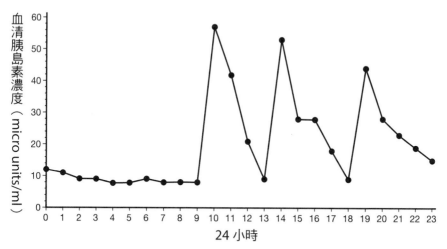

一日三餐的健康人士血清胰島素濃度,進食時間分別是 9:00、13:00 與 18:00。肥胖者的靜態與餐後胰島素濃度至少是健康人士的兩倍。

因此，總括來說，當我們吃了糖與澱粉時：

1. 腸道把它們消化成葡萄糖與其他單醣
2. 葡萄糖與單醣進入血液
3. 胰島偵測到血液裡的葡萄糖
4. 胰島分泌胰島素
5. 血液裡的胰島素抵達細胞
6. 胰島素打開葡萄糖通道
7. 葡萄糖進入細胞
8. 葡萄糖變成燃料

## 認識第一型糖尿病

知道了胰島素扮演的角色之後，不難明白缺乏胰島素為什麼會導致第一型糖尿病。

少了胰島素，用餐後腸道吸收並滲入血液的葡萄糖便無處可去，因為沒有胰島素來打開細胞的葡萄糖通道。於是血液裡葡萄糖越積越多，多到（濃度超過 10 mmol/l）溢入尿液裡。腎臟的功能是移除血液裡無用的化學物質，高濃度葡萄糖就是一種無用的化學物質。

第一型糖尿病的葡萄糖濃度很高，高到進入尿液之後會誘發一種刺激尿意的滲透作用，所以最初才會被稱為頻尿／糖尿。排尿導致病患脫水，病患因為強烈的口渴大量喝水：「病人持續製造尿液、不斷排尿……喝再多水也無法止渴。」一旦分泌胰島素的細胞遭到破壞，短時間內第一型糖尿病患就會出現極度口渴與過度排尿的情況，今日與兩千年前並無差別。

此外，病人也會因為缺少葡萄糖提供能量而消瘦。諷刺的是，第一型糖尿病患的體內不是沒有葡萄糖，但是他們無法燃燒葡萄糖。他們的血液裡充滿葡萄糖，只是無法進入細胞。在缺乏胰島素的情況下，身體為了尋找替代燃料只好把肌肉組織與脂肪組織分解成小分子的胺基酸跟脂肪，經由血液被組織吸收之後再氧化。不過這是孤注一擲的作法，因為肌肉細胞與脂肪細胞無法取代被動用的蛋白質與脂肪，所以這是一條從挨餓邁向死亡的道路：「血肉與四肢化成尿液……很快就會斷氣。」

第一型糖尿病的治療方式十分明確：胰島素。在班廷與貝斯特發現胰島素之前，第一型糖尿病患確診後很快就會死去。多虧了他們的發現，現在第一型糖尿病患也可正常生活，而且享有長壽。不過跟非糖尿病患相比，他們的壽命還是比較短，而且必須面對併發症。

2015 年有一項研究以 2.5 萬第一型糖尿病患為對象，發現男性病患的平均壽命比健康男性短 11 年，女性的差異更大，短 13 年。[9] 1925 年 9 月 15 日，班廷在諾貝爾獎的授獎致詞中說道：「胰島素無法根治糖尿病，它是一種治療方法。」[10] 所幸糖尿病領域的快速發展令人振奮，我們可以預期未來會有更好的研究成果。

# 18

# 新疾病：糖胖症

一個多世紀以來，人們已知道飲食過量會使糖尿病加速惡化，進而引發致命的心血管疾病。湯馬斯・曼（Thomas Mann）在 1901 年的小說《布頓柏魯克世家》（*Buddenbrooks*），如此描寫德國北部一位大亨的逝去：

> 最年長的商會理事詹姆斯・莫倫朵夫死法離奇。在這位罹患糖尿病的老人身上，自我保衛的本能已逝去。在人生的最後幾年裡，他大啖蛋糕與酥皮點心。家族醫生葛拉保醫師提出反對，憂心的親屬也力勸這位大家長不要用甜食自殺。為了逃避親屬的懇求，老先生遠離自己常出入的高級場所，在城市某個頹圮地區租了一個房間，他在這個小窩裡偷吃甜點、甜派跟水果塔。他們就是在這個房間裡找到他的遺體，當時他還含著一口咀嚼到一半的酥皮點心。中風加速了他的慢性自殺。

第二型糖尿病跟第一型截然不同。雖然症狀與第一型相似，就像阿萊泰烏斯所說的「病人持續製造尿液」，而且「喝再多水也無法止渴」，但是兩者成因不同。正因如此，蘇胥如塔才會觀察到還有一種「肥胖而且喜歡慵懶躺在床上或靠墊上」的人。第二型糖尿病不是自體免疫疾病，而是如同湯馬斯・曼在小說裡描寫的過度飲食。此外，雖然第一型糖尿病患血液裡的胰島素濃度很低，但是第二型糖尿病患血液裡的胰島素濃度……很高！這怎麼可能？

線索藏在現今流行的肥胖症之中，肥胖症伴隨著第二型糖尿病一同出現。這兩種相關的流行病影響全球，而且兩者關係密切到有些科學家開始討論所謂的「糖胖症」（diabesity）。以下我要提供一些統計數據，我將以美國與英國的數據代表工業國家，以世界衛生組織（World Health Organization，簡稱WHO）的數據代表全球概況。

## 肥胖症的流行病學研究

肥胖症過去並不常見，但現在已很普遍。1997 年 WHO 把肥胖症正式列為全球流行病。[1] 肥胖症顯然無法只用體重做為測量指標，因此是以身體質量指數（BMI）來判斷，利用簡單的公式修正身高差異。❶ 請見表 18.1。

---

❶ 身體質量指數（BMI）＝體重（公斤）除以身高（公尺）的平方。假設某人身高 173 公分，BMI 如表所示。請注意，較高的 BMI 並不等於較高的脂肪。對體格強健的人來說，可能是肌肉量較高。不過以全體人口來說，BMI 與脂肪有很高的關聯性。

$$BMI = \frac{體重（kg）}{身高^2（m^2）}$$

| 公斤（kg） | BMI |
| --- | --- |
| 60 | 20 |
| 75 | 25 |
| 90 | 30 |
| 117 | 39 |

**表 18.1 ／ BMI 定義**

| BMI | 定義 |
| --- | --- |
| 低於 18.5 | 體重過輕 |
| 18.5 到 25 | 正常 |
| 25 到 30 | 體重過重 |
| 30 到 35 | 中度肥胖 |
| 35 到 40 | 重度肥胖 |
| 高於 40 | 極度（病態）肥胖 |

　　BMI 的每一個指數都有嚴格定義。WHO 發現，BMI 每高於 25 或每低於 18.5 一個單位，死亡或罹患疾病的風險也會隨之增加。[2] 例如，BMI 高於 35 的人罹患第二型糖尿病的機率是正常體重的 100 倍，[3] 壽命也會短 6 至 7 年[4]。透過節食，每減重一公斤，罹患第二型糖尿病的機率就會下降 16%。[5]

　　BMI 過低也會縮短壽命，死亡風險的曲線圖呈「U 字型」，兩側風險最高，最佳 BMI 是風險最低的「谷底」。U 字型曲線存在已久。莎士比亞《威尼斯商人》（於 1596 至 1597 年間完成）裡的奈莉莎說：「他們病得像暴飲暴食的人，也像斷糧到快餓死的人。」（第一幕，第二景）

　　在莎士比亞的年代，「斷糧餓死」不是什麼新鮮事。時至今日，全球有三分之一的成年人因為「暴飲暴食」而體重過重或肥胖。[6] 以美國人為例，從 1960 年代初期到 2000 年之間，平均體重增加了 11 公斤，平均身高增加了 2.5 公分，成年人的平均 BMI 從 25 成長到 28 左右，這代表多出來的身體質量是橫向發展，不是縱向成長。[7]

　　現在全球肥胖的人口數（不是體重過重，是肥胖）已經多於體重過輕的人

口數，[8] 以目前趨勢看來，到了 2025 年，全球肥胖的成年人將達到五分之一。肥胖問題最嚴重的地方包括新興國家：東加（Tonga）肥胖的成年人（不是體重過重，是肥胖）超過半數，科威特、利比亞、卡達與薩摩亞（Samoa）的成年人肥胖問題也幾乎一樣嚴重。[9]

但最嚴重的情況還是在工業國家，或許原因之一是人口數量較多。英國平均每天就有兩個人因為太胖被卡在家裡必須求助消防員與急救人員，[10] 有時甚至必須拆除窗戶跟門才救得了人。

2012 年體重過重與肥胖比例排名前五大的工業國家是：[11]

| 國家 | 體重過重 % | 肥胖 % | 過重與肥胖 % |
|------|-----------|--------|-------------|
| 墨西哥 | 39.5 | 30.0 | 69.5 |
| 美國 | 33.3 | 35.9 | 69.2 |
| 英國 | 36.7 | 26.1 | 62.8 |
| 澳洲 | 36.7 | 24.6 | 61.2 |
| 加拿大 | 35.8 | 24.2 | 60.0 |

（單位：%）

肥胖會增加心臟病發作與中風的機率，[12] 美國每年有 30 萬人的死亡可歸因於肥胖，[13] 僅次於香菸造成的死亡率，也為美國每年增加 1,470 億美元的醫療支出。[14] 至於英國，管理顧問公司麥肯錫（McKinsey & Company）把醫療支出與生產力損失兩方面納入估算，發現 2012 年肥胖為英國經濟造成的負擔高達 470 億英鎊（相當於 700 億美元，占英國 GDP 的 3%），僅次於另一種人類自做自受的負擔：吸菸（占英國 GDP 的 3.6%）。根據麥肯錫的估計，肥胖在人為的負擔中排名第三（占全球 GDP 的 2.8%），前面兩名分別是吸

菸和武裝暴力／戰爭與恐怖主義。[15]

　　全球經濟體尚未全部都已邁入工業化，而體重過輕依然是一個全球問題（全球約有 20% 的兒童體重過輕）。因此我們面臨一個矛盾的現象：隨著新興經濟體的發展，飲食可能會從份量不足突然變成毫無節制，沒有中間的適度階段。[16]

## 第二型糖尿病的流行病學研究

　　糖尿病的趨勢跟肥胖症類似。截至 2012 年，美國已有 2,910 萬人確診，另外約有 800 萬人尚未診斷（許多早期糖尿病患並未接受診斷），這意味著糖尿病患者約占美國人口的 9.3%。[17] 2010 年全美「只有」2,580 萬人確診糖尿病，這意味著短短兩年內，糖尿病患的人口比例就從 8.3% 上升至 9.3%。反觀 1960 年，只有不到 1% 的人口罹患糖尿病。[18]

　　糖尿病已成為美國的第七大死因。2010 年有 234,051 張死亡證明把糖尿病列為潛在或明確死因，[19] 而那一年開出的死亡證明共有 2,215,458 張。[20] 根據美國糖尿病協會的計算，2012 年美國確診糖尿病患的總花費是 2,450 億美元（1,760 億是直接醫療費用，690 億是生產力損失）。因為美國人越來越長壽（罹患糖尿病的機率隨著年齡升高），也因為盎格魯撒克遜血統在美國人口的組成裡越來越淡（許多族裔比盎格魯撒克遜人更容易罹患糖尿病），再加上美國人習慣久坐不動（運動有助於預防糖尿病）、持續暴飲暴食，美國疾病控制與預防中心（Centers for Disease Control and Prevention，簡稱 CDC）推斷到了 2050 年，美國確診糖尿病的人口將達 20% 到 33%。美國的糖尿病現況令人憂心，2010 年 10 月 29 日，時任美國總統的歐巴馬甚至宣布每年的 11 月為美國糖尿病月（National Diabetes Month），他與第一夫人蜜雪兒都鼓勵

美國人多運動。❷

　　糖尿病在英國也是個大問題。2016 年，英國糖尿病協會指出英國有 405 萬人罹患糖尿病（占人口的 6%，另外據估計約有 54.9 萬尚未確診❸）；糖尿病每年提早奪走約兩萬四千條性命；糖尿病每年的花費超過 140 億英鎊，約占國民保健署總預算的 10%。[21] 但是情況仍在持續惡化，英國糖尿病協會表示「未來十年內第二型糖尿病患的人數將會激增」。[22]

　　就像肥胖症一樣，糖尿病不只影響新興國家，也影響著工業國家。2012 年，WHO 發現糖尿病是全球第八大死因。各國的財富迅速增加，尤其是許多曾經貧窮的區域，問題是隨著經濟發展，糖尿病的罹患率成長得更快。WHO 表示：「2012 年有 150 萬人死於糖尿病（占總死亡人數的 2.7%），高於 2000 年的 100 萬人（2.0%）。」[23]

　　依照國際糖尿病聯盟的估計，2030 年全球將有 4.38 億糖尿病患（2010 年的人數是 2.85 億）。[24] 全球的糖尿病現況令人擔憂，聯合國大會在 2006 年 12 月 20 日指定每年的 11 月 14 日為世界糖尿病日（World Diabetes Day）。

## 過度飲食的流行病學研究

　　肥胖症與糖尿病的激增無法歸因於基因變化，基因變化必須經歷許多個

---

❷ 同為民主黨的美國前總統柯林頓認真響應歐巴馬的呼籲。在接受了四條冠狀動脈繞道手術、植入兩條冠狀動脈支架之後，柯林頓開始積極注重飲食。他的女兒雀兒喜在 2014 年 3 月打趣地說，他「應該是全世界最有名的純素主義者」。不過，他的純素主義顯然不夠全面，他對脂肪又愛又恨，但是他對糖態度明確，他知道糖對健康有害。（Sam Apple 15 May 2014, 'A mutable feast', *New Republic,* www.newrepublic.com/article/117776/bill-clintons-vegan-not-diet-proves-hes-baffled-we-are）

❸ 第二型糖尿病患通常會在出現症狀四到七年後才獲得診斷（(M.I. Harris et al.(1992), 'Onset of NIDDM occurs at least 4–7 yr before clinical diagnosis', *Diabetes Care* 15: 815–19）

世代才會顯現出來。這種上升必定是環境因素，而且顯然是因為過度飲食。若以西方藝術作品做為證據，過去一千年來，過度飲食的情況似乎加速惡化。「最後的晚餐」一直是具有代表性的繪畫主題。2010 年，萬辛克兄弟完成一場獨特的跨領域合作：《瞎吃》作者布萊恩・萬辛克服務於康乃爾大學食物與品牌實驗室，克雷格・萬辛克（Craig Wansink）在維吉尼亞衛斯理公會學院（Virginia Wesleyan College）教授宗教研究。他們在《國際肥胖症期刊》（International Journal of Obesity）發表了一篇論文，詳細觀察從西元 1000 年到 2000 年之間 52 幅「最後的晚餐」畫作。萬辛克兄弟發現一千年來，畫中的食物份量增加了 69%，盤子數量增加了 66%，副餐麵包的份量增加了 23%。[25]

有藝術史學家批評萬辛克兄弟的研究，[26] 因為畫作提供的證據可以用不同的方式去詮釋。但布萊恩・萬辛克堅稱：「過去一千年來，食物的生產、取得、安全、數量與廉價程度都有大幅增長」[27]，也因此人類的進食量遠勝以往。他說的一點也沒錯。

## 美國的肥胖情況

CDC 指出，從 1971 到 2000 年的三十年間，美國女性攝取的每日平均熱量上升了 22%，[28] 從 1,542 大卡增加到 1,877 大卡（久坐不動的中年女性每日參考熱量是 1,600 到 1,800 大卡）[29]，男性攝取的每日平均熱量上升了 7%，從 2,450 大卡增加到 2,618 大卡（久坐不動的中年男性每日參考熱量是 2,000 到 2,200 大卡）。由此可見，美國人攝取過多熱量。❹

---

❹ 這裡的熱量數字參考範圍稍低，因為是以久坐不動為前提。

圖 18.1 ／美國 1960–2000 年肥胖症與各種食物的攝取量

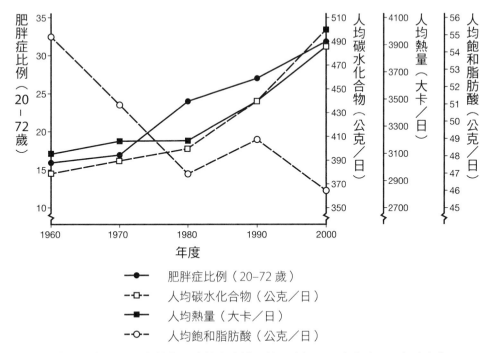

肥胖症比例（20－72 歲）

人均碳水化合物（公克／日）

人均熱量（大卡／日）

人均飽和脂肪酸（公克／日）

年度

● 肥胖症比例（20-72 歲）

--□-- 人均碳水化合物（公克／日）

■ 人均熱量（大卡／日）

--○-- 人均飽和脂肪酸（公克／日）

1960 到 2000 年之間，由於官方的飲食建議，美國人攝取更少脂肪、更多碳水化合物，而肥胖症與第二型糖尿病罹患率也在同一時期增加。

　　中國大連的周士勝博士檢視美國從 1950 到 2005 年的情況，發現這 55 年內肥胖率的上升（從 14% 的肥胖人口上升至 33%）與熱量攝取的增加密切相關。而熱量攝取的增加與多吃碳水化合物有關。與此同時，基於官方的健康建議，肉類、動物脂肪與膽固醇的攝取都減少了（見圖 18.1）。

　　從周博士的研究結果推斷，美國的糖尿病與肥胖症幾乎可說是取決於碳水

化合物的攝取，而非脂肪。❺

　　碳水化合物攻占飲食進而導致肥胖症，這牽涉到許多機制，後面我將一一討論（提示：羅伯‧克蘭普敦〔Robert Crampton〕說，碳水化合物會讓我們陷入「大吃一頓」的心情，見第 181 頁）。我想先指出體重過重與肥胖的美國人口，大約是在 1980 年左右開始加速成長，[30] 我們應該想想當時出現了哪些改變。當然，這是一個複雜的題目，除了美國聯邦政府在 1977 年公布了第一個支持碳水化合物的健康建議之外，還有其他因素，包括：

- 食物價格下滑
- 加工食品與漢堡大戰
- 低脂零食效應
- 少量多餐（grazing）
- 享受文化
- 市場養成
- 肥胖羞辱
- 否認肥胖
- 運動量減少
- 澳洲與英國的矛盾現象

---

❺ 周博士相信糖尿病與肥胖症的罪魁禍首是碳水化合物食品裡添加的菸鹼酸，而不是碳水化合物本身。我個人認為這個可能性不高，但基於平衡論述的精神，在此依然提供周博士的看法（S.-S. Zhou et al. (2015), 'High serum N1 -methylnicotinamide in obesity and diabetes: a consequence of excess nicotinamide?', *J Clin Endocrinol Metab*, doi: 10.1210/jc.2015–711; and S.-S. Zhou et al. (2015), 'Management of nicotinamide N-methyltransferase overexpression: inhibit the enzyme or reduce nicotinamide intake?', *Diabetologia* 58: 2191–2）。

## 食物價格下滑

食物價格越來越低：1900 年，美國家庭的食物花費占收入的 43%，但 2003 年已降至 13%。[31] 可惜的是，全球的健康食物（例如蔬菜水果）價格越來越高，加工食品的價格卻越降越低。以英國為例，2012 年的新鮮綠色蔬菜比 1980 年貴了 199%，但是冰淇淋的單價卻少了一半。從 1980 到 2012 年，巴西、中國、墨西哥跟南韓的蔬果價格上升了 99%，但部分加工食品的價格，例如即時餐，卻下滑了 20%。[32]

## 加工食品與漢堡大戰

只要看過艾瑞克·西洛瑟（Eric Schlosser）2001 年的著作《速食共和國》（*Fast Food Nation*，繁體中文版於 2002 年出版），就無需懷疑速食、垃圾食物與加工食品對健康有害。巴西聖保羅大學的卡洛斯·蒙特羅（Carlos Monteiro）指出：「過度加工的食品跟飲料在生產與攝取兩方面都大幅增長，尤其是 1980 年以後……並且在高收入國家，例如美國和英國，成為大眾主要的熱量來源。」[33]

以普遍程度來說，能夠與漢堡匹敵的加工食品恐怕不多。1970 年代晚期（八〇年代初）「漢堡大戰」正式開打，麥當勞、漢堡王、溫蒂漢堡等業者用速食對全人類進行地毯式轟炸，這種作法本身就不健康，而且會誘發「快感」或「興奮感」，跟影響心情的成癮化學物質差不多。[34]

邁可·摩斯（Michael Moss）2013 年的著作《糖、脂肪、鹽：食品工業誘人上癮的三詭計》（*Salt Sugar Fat: How the Food Giants Hooked Us*，繁體中文版於 2016 年出版）指出，速食、垃圾食物與加工食品都經過精心設計，以滿足消費者的「極樂點」（bliss point）為目標。[35] 他們的消費者也可能出現毒癮發作

般的症狀。摩根・史柏路克（Morgan Spurlock）在 2004 年的紀錄片《麥胖報告》（*Super Size Me*）裡曾說自己「覺得不舒服……噁心、難受……但一吃東西，馬上就渾身舒暢。」

可樂跟飲料大戰也一樣鼓勵人們從糖裡攝取沒有營養的熱量，兒童的購買力提升也為這些競爭推波助瀾。有一種碳水化合物叫高果糖玉米糖漿，1970 到 1990 年之間，高果糖玉米糖漿的攝取量大幅增長，這個現象或許並非巧合。[36]

## 低脂零食效應

美國的營養學家提出所謂的「低脂零食效應」（The Snackwell effect）。Snackwells 是美國的一個餅乾品牌，為了因應官方的健康建議，他們推出減脂餅乾。為了保留好味道，這些餅乾加入了大量的糖。但是他們以零脂肪做為行銷手段，讓消費者以為自己吃的是健康餅乾而大量享用，導致糖的攝取量大幅攀升。[37]

## 少量多餐

1980 年代還有一項改變，那就是進食的頻率。過去的觀念是「正餐之間不吃東西」。但是北卡羅來納大學的貝瑞・波普金（Barry Popkin）與琪亞・達菲（Kiyah Duffey）自 1977 年開始，以 3.6 萬成年人為對象進行長達 25 年的研究。他們發現成年人每日的「進食場合」（正餐與大份量的點心）從平均 3.5 次變成 5 次，進食場合的間隔從 4.5 小時縮短為 3.5 小時。[38] 現在人們一整天都在吃東西，波普金跟達菲強烈反對這種行為，因為他們發現一個人的進食頻率越高，進食量也隨之增加。

波普金跟達菲認同某些機構建議的少量多餐，但他們也發現支持少量多餐

的研究並不是每一個都設計完善。此外,有大量證據顯示斷食與減少進食次數對健康有益。波普金跟達菲尤其反對給糖尿病患少量多餐的建議:「關於糖尿病患,臨床醫療的不成文共識是一天內相隔固定的時間多次進食,而不是單次大量進食,可是幾乎沒有正式的研究結果支持這種建議。」(布拉格查爾斯大學的漢娜・卡列歐娃醫師〔Hana Kahleova〕證實了波普金跟達菲的看法,她發現第二型糖尿病患最好一天只吃兩餐,第 26 章說明。)

波普金跟達菲的早餐研究,含義非常清楚。記者羅伯・克蘭普敦在 2015 年 12 月 1 日的《泰晤士報》寫道:

> 早餐的問題在於根本不會幫你做好一整天的準備,而是刺激你繼續進食罷了。擁護早餐的人辯稱,吃早餐可防止你早上吃個不停。我的個人經驗正好相反:跟早上八點什麼都不吃比起來,早上八點吃一碗粥,更有可能會在十一點再吃一包洋芋片……早餐會讓你陷入「大吃一頓」的心情。因此,早上能不吃就盡量別吃。

我稍後將會討論早餐讓人想「大吃一頓」的生物化學機制,讓我們先把克蘭普敦的論點看完,因為他對穀片非常了解。他有一篇名為〈早餐:一天最危險的一餐〉的文章(Breakfast: it's the most dangerous meal of the day),文中寫道:「大部分的穀片都含有大量糖分……(不禁令人想起「糖泡芙」〔Sugar Puffs〕這個產品,這名字真是直接了當)……至於果汁我只有一件事要說,我的孩子都還小的時候,跟他們差不多年紀、被餵食大量果汁的小朋友都花了不少時間看牙醫。」

## 享受文化

少量多餐的流行反映出一種文化改變，而文化本來就是會改變的。有時候（抱歉，我聽起來或許像個馬克思決定論者），文化會為了因應科技而改變。德薇拉·墨菲（Dervla Murphy）在她 1968 年的精彩著作《騎騾遊衣索比亞》（*In Ethiopia With a Mule*）中提到：

> 小跑步下坡時，我突然想到現代機器剝奪了西方人親身體驗遼闊天地的機會，這是一件危險的事。近代之前，人類對自然環境並不陌生。現在有太多人不知道劇烈勞動後的休息、暫時逃離極為酷熱或寒冷的溫度、餓到極點時有東西吃、口渴就能喝到水，似乎成了上帝最偉大的造物時，那種基本的肉體滿足感。[39]

當自我放縱成為一種文化之後，保守人士提出抗議。兩千多年前，蘇格拉底的門生色諾芬（Xenophon）在《回憶蘇格拉底》（*Memorabilia*，約西元前 370 年出版）一書中，提到蘇格拉底曾經引述美德女神（Virtue）如何斥責海格力斯（Hercules）：「尚未感到飢餓就進食，尚未感到口渴就飲水，為了吃得更開心雇用廚師，為了喝得更開心買昂貴的酒……為了滿足慾望恣意與男孩、女孩享受性愛……」

聖經的抗議當然出現得更早。在耶利米書第 5 章第 26 到 28 節裡，他以慣常的輕鬆語氣轉述上帝的警告：「因為在我民中有惡人……他們肥胖光潤，作惡過甚。」❻

貪食是教宗額我略一世（Pope Gregory I，約 540–604）譴責的七原罪之一，但丁（Dante，1265–1321）的《神曲》（*Divine Comedy*）也附和了這個信念，

把貪食的人送到第三層地獄。

## 市場養成

有時候文化會隨著市場改變。哈拉瑞（Y.N. Harari）在 2014 年的著作《人類大歷史》（*Sapiens: A Brief History of Humankind*，繁體中文版於 2014 年出版）中，譴責市場是造成今日消費主義的罪魁禍首：

> 從古至今，大部分的人類都在匱乏的環境裡生活。節儉是一種美德……好人會避免奢侈浪費，絕對不會丟棄食物，褲子破了就縫補再穿……
>
> （但是）消費主義把不斷消耗商品與服務當成正面行為。它鼓勵人類……以過度消費的方式慢性自殺……看看穀片包裝背面的說明就知道。以下是我最喜歡的早餐穀片包裝上的文字，製造商是以色列的特爾瑪（Telma）：
>
> 「有時候，你需要享受一下……有時候你必須注意體重，但有時候你就是非得馬上得到不可！特爾瑪能給你……不會後悔的享受。」
>
> 自有史以來，這樣的文字都只會引發反感，而不是好感。人們會覺得這種想法自私、墮落、道德敗壞。[40]

當然市場也養大了我們的胃口。常有人說二次大戰期間英國人仰賴食物配

---

❻ 譯注：本譯文節錄自和合本聖經。

給反而更健康（不過我認為從數據上看來，比較正確的說法應該是：沒有理由相信當時的英國人比較不健康）[41]，可是以現代的標準來說，戰時的食物配給十分貧乏。❼ 1943 年成年人每週配給到的肉類／蛋白質是一顆蛋、一磅肉、三品脫牛奶、四盎司培根／火腿，以及三到四盎司起司。[42]

現在卻是市場逼著我們吃東西。牛津大學的蘇珊・傑柏（Susan Jebb）是飲食與國民健康的教授，她在 2016 年 4 月 8 日告訴《泰晤士報》：幾乎所有的肥胖人士都亟欲減重，而他們發胖的原因不是「意志力不堅」，而是基因、侵略式的行銷（「每一支電視廣告都是誘惑」）與廉價食品的容易取得（「每一個市中心都有速食店」）。

傑柏教授說：「有時候你需要具備超人意志才能吃少一點。發胖是他們的錯嗎？我認為不是。」

前面已經討論過，體重大部分取決於基因。有一支劍橋的研究團隊發現，體重過重的人面對自助餐時，似乎無法控制吃的衝動，研究人員發現這跟大腦的兩個區塊特別薄有關，[43] 也因此他們認為體重過重可能取決於神經機制（也就是說，靠清空冰箱來節食或許沒那麼傻）。基於這種生物決定論的精神，2014 年歐洲法院在「Fag og Arbejde v Kommunernes Landsforening」一案中判決肥胖是一種殘疾，歧視肥胖可能觸法。此案的原告說，肥胖「不是一種生活形態的選擇，我天生肥胖」。[44]

---

❼ 兩次世界大戰期間，死於糖尿病的人數都曾顯著下降，而且與糖的配給量減少成正比（T.L. Cleave (1974), *The Saccharine Disease*, John Wright & Sons, Bristol, Chapter 7, Figure 6 [no page numbers in the web version] journeytoforever.org/farm_library/Cleave/cleave_ch7.html），但沒有跟碳水化合物的配給量減少成正比。這再次提醒我們糖尿病是一種複雜的現象，同時肥胖症與糖尿病造成的死亡並不相同。

## 肥胖羞辱

　　營養學家認為肥胖羞辱是無效的減肥方式。倫敦大學在 2014 年以三千名成年人為對象做了一項研究，發現其中有 150 人因為體重遭受歧視，例如：

- 得到更差的服務，包括用餐、購物、上醫院或看醫生時
- 被人當成笨蛋
- 受到威脅或騷擾，或是不尊重、不禮貌的對待

　　四年之間，受到歧視的受試者（增加 0.95 公斤）比沒有受到歧視的受試者（減少 0.7 公斤）增加更多體重。[45]《每日郵報》在 2014 年 9 月 11 日報導了這項研究：「告訴別人他們很胖，會讓他們吃得更多」，《每日電訊報》（*Daily Telegraph*）也報導：「肥胖羞辱『反而使人吃得更多』。」

　　不過這份論文描述的僅是關聯，因果關係說不定應該對調。也就是說，或許只有變胖的人才會遭受歧視。肥胖羞辱有可能產生不良後果，但是證據必須經過更嚴格的檢視。

## 否認肥胖

　　否認肥胖是非常普遍的情況。2012 年的一項英國調查發現，在 657 名肥胖人士之中，只有 34% 的女性與 23% 的男性認為自己確實「肥胖或嚴重超重」。[46] 父母也會否認：2015 年英國做了一項調查，在 369 名嚴重超重或肥胖兒童的家長之中，只有四位家長承認孩子有肥胖問題。[47]

　　美國似乎也有相同的情況。有一項調查以三千多名家長為對象，體重過重兒童的家長之中，有 95% 的家長認為孩子體重正常；肥胖兒童的家長之中，

有 78% 相信孩子體重正常。[48]

奇瑪曼達・戈茲・阿迪奇（Chimamanda Ngozi Adichie）2013 年的小說《美國史蹟》（*Americanah*）也描寫了這種否認意識：

> 「胖」在美國是一個負面的字，帶有道德評斷的意味，就像「笨」或「混蛋」。它不是單純的描述，例如「矮」或「高」。所以她決定把「胖」從自己的詞彙裡踢出去。可是去年冬天，在將近 13 年之後，「胖」再度找上她。在她手上拿著大包零食玉米片正要結帳時，超市裡排在她後面的男人低聲說：「胖子不應該吃那玩意兒。」她驚訝地瞥他一眼，微感不悅，心想這是一個絕佳的部落格文章題材，這個陌生人居然覺得她很胖。她要給這則貼文的標籤是「種族、性別與體型」。回到家，她站在鏡子前與真相正面交鋒。她發現自己對太緊的衣服、大腿內側的摩擦、移動時擺盪的柔軟肥肉視而不見太久了。她確實很胖。[49]

## 運動量減少

過去五十年來，工業國家的運動量減少了。並非休閒性質的運動減少，事實上休閒性質的運動量略有增加，因為上健身房的人變多了；而是日常活動消耗的熱量減少，例如更多人能開車就不走路，或是使用機器或家電用品輔助家事。[50] 跟一百年前相比，現代人每日消耗熱量少 500 到 1,000 大卡。[51]

隨著服務業漸漸取代農業與工業，現代的工作也變得較不費力。根據計算，如果每小時花兩分鐘寄電子郵件給同事，而不是每小時花兩分鐘穿過走廊直接去找同事，會讓人十年增加體重五公斤。[52]

## 澳洲與英國的矛盾現象

目前美國在營養學研究具有領導地位，因此大家會把美國研究視為糖胖症的「範例」。但是在 2011 年，雪梨大學的營養學家珍妮‧布蘭德米勒（Jennie Brand-Miller）發表了一篇令人驚訝的文章，標題是〈澳洲的矛盾現象：在體重過重與肥胖率增加的同一時期，糖的攝取量反而大幅減少〉（The Australian paradox: A substantial decline in sugar intake over the same timeframe that overweight and obesity have increased）。這篇文章證實了在 1980 到 2003 年之間，肥胖症在美國、英國與澳洲都有顯著的增長，但是在這段期間，美國人的糖攝取量上升了 23%，澳洲卻下降了 16%，英國下降了 5%。[53]

這出人意料的發現（現在大家都「知道」糖會導致肥胖，就像我們過去都「知道」脂肪會導致肥胖一樣）支持以下看法：今日的頭號全民公敵是代謝症候群的胰島素阻抗，不是糖本身。不過布蘭德米勒在當時受到「研究不當」（scientific misconduct）的批評，因為要確定一個人到底吃下多少東西可能很難，原因是

- 人會誤報自己的進食量，因為他們會低估自己吃了多少東西
- 被丟棄的食物很多，所以製造商的數據僅供參考

所以批評者認為布蘭德米勒使用了錯誤的數據。[54] 當然她後來洗刷了研究不當的污名，但無論如何，發現類似情況的並非只有她：多年來，英國心臟基金會一再提出英國人的食物攝取量正在減少。從 1975 到 2010 年

- 平均每日攝取熱量從 2,498 變成 2,035 大卡

- 平均每日攝取脂肪從 112 變成 84 公克

從 2000 到 2010 年

- 平均每日攝取糖分從 131 變 116 公克。[55]

其他含碳水化合物的食物攝取量也減少了。從 1942 到 2010 年

- 麵包的平均每週攝取量從 1,718 變成 643 公克
- 馬鈴薯的平均每週攝取量從 1,877 變成 501 公克

　　連英國下議院如此令人崇敬的機構都對這些數據大惑不解（我們怎麼可能吃得更少，卻變得更胖呢？），下議院的健康委員會引述了著名研究人員的看法：「進食量減少，肥胖率卻增加了，唯一能解釋這種矛盾現象的答案是熱量的消耗趕不上攝取的速度。」[56]

　　其實還有第二種答案能解釋這些數據。英國心臟基金會的報告說，從1950 到 2009 年，我們的

- 每週果汁攝取量從 7 毫升變成 300 毫升

但是從 1942 到 2010 年

- 每週早餐穀片攝取量從 23 變成 133 公克

從這些變化不難發現一件事，我們都是在什麼時候喝果汁、吃早餐穀片的呢？

## 好消息

或許是因為英國人的食物攝取量正在下降，也或許是因為越來越多人早餐斷食，體重過重與肥胖率的上升速度似乎呈現停滯。倫敦國王學院的一支團隊發現，從 1994 到 2003 年，兒童體重過重與肥胖的發生率從四分之一上升到三分之一。但是接下來的十年，也就是 2004 到 2013 年，只增加了 0.5 個百分點。[57]

「兒童過重／肥胖」與「成人過重／肥胖」之間存在著關聯，希望體重持穩的兒童也能變成體重持穩的成人。不過，以目前英國體重過重或肥胖的成年人占三分之二看來，這件事尚未發生。

## 小結

套用納西姆・塔雷伯（Nassim Taleb）創造的詞，[58] 人體不是「反脆弱」的，人體相當脆弱。❽ 我擔心的是人們讓身體失望：食慾背叛它，食品業者誘惑它，政府公布誤導的指南，學者遵循過時的原則，最嚴重的是，我們被鼓勵吃下非必要且虛有其表的早餐。早餐往往會讓我們攝取多餘的熱量與碳水化合物，進而導致代謝症候群的胰島素阻抗。

---

❽ 譯注：此處作者引用塔雷伯的書名 *Antifragile: Things That Gain from Disorder*，繁體中文版《反脆弱：脆弱的反義詞不是堅強，是反脆弱》於 2013 年出版。

## · BMI 的爭議 ·

率先指出美國的體重過重與肥胖率在 1980 年左右快速上升的人，是 CDC 的弗萊格博士（Flegal）。2005 年，她再度拋出一顆震撼彈。在調查 2.5 萬人 20 年之後，她發現體重過重的人（BMI 25–30）死亡率並沒有比較高。[59] 除了弗萊格，至少還有兩支研究團隊也發現體重過重（而不是肥胖）似乎不再危險。[60] 為什麼 BMI 的定義會改變？

大多數的 BMI 研究者並不同意弗萊格的看法。2013 年 1 月 1 日，哈佛公衛學院營養系的系主任華特·威列特醫師（Walter Willett）告訴《今日美國》（USA Today），弗萊格的研究「根本是胡說八道」，因為她的研究方法充滿瑕疵。他在美國全國公共廣播電台上再次強調，「這項研究是一堆垃圾，不值得浪費時間去看。」別客氣，華特，說出你真正的想法（他認為弗萊格沒有修正吸菸、年齡與疾病造成的體重減輕）。[61] 一場在哈佛大學召開的研討會直接否定弗萊格的研究，因為她遺漏了關鍵數據。[62]

另一方面，弗萊格認為是血脂與高血壓療法的進步降低了體重過重的各種風險，進而降低了美國體重過重與肥胖的死亡率，從每年 30 萬人減少為 11 萬人左右。此外，她認為科學家隱瞞了不受歡迎的發現：「發表偏差（publication bias）❾ 可能會對系統性的審核造成影響。有時候科學家即使發現體重過重或肥胖跟死亡率幾乎或完全沒有關聯，也只是輕描淡寫地帶過，不提供任何細節。」[63]

弗萊格與威列特的公開爭辯很驚人，但也有部分研究者相信或許兩人都沒錯。有些研究者相信「肥胖矛盾」確實存在，也就是說，脂肪可能是一把雙面刃。

## 肥胖矛盾？

每個人（包括弗萊格）都同意肥胖會導致第二型糖尿病、心血管疾病與癌症。不過，若是上升的 BMI 害你生病，它顯然也可以反過來幫助你。有一項蘇格蘭的研究追蹤了 4,880 位接受血管擴張手術的病患（以導管插入冠狀動脈，清除動脈粥樣硬化斑），發現體重過重的人對這項手術的承受力超越正常體重或肥胖的病患。[64]

體重過重會導致心臟病，但是患病之後，體重過重也可以幫助他們撐過去。這確實很矛盾。就連不支持脂肪的英國心臟基金會也曾在一份初步研究中指出：

### 脂肪如何協助對抗心臟病

血管周圍的脂肪有助於對抗心臟病，降低心臟病發作的風險……其結果或許可以解釋這個醫學上的神祕現象：BMI 較高代表肥胖，但是 BMI 高的人在心臟病發作之後反而更有可能活得比較久……脂肪釋放的化學物質會減輕氧化壓力（oxidative stress），有助於預防冠狀動脈心臟病。[65]

華麗絲·辛普森（Wallis Simpson）❿ 說苗條猶如財富，一個人再怎

---

❾ 編按：發表偏差（publication bias），或稱刊登偏差、出版偏誤。研究人員或期刊傾向發表正向或明顯的研究成果，倘若是負向或無明顯效果，就算是相當重要的發現，往往也不會發表。

❿ 譯注：華麗絲·辛普森曾是英國國王愛德華八世的情婦，後來愛德華八世為了跟她結婚放棄王位，成為溫沙公爵。兩人的愛情故事令人聯想到「只愛美人，不愛江山」。

麼苗條也不為過，其實她只說對了一半。名模凱特‧摩斯（Kate Moss）曾說苗條的滋味遠勝任何美食，她說這句話的時候應該沒有考慮到瘦子在血管擴張手術後的存活率。

弗萊格與威列特之間的爭論，也反映出營養學研究可以多麼複雜。哈佛跟 CDC 是全球最受崇敬的兩個研究單位，卻在最簡單也最重要的議題上意見分歧。相互矛盾的數據仍在出現。例如，最近有一份丹麥的調查宣稱，高 BMI 的人減重後的死亡率高於不減重（若想進一步了解這複雜的現象，請見參考文獻〔第 323 頁〕。）[66]

有時候我也覺得自己永遠搞不懂這些相互矛盾的數據，但我認為這些證據指出：一、最健康的 BMI 確實落在傳統的正常範圍內，也就是 18.5 到 25。二、肥胖的人應該節食減重到正常範圍內，同時搭配運動和攝取蛋白質，維持肌肉量。

# 19

# 現代瘟疫：胰島素阻抗

如果過度飲食只會造成體重過重與肥胖，拖著笨重的身體很煩人，會損傷關節，但是不會威脅生命，我們還會在乎嗎？遺憾的是，身材笨重是過度飲食最無關緊要的後果。**最嚴重的後果是胰島素阻抗**，足以殺光三分之一的人類。

奇怪的是，數十年前我們就已知道第二型糖尿病患大多肥胖或體重過重，這數十年來也有許多肥胖或體重過重的人罹患糖尿病；[1] 半世紀前我們就已知道肥胖的人也跟第二型糖尿病患一樣，血液裡的胰島素濃度較高；[2] 但是聽過胰島素阻抗的人少之又少。胰島素阻抗造成的死亡率不輸 1346 到 1353 年的黑死病。胰島素阻抗致人於死的速度當然沒有鼠疫桿菌（Yersinia pestis）那麼快，但是它確實致命。胰島素阻抗可謂是現代的瘟疫。[3]

「胰島素阻抗」這個詞似乎很模糊。如此模糊的東西真的會導致這麼多疾病嗎？在小說《重返布萊茲海德莊園》（*Brideshead Revisited*）裡，卡拉說馬齊美侯爵因為「心臟出了狀況，那病名很長」而奄奄一息。同樣地，這個模糊的

詞可能是許多人的死因。其實人類早有經驗，鼠疫桿菌也曾是個模糊的概念：細菌學之父巴斯德（Louis Pasteur，1822–1895）費勁說服大眾，微小的細菌可以置人於死地。相同地，現在的大眾也必須被說服：胰島素阻抗具有危險性。唯有當我們知道早餐的穀片與柳橙汁就像未經低溫殺菌的牛奶一樣危險，才有可能向健康邁出重要的一步。

## 胰島素阻抗的產生

想要了解現代流行病學，關鍵在於了解過度飲食，尤其是攝取過多的碳水化合物，進而分泌了過量的胰島素到血液裡。

問題的核心在於胰島素是一種水溶性分子，跟葡萄糖一樣，無法穿過油性的細胞膜。因此，如果胰島素要調節細胞功能（例如引導細胞接受葡萄糖），就必須設法克服無法進入細胞的處境，方法是與細胞膜表面上的特定受體結合。胰島素與受體結合之後，受體（不是胰島素）會傳送訊息到細胞內，然後細胞開啟葡萄糖通道，啟動葡萄糖代謝的細胞機制。造成這麼多人死亡與失能的關鍵問題在於，當受體因為過度接觸荷爾蒙而受到過度刺激時，可能會減弱反應。受體與受體反應彷彿是為了不讓組織受到過度刺激而罷工，就好像經常被父母大呼小叫的孩子，久而久之會對父母的咆哮充耳不聞。

這就是胰島素發生的狀況。德州糖尿病研究所（Texas Diabetes Institute）的雷夫‧德佛朗索教授（Ralph DeFronzo）發現，當胰島素濃度持續上升太久，就算上升的幅度不大，僅落在標準範圍內偏高的位置，細胞很快就會對胰島素產生抗性。細胞會減弱自己對胰島素的反應。[4] 它們會展開一場胰島素罷工，對那些咆哮充耳不聞。

在理想的情況下，胰島素受體的主人（也就是你和我）應該減少進食來

回應這場罷工。例如脂肪細胞在面對過度飲食的時候，會分泌一種叫做瘦體素（leptin，源自希臘語的「leptos」，意指「瘦」）的荷爾蒙來抑制過度進食，因為瘦體素會壓抑食慾。但我們都知道吃東西的目的不只是為了滿足口腹之欲，也需要滿足社交上與心理上的欲望，因此瘦體素的效果可能會被社交線索（social cues）壓過去。[5]

過度進食的人若持續大吃大喝，胰島的唯一選擇就是分泌更多胰島素來對抗受體罷工，這種作法至少在一開始還能壓低血糖濃度。於是在胰島努力壓低血糖濃度的同時，過度進食的人也開始走上胰島素阻抗這條路。

我把胰島素阻抗的發展階段歸納如下：

1. 過度飲食，尤其是碳水化合物
2. 過量的葡萄糖進入血液
3. 分泌過多胰島素進入血液
4. 一開始胰島素把過量的葡萄糖送入細胞
5. 胰島素濃度上升，刺激細胞產生抗性
6. 胰島分泌更多胰島素，至少一開始足以戰勝胰島素阻抗：胰島素濃度繼續上升，但血糖值維持正常

## 若干胰島素阻抗不一定是壞事

我們的身體並不愚笨，它演化出胰島素阻抗自有其用途。兩位傑出的糖尿病學家曾說：「出現胰島素阻抗時，葡萄糖的運送受到阻礙，但保存了對胰島素抗脂肪分解（累積脂肪）效應的敏感性，其結果是可維持或增加體脂肪。」[6] 換句話說，人類的演化以「大吃與飢餓」（feast-and-famine）為基礎。大吃的

時候會產生胰島素阻抗，把多餘的葡萄糖變成體脂肪，是非常合乎生物學的作法。只有在我們「忘記」挨餓的時候，胰島素阻抗才會持續存在，變成問題。

## 糖尿病前期

血液裡的胰島素濃度上升可能會引發更高的胰島素阻抗，進而陷入惡性循環：胰島素阻抗導致胰島素濃度上升，胰島素濃度上升激發胰島素阻抗。

最終，越來越高的胰島素阻抗會使胰島素無法壓低血糖，就算胰島素濃度再高也沒用，導致血糖超過正常範圍。就像畫家賀加斯（Hogarth）為系列畫作《浪子的歷程》（*A Rake's Progress*）多加一塊版畫，在此我們也要為胰島素阻抗的發展加入第七個階段：

7. 隨著胰島素濃度越來越高，細胞的抗性也越來越高，導致最終血糖值開始上升

這種情況叫做糖尿病前期（prediabetes）。這名稱有點容易令人誤解，因為糖尿病前期看起來好像只是糖尿病的前兆。可惜事實沒這麼簡單：糖尿病前期的胰島素濃度升高非常致命。糖尿病前期的患者人數非常驚人。2012 年美國罹患糖尿病前期的成年人多達 8,600 萬，約占人口的 37%，其中 51% 年齡在 65 歲以上。[7] 英國的糖尿病前期患者比例跟美國差不多，2011 年的數據是人口的 35%（其中 49% 年齡超過 40 歲）。[8] 美國的罹患率上升得比英國快，英國 2003 年的患者僅占人口的 12%。有些國家的情況更糟，中國罹患糖尿病前期的成年人占 50.1%。[9]

## 胰島功能衰退：從糖尿病前期到糖尿病（某些病患）

　　糖尿病前期是一種胰島素阻抗的狀態，半數的老年人都受其影響。這個名稱令人誤會，因為它不一定會演變成第二型糖尿病。只有胰島素阻抗**以及**胰島功能開始衰退，才會演變成第二型糖尿病。胰島夠強壯的人顯然可以無限期地維持糖尿病前期的狀態，但是遺傳到虛弱胰島的人碰到胰島素阻抗，一定會演變成第二型糖尿病：他們長期工作辛勞的胰島開始功能衰退，胰島素的分泌也漸漸變少，於是血糖值上升到糖尿病的範圍內。

　　胰島素阻抗出現後，患者通常會在持續過度飲食十到二十年後才罹患糖尿病，所以胰島確實會拚命撐著。[10] 儘管如此，當胰島素從之前的超高濃度開始下滑，血糖值就會上升，直到超過糖尿病前期的範圍，進入糖尿病範圍內。[11] 因此，我們必須哀傷地為胰島素阻抗之路加上第八個階段：

8. 如果胰島漸漸精疲力竭，胰島素的分泌會減少，導致血糖值上升到糖尿病的範圍內

　　不過，別忘了雖然血糖值上升對糖尿病患來說很危險，但是對大眾來說，胰島素阻抗的高胰島素濃度與糖尿病前期才是主要殺手。

---

### ・第二型糖尿病・

　　早餐會加劇胰島素阻抗，所以才會成為這本書的主旨。由於第二型糖尿病並非本書的主題，這裡僅討論幾個基本知識。

### 導致第二型糖尿病的原因？

第二型糖尿病有明顯的家族病史，因此我們知道它是一種遺傳疾病。但我們也知道過度飲食會引發第二型糖尿病，這是為什麼呢？

過度飲食與第二型糖尿病之間的關係就像吸菸跟肺癌：如果人類不吸菸，幾乎沒有人會罹患肺癌。同樣地，如果人類不過度飲食，幾乎沒有人會罹患第二型糖尿病。話雖如此，不是每個吸菸的人都會得肺癌，也不是每個過度飲食的人都會得第二型糖尿病。吸菸加上遺傳帶來的基因弱點，才是罹患肺癌的原因。同理，過度飲食加上遺傳帶來的基因弱點，才會讓人罹患第二型糖尿病。

我們已知道可能引發第二型糖尿病的遺傳變異至少有四十種，[12] 但是還不知道它們如何致病。不過，我們確實知道至少有三大類缺陷：遺傳胰島素阻抗（inherited insulin-resistance）、胰島衰竭（islet failure）、胰臟脂肪（pancreatic fat）。

### 遺傳胰島素阻抗

2003 年，一支波蘭的研究團隊發現了第二型糖尿病的一個遺傳弱點。他們找了 34 名苗條的健康受試者，其中 17 位有罹患第二型糖尿病的近親，另外 17 位沒有（他們的眾多親戚中沒有第二型糖尿病患）。這兩組受試者都擁有

- 正常的空腹血糖值
- 正常的糖化血色素濃度
- 正常的葡萄糖耐量試驗結果

因此他們在任何時候去看任何一位醫生，醫生都會說他們很健康。但是當這支波蘭團隊檢視血液裡的胰島素濃度時，發現有糖尿病患近親的受試者胰島素濃度明顯較高。也就是說，他們天生就有胰島素阻抗，[13] 或許只需要程度較輕微的過度飲食就能把他們推入糖尿病前期，然後邁入真正的糖尿病。

## 胰島衰竭

有些基因會引發胰島衰竭。德州的雷夫・德佛朗索教授發現，把自由脂肪酸注入健康的受試者體內，他們的胰島素濃度會上升。但如果是有第二型糖尿病患親戚的健康受試者，胰島素濃度會下降。[14]

第二型糖尿病患的胰島顯然容易因為自由脂肪酸（與葡萄糖）濃度上升而損傷。這裡所說的不再是胰島「衰竭」，而是「脂毒（lipotoxicity）」與「糖毒（glucotoxicity）」，意思是第二型糖尿病的胰島被高濃度的自由脂肪酸跟葡萄糖破壞。

## 胰臟脂肪

腹部脂肪細胞會把脂肪釋放到直接通往肝臟的血管裡，而肝臟負責安排身體的代謝作用，因此暴飲暴食的時候脂肪會囤積在腹部相當合理，這是在為下一次挨餓時動員脂肪做準備，所以現在才會有這麼多人頂著啤酒肚。但是 2015 年，英國紐卡索大學的洛伊・泰勒教授（Roy Taylor）發現，腹部在囤積脂肪的同時，通常也會把脂肪囤積在胰臟裡（胰臟當然位於腹腔），導致第二型糖尿病。[15]

但如果這個人開始節食減重、消除多餘的胰臟脂肪，就可以逆轉糖尿

病。如此看來，胰臟脂肪似乎是會導致第二型糖尿病的一種機制。[16]

## 小結

斯特拉茲考斯基（Straczkowski）、德佛朗索與泰勒都對第二型糖尿病的了解做出重大進展，接下來該做的就是把他們的研究整合成統一的理論。[17]

# 20
# 糖尿病的診斷定義

　　我使用了「糖尿病前期」與「第二型糖尿病」這兩個詞,可是尚未描述診斷標準。雖然這兩種病症看似跟早餐關係不大,但是我想在這一章討論一下糖尿病前期與早餐。

## 如何診斷

　　念醫學院的時候,我學到診斷的六個步驟:

- 病史(詢問病人發生什麼事)
- 臨床檢查,包括
  - 視(用眼睛觀察病人)
  - 觸(觸摸病人的身體)
  - 叩(敲打病人的胸部)
  - 聽(使用聽診器)

．特殊檢查（包括驗血、X 光、切片等等）

　　跟美國醫生比起來，英國醫生向來比較注重前五個步驟，沒那麼注重第六個步驟，也就是特殊檢查。

　　我念醫學院時受到的訓練是，聽完病人描述來龍去脈之後，就應該差不多有診斷結果了，特殊檢查只是為了驗證診斷差異。1980 年代我到俄亥俄州的克里夫蘭做休假研究時，一位美國的內科醫生對著我大聲抱怨（用整間病房都聽得見的音量）：「你們英國人老以為醫學就等於臨床技術，真是胡扯！醫學是一門量化的學問。」

　　本章要向美國的醫學方式致敬，因為現在糖尿病前期與糖尿病的診斷已簡化到以測量血糖值為主。

## 胰島素阻抗的測量

　　胰島素阻抗的測量很複雜，通常只有為了做研究才會測量，醫生不會測量病患的胰島素阻抗。

　　這點很可惜，因為高胰島素阻抗很危險，就算血糖值不高也一樣。不過，透過血糖值與詳細病史應能推測出胰島素阻抗。此外，45 歲以上、體型不佳或 BMI 較高的人，就算血糖值正常，仍有高胰島素阻抗的可能，應該改善飲食和運動。

## 糖尿病前期

　　這是一種「過度階段」的診斷，請容我先討論糖尿病的診斷，稍後再回來。

**表 20.1 ╱ 血糖值**

| 空腹末梢血糖 | |
|---|---|
| 正常 | 低於 5.6 mmol/l |

## 空腹血糖值

糖尿病是一種血糖濃度上升的疾病，因此我們必須提出的第一個問題是：血糖濃度的正常值是多少？先從空腹血糖說起。

空腹血糖值通常會選在一大早抽血，因為一整晚的斷食是 24 小時內時間最長、最完整的斷食，也是最可靠的斷食：病人就算有點餓，睡著之後也不太可能爬起來偷吃。

醫學上的正常血糖值定義 95% 健康人口的血糖值，在經過大量的觀察之後，空腹血糖的正常或參考值是 3.9 到 5.5 mmol/l。我們感興趣的是正常範圍的上限，請見表 20.1。

這張表格與接下來的其他表格一樣，都來自美國糖尿病協會由畢魯斯（Bilous）與唐納利（Donelly）編寫的《2010 年糖尿病手冊》（*2010 Handbook of Diabetes*）。[1] 我在這裡僅列出末梢血糖值，這是在家自己用血糖儀刺破指尖採血就能檢測的濃度。專業人士會抽取靜脈血來測量血糖值（以針筒抽取）。用不同的方式抽血，血糖值的正常範圍也會不太一樣，請見參考文獻（第 324 頁），[2] 不過差異很小。

## 飯後血糖值

血糖值會在飯後上升，我們能否以飯後血糖值（post-prandial blood

**表 20.2 ╱ 兩種血糖值**

| 空腹末梢血糖 | |
|---|---|
| 正常 | 低於 5.6 mmol/l |
| **兩小時末梢血糖** | |
| 正常 | 低於 7.8 mmol/l |

levels）❶ 來判斷血糖在飯後的正常反應？不同的餐點顯然由不同的食物組成，臨床上我們可以提供標準的「一餐」，也就是標準份量的葡萄糖，這種測試的名稱叫做「口服葡萄糖耐量試驗」（oral glucose tolerance test，簡稱 OGTT）。「耐量」讓人聯想到過敏，乍看似乎沒什麼道理，但只要把糖尿病當成一種「葡萄糖失耐」（glucose intolerance）的疾病就很容易明白。

接受葡萄糖耐量試驗的人經過一整晚的斷食後，喝下一種叫做葡萄適（Lucozade）的飲料，容量 394 毫升，含 75 公克葡萄糖。❷ 喝完之後，受試者的血糖值上升，但是健康人的血糖會在兩小時內降低到 7.8 mmol/l。表 20.2 與 20.1 相同，唯一的差別是加入 OGTT 的兩小時濃度。❸

接下來要進入嚴格定義。糖尿病到底是什麼？如果糖尿病只有一種：發生

---

❶ 醫學名詞通常都有合情合理的字源，但是「prandial」是個例外。它源自拉丁文的「prandium」，意思是「時間較晚的早餐或午餐」。不過現在的醫生與科學家都把「prandial」當成一頓飯或點心的意思，因此「post-prandial」指的是吃完食物之後。

❷ 美國的作法是根據體重提供葡萄糖，每公斤 1.75 公克，以 75 公克為上限。1975 年以前是一律提供 100 公克。

❸ 只有在糖尿病的診斷上出現疑慮時，才會進行葡萄糖耐量試驗。我的血糖值高達 19.3 mmol/l，醫生當然不需要讓我做葡萄糖耐量試驗。不過，有糖尿病或糖尿病前期徵兆與症狀的病患，如果空腹血糖值低於 5.6，最好做一下葡萄糖耐量試驗。

在年輕人身上的第一型糖尿病，或許有沒有嚴格定義就沒那麼重要。有的年輕人血糖值正常；有的年輕人察覺自己嚴重口渴、過度排尿、體重減輕，檢查後發現跟血糖值過高有關。除了剛患病的頭幾個月之外（部分胰島細胞仍在分泌胰島素，血糖值尚未達到糖尿病標準），幾乎沒有灰色地帶。不過，現實沒那麼簡單，糖尿病前期的普遍程度令人驚訝，而且第二型糖尿病是患者人數最多的糖尿病，因此糖尿病的世界充滿灰色地帶，血糖值不在正常範圍內的人非常多。這些人全都是糖尿病患嗎？說來奇怪，並非如此。

糖尿病被定義為一種高血糖症，也就是血糖值過高。想不到吧，葡萄糖居然是一種致命威脅。因此除了與胰島素有關的種種問題，糖尿病患也會出現高血糖值造成的併發症。這些併發症都是一種化學作用的產物，這種化學作用叫做糖化（glycation）。

## 糖尿病的併發症：糖化

當你烤好一片麵包、把一隻雞送進烤箱，或是油炸馬鈴薯的時候，食物的表面會變成棕色，這是因為糖跟蛋白質結合在一起製造出一種棕色的化學物質。糖只要碰到蛋白質都會產生「糖化」作用，只是烹煮時的加熱會大幅加速這種作用。

當糖的濃度很高時也會加速糖化作用，就算溫度僅是體溫。血液含有糖，也含有蛋白質，肯定容易發生糖化作用。葡萄糖會跟血液裡的蛋白質結合，例如血紅素，所以才會出現著名的糖化血色素濃度測試。血糖值會決定糖化的速度，因此測量糖化血色素的濃度可得知病患控制血糖的能力。血糖的平均濃度越高，糖化血色素的濃度也越高。

那又如何？糖化作用有什麼了不起？這個問題真正想問的是：血糖值高有

**表 20.3 ／ 空腹血糖值的正常標準與糖尿病標準**

### 空腹末梢血糖

| 正常 | 低於 5.6 mmol/l |
|------|----------------|
| 糖尿病 | 超過 6.0 mmol/l |

### 兩小時末梢血糖

| 正常 | 低於 7.8 mmol/l |
|------|----------------|
| 糖尿病 | 超過 11.0 mmol/l |

關係嗎？

第一與第二型糖尿病都會出現**小血管**或微血管受損而引發的併發症（大血管的損傷跟胰島素有關，小血管的損傷跟葡萄糖有關）。小血管的併發症包括：1. 失明（英國每年有 1,280 個糖尿病失明的新病例[3]，糖尿病是勞動年齡的成年人最常見的失明原因）[4]，2. 腎衰竭（11% 的第二型糖尿病患死於腎衰竭）[5]，3. 截肢（英國每週因為糖尿病而被截肢的數量約 100 件）[6]。小血管的損傷導致這些可怕的併發症，而損傷小血管的，是血糖上升引發的糖化作用。

因此，血糖上升確實會造成傷害。

## 診斷糖尿病

為了診斷糖尿病，醫生會先確定血糖值與特定併發症之間的關聯。由於眼睛的損害比較容易量化，所以醫生選擇眼睛的損害做為參考值。[7] 從確診已久的病患身上得到的臨床經驗是，空腹血糖持續超過 6.0 mmol/l 才會出現眼睛病變，也因此這個數字成為國際上公認的糖尿病定義。❹

同樣地，糖尿病也跟飯後血糖值升高有關聯。從確診已久的病患身上得到

**表 20.4 ／ 血糖值的正常標準與糖尿病標準**

### 空腹末梢血糖

| | |
|---|---|
| 正常 | 低於 5.6 mmol/l |
| 糖尿病前期 | 介於 5.6 與 6.0 mmol/l 之間 |
| 糖尿病 | 超過 6.0 mmol/l |

### 兩小時末梢血糖

| | |
|---|---|
| 正常 | 低於 7.8 mmol/l |
| 糖尿病前期 | 介於 7.8 與 11.0 mmol/l 之間 |
| 糖尿病 | 超過 11.0 mmol/l |

的臨床經驗是，飯後兩小時血糖持續超過 11.0 mmol/l 才會出現糖尿病的併發症。表 20.3 整理了這些數據。

## 續談糖尿病前期

現在回到糖尿病前期。如果正常血糖值的定義是 95% 健康人口的血糖值，而糖尿病的定義是與眼睛病變有關聯的空腹和飯後兩小時血糖值，這兩組數據之間會有一段差距，也就是所謂的糖尿病前期。表 20.4 彙整了表 20.2 和表 20.3 的數據，並且加入糖尿病前期的數據。

---

❹ 世界衛生組織採用更高的診斷標準，並表示：「一、以診斷為目的的糖尿病定義……以及二、流行病學上的糖尿病定義之間存在著重大差異」（WHO (2006), *Definition and Diagnosis of Diabetes Mellitus and Intermediate Hyperglycaemia,* WHO Press, Geneva, Switzerland）

## 完整統計

如果在隨機驗血的情況下（不指定時間，食物也不納入考慮），血糖值超過 11.0 mmol/l，就非常有可能罹患糖尿病，需要做進一步的檢查。

最後，血紅素會產生糖化作用，所以成為一個驗血項目。由於血紅素會在血液裡循環長達數月，因此糖化血色素濃度能用來評估這幾個月的血糖情況。參考的濃度範圍是：

- 健康：42 mmol/mol
- 糖尿病前期：介於 42 與 47 mmol/mol 之間
- 糖尿病：高於 48 mmol/mol（也就是說，與眼睛病變的風險有關）

## 小結

掌握了這些定義之後，我們已具備了解早餐如何造成危害的基本知識。

# 21

# 黎明現象

我已詳盡描述吃早餐帶來的問題，但是我還沒解釋造成這問題背後的兩種機制。其中一種機制是皮質醇。

## 晝夜／一日節律

人類的生活遵循晝夜（circadian）或一日（diurnal）節律（「circadian」源自拉丁文的「circa」，意指「大約於」；「diem」或「dies」，意指「日」；「diurnalis」意指「一日」）。因此，並非所有的用餐時間都該一視同仁。

驅動晝夜節律的是明／暗週期。連接到雙眼的專門腦細胞辨識日升與日落，這些細胞會刺激位在大腦底部的腺體，依照晝夜循環分泌荷爾蒙。這些荷爾蒙調節身體的晝夜節律：體內 10% 以上的活性基因是在白天震盪，控制震盪的荷爾蒙本身受到大腦的感光細胞控制。[1] 圖 21.1 顯示兩種關鍵荷爾蒙 24 小時的週期變化（相當劇烈）。

圖 21.1 ／褪黑激素與皮質醇的 24 小時濃度

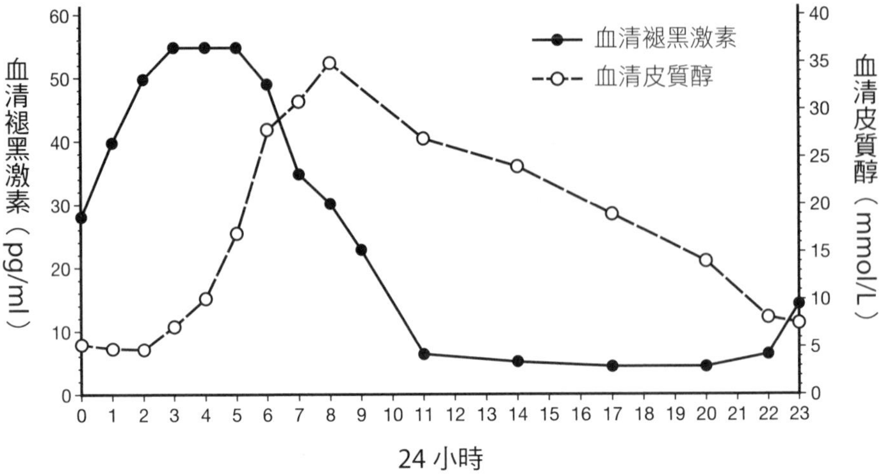

健康年輕人的典型檢驗結果。

「經典」的白晝荷爾蒙是褪黑激素（melatonin），分泌褪黑激素的是松果腺（pineal gland），這個微小的腺體位在大腦底部。法國哲學家笛卡兒相信松果腺是靈魂的居所，但現在我們知道松果腺是明／暗管弦樂團的指揮家。松果腺分泌的褪黑激素主導身體大部分的晝夜節律。

白天時，血液裡的褪黑激素幾乎微不可查，但是在凌晨兩點到四點之間會達到高峰。從褪黑激素被用來治療時差，可看出它的重要性。當晝夜節律與新環境不同調，就會出現時差。全球最具權威性的臨床審查組織考科藍（Cochrane）表示：「（口服）褪黑激素預防與減輕時差效果絕佳……飛行跨越至少五個時區的成年人都建議服用。」[2]

看起來褪黑激素跟糖尿病患的早餐沒有直接關係，但是另一種白晝荷爾蒙

皮質醇卻跟早餐有關。皮質醇是「警覺心」荷爾蒙。清晨時，血液裡的皮質醇濃度上升（幫助我們甦醒），到了晚上就會下降（幫助我們入睡）。皮質醇可以強化已升高的意識。[3]

　　如果皮質醇的功能只是強化警覺心，早餐可能會顯得比較安全。但是皮質醇還有一個功能，那就是所謂的「戰鬥或逃跑反應」（fight or flight reaction）：若我們即將迎戰或逃離劍齒虎或是敵對部落，我們必須保持警覺，因此在受到驚嚇的時候，我們會分泌皮質醇到血液裡。皮質醇不只讓我們保持警覺，也會增加血糖值。原因何在？

　　無論選擇戰鬥或逃跑，肌肉都必須**快速**燃燒葡萄糖，為了動用葡萄糖，皮質醇會阻礙胰島素的效果（胰島素可降低血糖值）。因此，皮質醇會引發胰島素阻抗，使血糖值升高，透過非胰島素的機制為肌肉供應緊急能源。[4] 但因為早晨也會分泌皮質醇，所以我們身上會出現皮質醇引發的胰島素阻抗。

　　史提芬・傑伊・古爾德（Stephen Jay Gould）跟理查・列溫廷（Richard Lewontin）在 1979 年發表了一篇知名的論文，標題很華麗，叫〈聖馬可教堂的拱肩與過度樂觀的思維：對於適應主義的評論〉（The spandrels of San Marco and the Panglossian paradigm: a critique of the adaptationist programme）。古爾德與列溫廷借用建築學的「拱肩」（spandrel）來描述一種生物學現象，這種現象並非演化而來，它是一種副產品。[5] 在建築學中，拱肩是用來填滿拱門與圓頂之間的空隙：以拱門支撐的圓頂建築，在拱門與圓頂之間本來就會出現空隙，這些空隙需要填補，拱肩的功能就是填補空隙。古爾德與列溫廷說，沒有一個建築師會把拱肩當成設計的主體，拱肩上的設計只是拱門／圓頂裝飾圖案的副產品。

　　同樣地，皮質醇在早晨使葡萄糖濃度上升，這個現象是否帶有演化目的尚

未可知，它也可能只是皮質醇做為戰鬥或逃跑荷爾蒙的副產品。但無論如何，早晨確實會出現胰島素阻抗。

## 黎明現象

早晨是分泌皮質醇的時間，難怪第二型糖尿病患會出現高血糖的「黎明現象」。健康的血糖值會在夜間下降，而且維持在低濃度的狀態；但第二型糖尿病患的血糖值會隨著時間接近黎明而慢慢上升。我在第 1 章提過克利斯提安森教授的實驗，健康的人早上醒來時，血糖值約為 4 到 5 mmol/l；克利斯提安森教授的第二型糖尿病患早上醒來時，血糖值約 7.0 mmol/l。

值得注意的是，黎明現象的程度與第二型糖尿病的病況有關。英國佩納斯（Penarth）的糖尿病研究單位做了一項研究，發現輕微糖尿病患（糖化血色素低於 7.3% 或 56 mmol/mol）早上醒來時，血糖值約為 7.0 mmol/l（吃完早餐後約 11.5 mmol/l）；嚴重糖尿病患（糖化血色素高於 8% 或 64 mmol/mol）早上醒來時，血糖值約為 10.0 mmol/l（吃完早餐後約為 15.0 mmol/l）。

這些數據使我深感疑惑：**吃早餐會使血糖值上升到危險的地步，為什麼這些病患還要吃早餐？** 我把這個問題留到後面再討論。在此我想討論的問題是：為什麼第二型糖尿病患的早晨血糖值跟病況有關？其中一個答案是，還有一種因素會使糖尿病患的早晨血糖升高，那就是「自由脂肪酸」。

## 自由脂肪酸

1970 年代進入醫學院就讀之後，我很快就發現同學們最不喜歡的科目是生物化學。解剖學嚇不倒大家，因為只要記住大量的事實就行了，醫學院的學生都不怕背誦。生理學（研究身體功能）當然有趣，藥理學也還可以。生物化

學呢？討厭。現在的醫學生比較注重學術理論，所以比較不討厭生物化學，但我依然察覺到生物化學（身體功能的化學反應）永遠不可能人見人愛，因此我懷抱著惶恐的心情介紹以下幾個段落。

自由脂肪酸可以解決一種生理問題。如我們所知，葡萄糖是身體的主要燃料。葡萄糖來自碳水化合物，會在血液裡自由流動，很容易就能被身體組織氧化，成為主要燃料理所當然。只不過，葡萄糖的儲存是個問題。

葡萄糖無法以自由化學物質的形態儲存，因為它是水溶性的；而溶解後的葡萄糖只能為一顆細胞提供短短數秒能量。燃料必須是固態才能堆疊成高密度的能量庫。因此葡萄糖是以肝醣（glycogen）的形態儲存（字源跟葡萄糖一樣有「glykys」，意指「甜」；還有跟「創世紀 Genesis」一樣的「genes」，意指「誕生」）。過去肝醣被稱為「動物澱粉」，因為與來自植物的澱粉一樣，都是由長鏈葡萄糖聚合組成。肝醣不是理想的燃料儲存方式，原因有二。

首先，肝醣是一種部分氧化的碳水化合物（化學式是 $CH_2O$，有「碳」跟「水合物」，因為 C 已跟 $H_2O$ 水合在一起），因此肝醣氧化時提供的能量，來自 C 氧化成 $CO_2$，也就是二氧化碳。H 不會再氧化成 $H_2O$ 產生能量，因為它早已氧化。

第二個原因是肝醣有很高的親水性。肝醣本身的分子太大，無法溶於水，因此是以顆粒的形態儲存。但肝醣是由高溶水性的葡萄糖單元構成，所以肝醣顆粒飽含水分，水分子會自動進入肝醣分子裡。水不是燃料卻占據了很多空間，重量也很重，因此身體儲存的肝醣顆粒（主要位在肝臟）只能滿足幾小時的能量需求。

脂肪是比較理想的燃料儲存方式，原因同樣有兩個。第一，脂肪的化學式是 $CH_2$，脂肪氧化不只釋放碳的能量 C → $CO_2$，也會釋放氫的能量

**圖 21.2 ／三酸甘油脂與自由脂肪酸之間的關係**

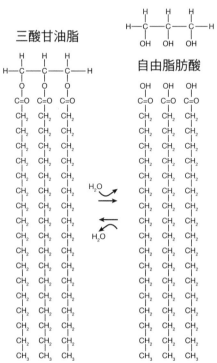

當胰島素濃度升高，三酸甘油脂會儲存在脂肪細胞裡。當胰島素濃度降低，三酸甘油脂會分解成自由脂肪酸與甘油並流入血液，為身體組織提供能量。

H → $H_2O$。第二，脂肪既不溶於水也不親水，儲存時不會裝滿無用的水。基於這兩個原因，身體優先選擇儲存脂肪非常合理，也因此我們儲存的肝醣大約只有 900 大卡，但是以三酸甘油酯儲存的脂肪卻高達 12 萬大卡。[6]

問題來了。人體儲存的脂肪不會以葡萄糖的形態釋放到血液裡，而是以脂

肪的形態（當然），尤其是一種叫做自由脂肪酸的脂肪。人體組織必須有能力氧化兩種不同的能源：

· 飯後氧化來自腸道的葡萄糖
· 空腹時氧化來自備用脂肪的自由脂肪酸

這是一個分為四階段的過程：

· 消化食物時，葡萄糖從腸道進入血液，胰島偵測到葡萄糖。胰島分泌胰島素，細胞吸收並氧化葡萄糖。
· 食物完全消化之後（大約需要四到六小時），不會再有葡萄糖從腸道進入血液，血糖值下降。胰島偵測到血糖值下降，減少分泌胰島素。
· 胰島素減少本身就是一種信號，提示肝臟分解肝醣，釋放葡萄糖到血液裡。
· 肝醣的儲量只能維持數小時（只要斷食一夜，隔天早上肝醣就已耗盡）。因此禁食幾個小時把肝醣用完之後，血液裡的胰島素濃度變得更低，這是第二種信號：提示備用脂肪釋放自由脂肪酸進入血液。

照理說，斷食的身體會先消耗肝醣分解而成的葡萄糖，肝醣用盡之後，改成氧化自由脂肪酸。但身體沒有這麼理性，因為大腦不會立刻氧化自由脂肪酸。就算身體的其他地方都已開始氧化自由脂肪酸，大腦仍須氧化葡萄糖。為什麼？沒有人知道答案。這是一個謎。[7]

但是這個謎帶來不好的後果。身體在斷食的時候，血液裡會有兩種燃料：

葡萄糖（大腦用）與自由脂肪酸（其他組織用）。這個情況令人擔憂，因為「一般的」細胞也可能消耗只有大腦才能用的葡萄糖。

為了確保其他細胞不會搶走珍貴的葡萄糖，有一種信號會告訴身體各部位組織，如果葡萄糖與自由脂肪酸同時出現，它們應該消耗自由脂肪酸，這樣就能把葡萄糖留給大腦。

是誰發出這種信號呢？答案是自由脂肪酸；這會引發大規模、近乎全面性的葡萄糖抗性（glucose resistance）與胰島素阻抗。[8] 也帶我們回到早餐與黎明現象。

自由脂肪酸會在斷食的時候釋放出來，所以血液裡的自由脂肪酸濃度自然會在早餐前達到高峰。[9] 而自由脂肪酸引發的胰島素阻抗，會在早餐時達到高峰。自由脂肪酸引發胰島素阻抗，強化了皮質醇使血糖上升的效應。黎明時分的高皮質醇加上高自由脂肪酸會使血糖值上升，連健康人士也不例外（不過健康人士會分泌更多胰島素來調節早晨的胰島素阻抗）；至於在第二型糖尿病患身上，胰島素濃度雖然上升了，卻不足以降低血糖。

此外，第二型糖尿病患的胰島素阻抗會削弱脂肪細胞對胰島素的反應，於是脂肪細胞釋放出更多自由脂肪酸，導致胰島素阻抗升高，血糖值也隨之上升。這是一個惡性循環，罪魁禍首正是早餐。

有沒有解決辦法？方法很簡單。第二型糖尿病患應該早餐斷食。到了午餐時間，黎明時增加的皮質醇已經變少，雖然自由脂肪酸濃度依然很高，但是對胰島素來說現在只剩下一道障礙，而不是兩道。實驗已經證明：對第二型糖尿病患來說，跨越午餐的單一障礙要比早餐的雙重障礙容易得多。

## 紀念重要人物

寫這一章的時候，腦中浮現不少回憶，或許可以跟讀者分享一下。首先是發現自由脂肪酸會取代葡萄糖成為燃料的菲利普・藍道爵士（Sir Philip Randle），他是我的博士論文指導教授，也是皇家學會院士。菲利普稱這種現象為「葡萄糖脂肪酸循環」（glucose fatty acid cycle）。

不過，菲利普在發現了這個現象之後，被皇家學會這個頂尖科學家組織取消院士身分長達 15 年，理由非常莫名其妙，顯然是因為諾貝爾獎得主漢斯・克雷布斯（Hans Krebs）在他著名的「克雷布斯循環」（Krebs cycle）裡也用了「循環」一詞，他覺得菲利普盜用了這個詞，就把菲利普趕走。你還認為科學家都是既客觀又冷靜的嗎？

我在寫博士論文的時候，實驗室正好在克雷布斯的實驗室隔壁。克雷布斯與幾位研究人員發現在斷食數日之後，肝臟會開始把自由脂肪酸變成酮體（ketone body），為大腦提供能量。因此斷食與酮症（ketosis）有關，聞呼出的氣就知道。斷食酮症經常出現在生酮飲食（ketogenic diet）的討論中，這是一種輕微的病症，不像第一型糖尿病可能出現的酮酸中毒那般危險。

克雷布斯以他的博士論文指導教授為榜樣：偉大的德國學者奧托・瓦爾堡（Otto Warburg）。他不欣賞我的長頭髮（那個年代的人習慣留長髮），還說我是系上的「蓬蓬頭彼得」（Struwwelpeter）❶。

---

❶ 譯注：「蓬蓬頭彼得」是 1845 年的德國童書繪本，以描述壞孩子最後總是下場悲慘的故事要孩子們端正舉止。

# 22

# 生物化學家一世紀的勸誡

其實，生物化學家早已勸戒我們吃早餐要小心，而且時間長達一個世紀。可惜的是，他們表達的方式不同。1921 與 1922 年❶，有兩篇不同的論文發表於德國的研究期刊，兩篇都描述了「第二餐」現象，也就是一日之中的第二餐比第一餐更加安全。[1] 這是什麼意思呢？

第一餐是打破斷食的那一餐，第二餐與第一餐間隔數小時，而且是在下一次斷食之前。如果你一天吃三餐，分別是早上七點、下午一點跟晚上七點，那麼早餐就是你的第一餐，午餐是第二餐（晚餐是第三餐）。如果你跟我一樣，一天只吃兩餐，分別是下午一點跟晚上七點，那麼午餐就是我的第一餐，晚餐是第二餐。

1920 年代的這兩位德國研究者發現，一日之中的第二餐比第一餐安全。也就是說，即使攝取等量的葡萄糖，第二餐之後的血糖值上升幅度會小於第一餐（換句話說，第一餐之後的血糖值上升幅度大於第二餐）。兩位德國研

究者把這項發現稱為「第二餐現象」，因為第二餐之後升高的葡萄糖敏感性（glucose-sensitivity）使他們感到驚訝。不過早餐研究者可能會叫它「第一餐現象」，因為第一餐之後升高的葡萄糖抗性也使他們驚訝。或許可以折衷地叫它「第一／第二餐現象」。

要注意的是這種現象與晝夜節律無關。一般而言，早餐顯然會是一天之中的第一餐。但是我的第一餐是午餐，它對葡萄糖呈現出第一餐的反應，不是第二餐。為什麼？原因不是皮質醇（早晨的濃度高峰已經消退），而是自由脂肪酸，自由脂肪酸會引發葡萄糖抗性與胰島素阻抗。

如果午餐是第二餐，也就是先吃過早餐，那麼午餐前的自由脂肪酸濃度一定很低（因為吃完早餐已分泌了胰島素），因此午餐後的葡萄糖濃度也會偏低。健康人士與第二型糖尿病患身上都會出現第一／第二餐現象。[2]

因此，生物化學家已花費一世紀的時間，勸戒世人要小心一日之中的第一餐。由於早餐是第一餐的機會相當高，所以也可以說他們發現早餐是危險的一餐。

---

❶ 1921 年是生物化學史上可敬的一年。其實世上第一個生物化學教授職位直到 1902 年才成立，地點在英國利物浦。因此這些關於第二餐現象的生物化學描述，幾乎可追溯至這門學科的建立之初。

# 早餐斷食的
# 個人經驗談

PART
NINE

這裡描述我和幾位朋友早餐斷食之後的
改變。

# 23

# 我的故事：第二集

血糖儀讓我發現早餐對我不安全，所以我決定早餐斷食。沒想到這是一個頗為孤單的決定，因為那是 2010 年，當時大家公認早餐有益健康，尤其是對糖尿病患來說。而且我向來愛吃早餐，要我戒吃早餐沒那麼容易，所以一開始我每天早上都覺得很餓，也覺得沒什麼體力。不過，我很快就採用兩種策略對付飢餓跟虛弱。

第一，我一睡醒就喝一大杯濃濃的黑咖啡。第二，我會去跑步、游泳或騎腳踏車。做完這些之後，再神清氣爽地去上班。事實上，我覺得喝完咖啡、做完運動的早晨，比吃早餐更加活力充沛。運動可以預先消除任何虛弱的感覺。

運動也會消除飢餓。有數個研究證實早上醒來先運動會降低飢餓感，[1] 雖然這些研究也說上午十點左右飢餓感就會再度出現，但是我工作的時候非常專注，所以再喝一大杯濃咖啡就能削減食慾。運動加咖啡，就是我輕鬆戒除早餐的祕訣。

週末時廚房近在咫尺，居家生活也不像工作那般全神貫注，所以挑戰更大。不過週末的運動機會比較多（在照顧小孩與其他家庭義務允許的前提下），因此靠「十二點之前攝取零熱量」的原則，似乎就可安然度過早餐的誘惑。

早餐斷食不只改善了我的血糖，也改善了我的腰圍。我本無意減肥，但我發現若要減重並維持不復胖，早餐斷食是萬無一失的作法。

我也認同早餐斷食是一項挑戰，但或許更有趣的是，有些人覺得早餐斷食是一種解脫。以下分享三位朋友的經驗，他們的代號分別是 DR、AM、GS。

DR，男性，50 歲，出版社老闆。我訪談他的 18 個月前，他的體重是100 公斤，身高 200 公分。當時他的 BMI 是 25，雖然屬於正常範圍，但他很擔心自己的啤酒肚。除此之外，他經常感到昏昏欲睡。他天天吃早餐（穀片、吐司或瑪芬，有時也吃現煮的食物；在家吃，或是上班途中買一份培根或香腸三明治），為了改善昏昏欲睡的情況，他嘗試早餐斷食，結果驚喜地發現：早餐斷食消除了他對食物的依賴感。在吃早餐的歲月裡，他覺得自己被「拴在」食物上，就好像過去被拴在香菸上一樣，所以他需要在上午十一點吃瑪芬或其他碳水化合物，下午也需要攝取類似的大量糖分。DR 說他像是坐在一輛依賴碳水化合物與食物的「雲霄飛車」上。

正如前面提到的羅伯・克蘭普敦所言，早餐不會讓人在午餐之前停止吃東西，反而讓 DR 吃個不停。早上八點吃的那碗粥讓他十一點想吃個瑪芬，下午三點又想吃個海綿蛋糕。早餐讓他陷入大吃一頓的心情。

DR 早餐斷食之後，對食物的渴望也隨之消失。他不再需要在午餐前進食，下午也不需要大吃碳水化合物。因為他不吃早餐，所以把午餐從十二點半提前到十二點，但是現在上午跟下午的飢餓感都變弱了。除此之外，現在他的午餐

和晚餐也自然而然地吃得更健康（掙脫碳水化合物的枷鎖之後，他改吃更多蔬菜）。在並非刻意節食的情況下，他的體重減輕到 81.6 公斤。他覺得自己的心情更平靜，體力也變好了。

AM 的故事也差不多。男性，48 歲，職業作家。雖然他一直很喜歡吃早餐，卻也察覺到（說不出原因）就算沒吃早餐，也沒什麼不妥。換句話說，不吃早餐之後，他上午不會感到特別飢餓，只是把午餐時間提前了半小時左右。

大約五年前，他注意到自己體重過重（腰圍增加到 36 吋），為了減重，於是決定早餐斷食，這個方法對他來說不難。效果令人滿意，他在接下來的九個月內減輕了 12.7 公斤。期間，他只注意到一個不尋常的現象：只要早上不吃東西，就不太容易肚子餓。但要是上午十一點吃了一塊餅乾，飢餓感會排山倒海而來，讓他渴望更多食物。因此他當然選擇在午餐前完全不吃東西。

AM 很想天天早餐斷食，但礙於來自妻子跟母親的壓力而無法付諸實行。她們都說不吃早餐有害健康，因為大家都知道，早餐是一天最重要的一餐，而且應該吃得像國王一樣豐盛。所以他恢復了吃早餐的習慣，大致上是穀麥棒或果乾燕麥片。他的體重又漸漸回升，也恢復穿腰圍 36 吋的褲子，只是穿起來（暫時）比以前鬆。

GS 是女性，26 歲，經濟學家。她曾聽我提到早餐是危險的一餐。GS 向來注重健康（午餐經常只吃沙拉），所以她決定試試看早餐斷食。她對這場實驗半信半疑，因為她認為早餐是最重要的一餐，她應該吃得像個國王（或皇后），所以她擔心自己還不到中午就全身發軟、飢腸轆轆。實驗的第一天，我建議她在抽屜裡放兩個濃厚巧克力瑪芬，做為緊急補充能量之用（雖然派上用

場的可能性不高），但最後她沒有吃瑪芬。接下來的幾天，她發現上午的飢餓感減少了，而且她還把午餐延後到一點半至兩點。

到了下午，GS 也不像以前那麼餓，所以她不再吃下午的點心（堅果、希臘優格或是胡蘿蔔沾鷹嘴豆泥）。更棒的是，她覺得下午的精神變好了，生產力也有所提升。此外，在沒有刻意減肥的情況下，她發現在早餐斷食的頭幾週內，體重以一週一磅（約 0.45 公斤）的速度下降，直到持穩為止。

## 極度渴望食物

羅伯·克蘭普敦（第 181 頁）、DR、AM 跟 GS 都曾屈服於「極度渴望食物」。有一項加拿大的研究發現，在一千名大學生受試者之中，會極度渴望食物的男性約有三分之二，女性將近百分之百（97%）。[2] 這種渴望一週之內會出現好幾次，而且通常不是因為斷食才加劇，而是因為吃東西，尤其是吃碳水化合物，[3] 這也正是了解吃早餐為何容易發胖的關鍵。

雖然相關機制尚未完全釐清，但是我們知道攝取碳水化合物之後，血糖值會先上升再下降；我們也知道當血糖值下降時，有一種叫做腦腸肽的荷爾蒙濃度會升高。[4]

腦腸肽是飢餓荷爾蒙，在血液裡的濃度升降跟胰島素正好相反。空腹或血糖值低的時候，腦腸肽的濃度會上升，給我們飢餓的感覺；進食後，腦腸肽濃度下降，讓我們有飽足感。

克利斯提安森教授發現吃早餐的人血糖值異常不穩定，容易出現不尋常的血糖飆升與驟降，刺激腦腸肽的分泌。貝茨博士也發現如果有吃早餐，下午的腦腸肽濃度會比較高（也就是說，沒吃早餐的話，下午的腦腸肽濃度較低），容易出現極度渴望食物的情況。[5] DR、AM 跟 GS 都曾極度渴望食物，因為他

們都有吃早餐的習慣。但是上午不吃早餐和點心之後，這種渴望隨之消退，體重減輕，也不昏昏欲睡了。

## 昏昏欲睡

很多人吃完早餐之後都會在上午或下午出現昏昏欲睡的情況。例如 DR 是早上，GS 是下午。其實吃任何一餐，尤其是脂肪含量高的食物，都會引發睡意。雖然運作機制尚未明確（不是因為本來應流向大腦的血液改道流向胃腸，這是迷思。這些機制似乎藉由多種胺基酸、荷爾蒙與神經運作）[6]，但是這種現象確實存在。

當然，飯後想睡是身體在告訴我們，晚餐時間才是主要的進食時間。就像 DR 跟 GS 都發現，早餐斷食會減輕白天想睡的情況。

糖胖症會導致飯後更想睡，因此英國糖尿病協會說「疲勞，尤其是飯後出現的疲勞」是代謝症候群的特徵之一。[7]這也是為什麼肥胖的人體重減輕後（減重手術），白天昏昏欲睡的現象通常也會消失，這是出人意料的一項副作用。DR 早餐斷食逆轉了糖胖症，白天不再想睡算是額外贈品。

身體確實警告過 DR、AM 跟 GS。2013 年，法蘭克・席爾博士（Frank Scheer）與哈佛營養學系同事發表了一份研究，受試者是 12 位健康的年輕人。他們發現受試者的飢餓感與食慾會在一早醒來時跌到谷底（反胃感達到高峰），12 小時後的晚餐時間剛好相反，飢餓感與食慾達到高峰（反胃感跌到谷底），正因如此，我們早上自然吃得比晚上還少。[8]席爾發現，我們晚上特別想吃「甜的、鹹的跟澱粉類食物，還有紅肉／雞肉跟水果」，這表示我們對「高能量食物的渴望」發生在晚餐時間。簡言之，身體告訴我們吃早餐要顧慮很多事，吃晚餐才安全。

## 早餐依賴感

多數人發現，只要適應一兩天就能輕鬆戒吃早餐。克利斯提安森教授曾要求 13 位病人早餐斷食，「沒有一個人……因為早上空腹而感到飢餓。」[9]《男性健康》（*Men's Health*）雜誌的主編大衛‧辛可贊柯（David Zinczenko）同樣信奉早餐斷食，他說：「第一天不吃早餐或許很難……但是第一個月結束時，多數人都說早餐斷食是一種不難達成的習慣。」[10]

不過也有人說自己就是沒辦法不吃早餐，他們需要吃早餐，早上才有力氣，不吃早餐會沒力氣、餓到難以忍受。我會如何回答他們呢？

我相信他們。巴斯大學早餐研究計畫的詹姆斯‧貝茨發現吃早餐會刺激自然偶發運動（動來動去、不搭電梯改走樓梯等等），這似乎是對早餐的一種潛意識回應。[11]

偶發運動消耗的熱量等於早餐吸收的熱量，所以早餐後的偶發運動似乎是身體為了預防糖胖症的一種自然保護機制。覺得不吃早餐會沒力氣或肚子餓的那些人，或許只是對這種無意識的活力感產生了依賴。[12]

如果你對早餐有依賴感，又找不到有效的戒除方法該怎麼辦？第 26 章將有討論。

# 致命胰島素

早餐要注意的地方不只來自早上進食，更
因為早餐通常充滿碳水化合物。碳水化合
物的害處，在於它會引發代謝症候群。接
下來要進一步討論代謝症候群。

# 24

# 現代瘟疫的真面目：
# 代謝症候群

　　1988 年，加州史丹佛大學的內分泌學家傑若・瑞文（Gerald Reaven）發表了一場著名演說，題目是〈胰島素阻抗在人類疾病中扮演的角色〉（Role of insulin resistance in human disease）。這場演說的書面版本被引述了超過 1.36 萬次。[1] 瑞文在演說中指出，胰島素阻抗不只會導致糖尿病、糖尿病前期與肥胖症，還會導致另外幾種嚴重病症，包括高血壓與危險的血脂，而且同一個人身上通常會集體出現這些病症。他把這一系列的病症稱為「X 症候群」，因為他想不出更好的名稱，❶ 但現在我們叫它「代謝症候群」。代謝症候群的病症包括：

・胰島素阻抗（導致糖尿病前期與／或第二型糖尿病）
・腹部肥胖症
　　– 男性：腰圍超過 40 吋（102 公分）

- 女性：腰圍超過 35 吋（88 公分）
- 高血壓：血壓高於 130 ／ 85 mm Hg
- HDL 膽固醇
  - 男性：低於 1 mmol/l（40 mg/dl）
  - 女性：低於 1.3 mmol/l（50 mg/dl）
- 三酸甘油脂超過 1.7 mmol/l（150 mg/dl）
- 發炎狀態
- 易凝血狀態

不是每一個代謝症候群患者都會出現上述的全部病症，但這些病症確實好發在代謝症候群患者身上。

## 代謝症候群罹患率

我們不應該低估代謝症候群的罹患率。這確實可以被視為一種流行病，且因為它被隱藏起來不受注意，而顯得更加危險。瑞文把這個病症形容為「沉默的殺手」。[2]

代謝症候群集合了多種病症，因此醫生對於如何精確定義代謝症候群尚未達成共識。如果使用國際糖尿病聯盟的標準，有 40% 的美國白人患有代謝症候群。若以年齡分布來看，40 歲以下的美國白人有 30% 是患者，40 到 59 歲的美國白人有 44% 是患者，60 歲以上的美國白人有 59% 是患者。[3] 這是

❶ 克雷姆（F.B. Kraemer）與金斯堡（H.N. Ginsberg）在 2014 年的《糖尿病照護》（*Diabetes Care*）期刊中介紹了傑若·瑞文與他的研究。*Diabetes Care* 37: 1178–81.

2005年的數據，而罹患率逐年增加。我想大部分的讀者都能活到超過60歲吧，因此我們可以說，多數的白人（包括大約三分之二的美國白人）都會罹患代謝症候群，而且有很高的機率會死於代謝症候群。

某些族裔的情況更嚴重：2005年，60歲以上的墨西哥裔美國人之中，有75%罹患代謝症候群。但某些族裔的情況比較好：2005年，60歲以上的非裔美國人之中，只有55%罹患代謝症候群。

接下來我們要檢視代謝症候群的各項元素。

## 胰島素阻抗

胰島素阻抗是代謝症候群的根源。[4]

## 腹部肥胖

有些專家認為腹部肥胖是代謝症候群的問題核心。有一篇評論提到：「代謝症候群的決定性特徵是內臟脂肪組織變多。」[5]

腹部肥胖與胰島素阻抗高度相關（所以才會出現「糖胖症」），所以當然沒必要爭辯糖尿病前期與腹部肥胖，哪一個才是代謝症候群真正的禍首。它們是一夥的。[6]

## 高血壓

高血壓現在已成為流行病：約有30到45%的歐洲人罹患高血壓，[7]美國的比例也很類似。[8]

約有90到95%的高血壓患者是所謂的「原發性高血壓」（essential hypertension），又稱「本態性高血壓」）。這個名稱看起來意義模糊，其實

即指沒有明確病因的高血壓。有 5 到 10% 的患者是繼發於腎臟病或其他疾病的繼發性高血壓，但是原發性高血壓似乎是憑空出現。

憑空出現？其實導致原發性高血壓，或至少與其密切相關的因素，我們確實知道是「胰島素阻抗」。原發性高血壓患者的胰島素濃度很高，血漿胰島素濃度與血壓成正比，[9] 胰島素阻抗似乎就是原發性高血壓的病因。此外，胰島素透過一種叫做氧化氮（nitric oxide）的化學物質達到擴張血管的效果（所以會降低血壓），但胰島素阻抗會妨礙這種效果。[10]

先前提過胰島素阻抗會使多餘的能量轉而儲存成脂肪，這（在適當程度上）具有演化意義。但是我想像不出高血壓的演化意義，因為高血壓會導致心血管疾病，造成傷害或奪人性命。所以我帶著興奮的心情看了以下這篇論文，題目是〈胰島素阻抗與高血壓的關聯：演化生物學的證據是什麼？〉（Link between insulin resistance and hypertension: what is the evidence from evolutionary biology?）。[11]

開場白就說得很好：「胰島素阻抗名聲不佳，被視為對健康有害……但是從人類的演化史的角度來看，胰島素阻抗或許是維持正常體內恆定的基本元素，能把養分重新導向重要器官。」

儘管這篇論文的作者已努力尋找，卻還是找不到胰島素阻抗導致高血壓對演化有任何好處，所以這依然是個謎。

或許兩者之間的關聯是肥胖。脂肪組織會合成一種叫做血管收縮素 II（angiotensin II）的化學物質，[12] 它會收縮血管進而增加血壓，只有脂肪組織不會受它影響。[13] 說來奇怪，脂肪組織的的供血與供氧都很少，[14] 或許它分泌血管收縮素 II 就是為了增加血壓，把更多血液推進來。這方面還需要有更多的研究。

## 膽固醇

人體內的脂肪種類繁多，本書只著重於兩種關鍵的脂肪：膽固醇與三酸甘油酯。

膽固醇的外觀與觸感像一塊蠟，看起來平凡無奇，但現在大家都知道這種化學物質的潛在危險。不過，膽固醇也很重要，它是建造細胞膜與其他關鍵結構的材料，如果身體突然缺少膽固醇，我們會變成一灘爛泥。人體需要膽固醇，唯一的問題出在過量。

因為動脈粥樣硬化充滿膽固醇，所以 1950 年代早期動脈粥樣硬化被視為流行病的時候，[15] 大家自然認為血液中上升的膽固醇是罪魁禍首。1961 年有份著名的弗雷明翰研究發現，血液中的總膽固醇確實與心臟疾病有關聯。[16] 但是後續的研究並未發現血中總膽固醇與心臟疾病之間存在著如此緊密的關聯，因此研究的焦點從血中總膽固醇轉移到膽固醇的亞型，包括 HDL 膽固醇與 LDL 膽固醇。它們是什麼？

跟所有的脂肪一樣，膽固醇進入血液是個問題。我在前面描述過脂肪如何在胃腸裡分解成脂肪酸與膽固醇，這裡會產生配送的問題。脂肪如何流經血液，抵達身體的其他地方？糖與胺基酸都是水溶性的，只要溶解在血液裡即可，但是膽固醇跟脂肪酸都是油。

為了克服恐水症，像膽固醇這樣的脂肪會跟叫做脂蛋白（lipoprotein）的特殊蛋白質結合在一起（生物化學界提到脂肪時，經常用英語的「oil」、「fat」和「lipid」這三個字，所以「lipoprotein」本來也有可能叫做「oilyprotein」或「fattyprotein」）。脂蛋白是一種特殊的清潔劑，可以把特定脂肪溶解在水裡面。

脂蛋白分子與脂肪分子結合成脂蛋白顆粒。與膽固醇有關的脂蛋白顆粒至

少有兩種，一種叫高密度脂蛋白（HDL），一種叫低密度脂蛋白（LDL）。這兩種顆粒的名字完全反應它們的特性：實驗室離心分離血液時，高密度脂蛋白會沉在試管底部，不容易分離的低密度脂蛋白會浮在管口。兩種顆粒的密度之所以不同，部分是由於脂肪內核的差異，部分是因為蛋白質外壁也不一樣。在生物學上，這樣的差異本身不具有意義（身體裡沒有離心機），所以它們的密度差異只是一種研究工具。

脂蛋白的功能已獲得充分了解：LDL 把膽固醇從肝臟運送到組織，HDL 把多餘的膽固醇送回肝臟。也因此 LDL 經常被稱為「壞」膽固醇（因為它把膽固醇送去動脈），HDL 被稱為「好」膽固醇（因為它把膽固醇從動脈送回肝臟）。血中膽固醇的 LDL 約占四分之三，HDL 僅占約四分之一。如果

**圖 24.1／脂蛋白**

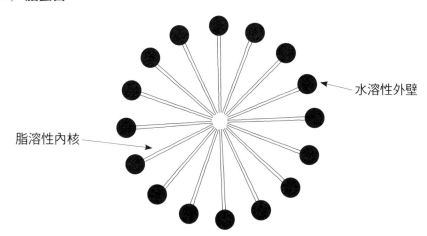

水溶性外壁

脂溶性內核

脂蛋白表面包覆著水溶性的蛋白質與其他化學物質，內部是與水隔離的脂肪或脂類成分。

LDL ／ HDL 的比例高於三比一，罹患心血管疾病的機率會比較高。

　　高膽固醇在西方世界是一種流行病。2011 年，美國 CDC 指出美國 LDL 膽固醇濃度太高的成年人達 7,100 萬（33.5%）。[17] 並非所有的調查都得出相同結果：有一項大規模的公眾健康研究已持續數十年，普遍的共識是篩檢與醫療已成功降低民眾的 LDL 膽固醇濃度，但是 CDC 的一項調查卻說，大部分有罹患動脈粥樣硬化風險的病患（已有冠狀動脈心臟病或糖尿病的人），LDL 膽固醇濃度呈現上升趨勢。[18]

　　LDL 膽固醇並非故事全貌。我們知道代謝症候群是心臟病發作與中風的主因，但奇怪的是，代謝症候群不會增加血液裡的總膽固醇濃度或 LDL 膽固醇濃度。會導致總膽固醇與 LDL 膽固醇濃度上升的是飲食中的飽和脂肪，[19] 只是這樣的上升似乎與心臟病無關。另一方面，代謝症候群會使**錯誤種類**的 LDL 膽固醇升高。LDL 有幾種形態，包括小分子與氧化 LDL，它們是代謝症候群裡濃度上升的 LDL，會導致動脈粥樣硬化。因此：

- 飲食裡的飽和脂肪使 LDL 膽固醇總體濃度上升（但這些顯然是與心臟病無關的種類）
- 代謝症候群使錯誤的 LDL 膽固醇種類濃度上升，這些種類有害健康
- 此外，代謝症候群的 HDL 濃度會降低，使膽固醇更容易累積在末梢組織，包括動脈

## 三酸甘油酯

　　三酸甘油酯（triglycerides）的外觀和觸感像一塊奶油，因為它確實是奶油的主要成分（占 80%），奶油的另外 20% 是水。肉類脂肪的主要成分也是三

酸甘油酯，當然也含有其他脂肪。

跟膽固醇一樣，動脈粥樣硬化也有高濃度的三酸甘油酯，但是這些致命的三酸甘油酯似乎不是來自食物，而是肝臟製造出來的。把它們從肝臟運送到末梢組織的脂蛋白叫做極低密度脂蛋白（VLDL），胰島素阻抗會使肝臟製造過多 VLDL。[20]

傑夫・沃雷克（Jeff Volek）是 2010 年出版的《新低碳飲食法》（*New Atkins for a New You*）一書的共同作者，他發現血漿裡的飽和脂肪似乎不是飲食裡的飽和脂肪製造出來的。換言之，你攝取的脂肪不會改變血脂的形態。可是攝取的碳水化合物越多，血液裡的棕櫚油酸（palmitoleic acid）濃度就越高。棕櫚油酸與胰島素阻抗、心血管疾病以及癌症之間都有關聯。這意味著膳食脂肪似乎對身體無害，但是碳水化合物則會被肝臟轉換成致命的脂肪，例如棕櫚油酸。[21]

代謝症候群裡危險的脂肪變化由胰島素阻抗引發，會出現在糖尿病前期與第二型糖尿病患者身上。1990 年有一項德州研究以 43 位糖尿病前期患者為對象，在他們身上發現了不健康的血脂；[22] 2002 年的一份哈佛研究以將近六千位糖尿病前期的女性中年護士為對象，發現她們心臟病發作的機率幾乎是健康人士的四倍，中風的機率是三倍。[23]

## 發炎狀態

前面所寫的內容，對具備常識的一般人來說肯定不陌生。我們都知道肥胖症、膽固醇與高血壓對健康有害。但是大家或許會感到驚訝的是，過度飲食導致的發炎與凝血也很危險。

近幾十年來最偉大的發現之一，是許多疾病都跟發炎（inflammation，源

自拉丁文「inflammo」，意指「我著火；我燃燒」）息息相關，包括胰島素阻抗、動脈粥樣硬化、癌症，很可能也包括阿茲海默症。

羅馬時期的學者凱爾蘇斯（Celsus）曾說發炎是組織受到傷害時，身體產生的四種反應（紅、腫、熱、痛）。後來又加入第五種反應（功能喪失）。這五種反應中，有三種的起因如下：當細胞死於創傷、感染或其他外來因素，局部免疫細胞會開始清除殘骸。它們採取的行動包括分泌化學物質增加局部血流，好讓血液送來更多免疫細胞。局部充血會增加局部體溫（血液的溫度高於末梢組織；末梢組織經常接觸空氣，所以溫度較低），導致皮膚變紅（血液是紅色）、變腫（血液占據的體積）。痛與功能喪失可歸因於組織原本的損傷。

到這裡為止，一切都在掌握中。但出人意料的是，我們發現內臟或腹部脂肪是主要的發炎器官，屬於長期發炎。代謝症候群裡，腹部脂肪含有的免疫細胞數量是脂肪細胞的兩倍。[24]（我把「免疫細胞 immune cells」與「發炎細胞 inflammatory cells」當成同義詞互用，因為這兩種細胞不但會轉變成彼此，也會啟動彼此。）免疫細胞比較小，脂肪細胞比較大，所以脂肪組織不會因為免疫／發炎細胞的滲入而腫脹三倍，但是腹部脂肪的細胞以免疫細胞為大宗：腹部脂肪是一種發炎的器官。

（脂肪細胞比較大，基本結構是一顆薄薄的細胞包裹著一大滴油。你可以把它想像成一顆氣球，裡面的空氣代表脂肪，薄薄的橡皮是細胞質。脂肪細胞的 99% 是脂肪，只有 1% 是細胞質。免疫細胞只有細胞質，體積僅占脂肪的 1%，因此免疫細胞侵入後，不會明顯改變腹部脂肪的總體積。可是免疫細胞的侵入會大幅增加內臟與腹部脂肪組織的免疫／發炎程度）。

令人驚訝的是，脂肪細胞是免疫系統的一部分。我們知道免疫細胞與發炎細胞會分泌化學物質進入血液，招募更多免疫或發炎細胞；脂肪細胞也會分

泌相同的化學物質。為什麼？沒人知道原因。不過大致說來，動物似乎都會把脂肪組織跟免疫力連結在一起。以昆蟲為例，紐約的艾伯特愛因斯坦醫學院（Albert Einstein College of Medicine）有兩位研究人員表示，脂肪體是昆蟲的主要免疫器官：「昆蟲主要是經由一種叫做脂肪體的器官來傳遞（免疫）反應。」[25]

為什麼在經過漫長的演化之後，動物的脂肪細胞依然保留免疫功能，或是（在不同門與亞門的動物身上）各自演化出脂肪／免疫的聯合功能？❷ 最好的線索來自一種非常罕見的突變病症：天生缺乏瘦體素。瘦體素是脂肪細胞分泌的荷爾蒙，可遏制食慾。天生缺乏瘦體素的人會變得非常胖，因為沒有瘦體素幫忙遏制食慾。多達半數的病患童年就會死去，不是由於肥胖，而是因為瘦體素的作用也包括刺激免疫系統。少了瘦體素，免疫系統會功能不良。[26]

脂肪細胞裡充滿脂肪時會分泌瘦體素，瘦體素一方面抑制食慾，一方面刺激免疫系統，幫我們對抗感染、維繫生命。挨餓的人體內瘦體素很少，他們很容易受到感染，因為免疫系統受到壓抑。

為什麼？動物必須做出取捨。對不容易攝取能量的動物來說（野生動物可能會因為食物稀少而難以攝取能量），首要之務是維持立即的生理運作：**現在**能否維持心跳？肌肉**現在**能否取得燃料？只有在擁有儲備能量的時候，才能把

---

❷ 我們不知道與免疫相關的脂肪是否直接遺傳自昆蟲／人類的共同祖先，也不確定脂肪細胞與免疫系統的關聯是不是所謂的「平行演化」的結果，例如不同的動物（昆蟲、鳥類、蝙蝠等等）各自演化出飛行能力。我念醫學院的時候，有位老師是分析心理學家，他試著說服我們人類的十二指腸潰瘍是經由演化而來，遺傳自一種現代海底甲殼動物，這種動物受到掠食者威脅時，會吐出胃黏膜給掠食者享用。「長官，請享用我的胃黏膜。」這位分析心理學家認為，十二指腸潰瘍的意義是：「請吃下我的十二指腸，饒我一命吧。」他不是演化生物學家，但是我們沒有理由懷疑脂肪組織跟免疫系統之間的關聯存在已久。

能量分配給非立即的功能，例如免疫／發炎。動物知道只有在脂肪體飽滿的情況下，才能把儲備能量分送出去，也就是瘦體素濃度夠高的時候，因為瘦體素濃度與脂肪儲量成正比。[27]

因此，肥胖者的免疫／發炎系統非常活躍。這通常是件好事。直到不久之前，人類的主要死因以及目前許多野生動物的主要死因都是感染。所以活躍的免疫／發炎系統絕對有好處。但是在衛生無虞的現代，非傳染病（例如胰島素阻抗）已成為主要死因，於是刺激免疫／發炎系統成了一種負擔，因為免疫系統在缺少病原體的情況下不該如此活躍。

有趣的是，瘦體素有一種鏡像荷爾蒙：脂聯素（adiponectin）。跟瘦體素相反，脂肪組織會在**脂肪耗盡**時分泌脂聯素：厭食症患者血液裡的脂聯素濃度很高，肥胖症患者濃度低。脂聯素的功能也跟瘦體素相反，如同最近發表的一篇論文題目：〈脂聯素是一種消炎因子〉（Adiponectin as an anti-inflammatory factor）。[28]

因此，肥胖症患者會分泌促進發炎的化學物質，這種化學物質在野外或許能救命，但是在衛生條件良好的文明世界反而成了麻煩，因為我們不需要過度活躍的免疫／發炎系統，而且這種化學物質還會（出乎意料地）引發胰島素阻抗。為什麼？

沒人知道答案，最有可能的原因是為了把葡萄糖轉移到免疫／發炎系統裡，就像皮質醇會在出現戰鬥逃跑反應時，引發胰島素阻抗把葡萄糖轉移到肌肉裡一樣。免疫／發炎系統啟動之後會需要更多能量，如果啟動免疫系統的化學物質也會引發胰島素阻抗，它們就可以把葡萄糖導向免疫細胞。[29] 但這種作法的後果很可怕。例如，有一種發炎化學物質叫 C 反應蛋白，它在血液裡的濃度與罹患心血管疾病和第二型糖尿病的機率有直接關聯。[30]

因此，代謝症候群的肥胖顯然會導致胰島素阻抗增強後的全身性發炎。但是在感染疾病已非威脅的現代，胰島素阻抗會引發代謝症候群進而致命。我們或許已理解這種生物機制的演化優勢。

## 易凝血狀態

血塊有引發中風與心臟病發作的風險。例如，動脈粥樣硬化是動脈裡有血塊形成，最後阻塞了動脈、對大腦或心臟造成損傷（有時足以致命）。所以心肌梗塞（心臟病發作）的治療方式之一是使用「血栓溶解劑」，例如鏈球菌激酶（streptokinase）。

血塊需要大量蛋白質才能形成，但是代謝症候群也觀察到過量的血塊形成，[31] 這是脂肪細胞令人驚訝的諸多現象之一。為什麼會有這種現象？沒人知道答案。我不打算猜測原因，不如把討論聚焦在本章的核心主題上。

大部分的人都會伴隨年齡出現代謝症候群。代謝症候群很危險，若是又吃早餐，就必須更加小心。

---

· 早餐與代謝症候群：三個實驗 ·

早餐對代謝症候群有什麼影響？就我所知，有三個實驗（而不是觀察）與這個主題有關。其中一個是前面討論過的法許博士的實驗，他的受試者呈現異常反應。第二個是法國里昂的瑪汀·拉維教授（Martine Laville）的實驗，她讓年輕的男性受試者攝取大量（700 大卡）與少量（100 大卡）早餐，兩個星期後發現受試者吃大量早餐時：

- 空腹與全日三酸甘油酯濃度較高
- 空腹與全日 HDL 濃度較低
- 脂肪氧化速度明顯較低 [32]


　　這意味著吃早餐會引發肥胖症與代謝症候群。瑪汀・拉維教授説：「（吃大量早餐時）脂肪氧化受到強烈抑制，或許可推測體重可能會隨著時間增加。」拉維教授的結論是：「實驗結果不支持當前早餐應攝取更多熱量的建議。」

　　巴斯大學的貝茨博士也做了類似的實驗，為時六週，以健康與肥胖的受試者為對象。[33] 他發現吃早餐跟不吃早餐之間沒有代謝方面的差異。[34]

　　代謝症候群的發展需要好幾年，因此拉維跟貝茨的實驗只證實了：一、早餐顯然無法預防代謝症候群，以及二、我們必須把實驗時間延長為幾個月，而不是只有幾個星期。❸ 在缺乏可靠實驗的情況下，我們就像只能藉由觀察得知地球繞行太陽的天文學家。雖然目前的觀察只能告訴我們早晨進食可能不是你以為的安全，但這些是可靠的觀察結果。

......................................................................................................

❸ 拉維教授觀察相同的受試者不同期間吃早餐與不吃早餐的情況，貝茨博士比較兩組不同受試者之間的差異（一組吃早餐，一組不吃早餐）。拉維教授的實驗可能有較高的統計敏感度，能偵測到貝茨博士的實驗結果沒發現到的趨勢。只有用更長的時間來重複這些實驗，才能得到可信度高的結果。

# 25

# 代謝症候群能否逆轉？

　　代謝症候群很嚴重，早餐有時候會讓代謝症候群更加嚴重。在各種飲食策略中，如果我們選擇早餐斷食，是否能夠預防代謝症候群？

　　如果代謝症候群是可以逆轉的，當然也可以預防。英國糖尿病協會執行長曾在 2009 年提及如何逆轉糖尿病前期：「糖尿病前期的逆轉機會……高達 60%，只要減掉適量的體重、飲食均衡健康，以及增加運動強度就可做到。」[1]

　　所以我們確實可以逆轉糖尿病前期（基本上就是代謝症候群），這也讓斷食成為焦點。讓我們先檢視一下英國糖尿病協會執行長提出來的幾個論點：運動、節食減重與年齡。

## 運動與減重

　　運動的機制簡單明瞭。運動燃燒熱量，因此有助於減重。問題是，運動燃燒的熱量少得驚人。醫學研究委員會（Medical Research Council）的蘇珊・傑

柏博士說，減重「需要的運動量超乎多數人的想像。通常得騎兩小時單車才能燃燒 500 大卡，相當於兩個甜甜圈。」[2]

或是如英國里茲大學的蓋特利教授（Professor Gately）所言：「想要減掉一磅重的體脂肪，必須從里茲跑步到諾丁罕（約 100 公里）。如果是節食，只要連續七天少吃一餐就能達到。」[3]

運動燃燒的熱量之所以比較少，是因為人體的運作效率很高。一般人一天約消耗 2,000 大卡，相當於一顆 100 瓦的燈泡發光一整天。所以人體消耗的能量跟一顆 100 瓦的燈泡差不多，效率驚人。以人體從事的無數活動來說（包括支援無比複雜的大腦），我們使用的燃料少之又少。

最近哥本哈根大學的一項實驗證實了運動減重的效果比較差：55 名受試者分成兩組，一組進行達到最大心跳量 90% 的有氧間歇運動，每週三次；另一組每天僅攝取 800 到 1,000 大卡的低卡飲食。十二週之後，低熱量飲食組的體重減少了 10%（26.6% 體脂肪），運動組的體重只減少了 1.6%（5.5% 體脂肪）。[4]

正式運動的另一個問題是它會排擠非正式的運動。以加速計監測的結果顯示，做正式運動的人通常會想要「獎勵」自己，所以在不做運動的其他時間比較懶散；不做運動的人比較有活動力（例如可以走樓梯就不搭電梯）。最近一項以不同學校的學童為對象的研究發現，[5] 其中一組「學童的體育課（正式運動）時間……多出 64%，但是他們回到家裡情況相反。學童在學校裡的運動量有大有小，但是把校內跟校外的運動量加起來的話，會得到相同的運動量。」[6]

更慘的是，有些人運動卻反而變胖，因為他們不只在其他時間比較懶散，還會用大吃大喝來「獎勵」自己在健身房裡的努力。❶

其實減重不復胖最好的方法是結合運動跟低卡飲食。單獨使用都不夠理

想，雙管齊下就能相輔相成。芝加哥伊利諾大學的飲食專家克利絲塔·瓦瑞迪博士（Krista Varady）讓肥胖的受試者進行不同的減重方式，她發現：

- 節食的受試者十二週平均減掉 3 公斤
- 運動的受試者十二週平均減掉 1 公斤
- 雙管齊下的受試者減掉 6 公斤

此外，他們的血液 LDL 與 HDL 濃度（以及亞型分布）都更趨近於健康範圍。[7]

## 運動與長壽

運動有兩個目的，一是減重，二是增加胰島素敏感性。從第二個目的看來，答案很明顯：運動有好處。運動會增加肌肉中葡萄糖轉運蛋白（glucose transporter）的數量，這是經由肌肉收縮達成的機制。肌肉是體積很大的器官，因此一次激烈運動就能從血液吸收更多葡萄糖，而且吸收時間長達 4 到 20 小時。[8] 除此之外，固定運動對維持體態稍有幫助，也會增加肌肉胰島素敏感性的基礎濃度。有一項針對三千多名美國糖尿病前期病患的研究發現，節食和運動可使罹患第二型糖尿病的機率減半。[9]

---

❶ 傑米·藍西（Jamie Ramsay）就是積極運動卻意外變胖（腹部肥胖）的一個例子。他在 2014 到 2016 年跑步橫越美國（16,538 公里），平均每天都跑了超越馬拉松的距離，一天燃燒 6,000 大卡。但是他在 2016 年 1 月 16 日告訴《泰晤士報》：「我的腹部累積了一層本來沒有的薄脂肪。我有什麼就吃什麼，而且許多當地食物都很甜。」

有一份流行病學的論文證實了這些研究。為了釐清運動不足與肥胖的各種相對危險，一支大規模的跨國團隊花費 12 年追蹤約 33 萬名歐洲人。他們評估受試者的運動強度與腰圍，並記下每一筆死亡紀錄。根據追蹤結果，他們推斷 2008 年歐洲的 920 萬筆死亡紀錄之中，有 67.6 萬（7.5%）可歸因於運動不足，33.7 萬筆（3.6%）可歸因於肥胖。[10] 團隊領導人，來自奧斯陸的烏爾夫‧艾克倫教授（Ulf Ekelund）告訴 BBC：「導致提早死亡的最大風險是運動不足……運動必須列為高度重要的公衛策略。對多數人來說運動 20 分鐘應該不難，這相當於腳步輕快地散步一次。」[11]

艾克倫教授似乎證實了「體適能高的肥胖」確實存在，但是瑞典優密歐大學（Umea University）的彼得‧諾斯楚姆教授（Peter Nordstrom）卻不同意。諾斯楚姆教授與同事追蹤了 130 萬名 18 歲的新兵，平均追蹤時間長達 29 年（期間有 44,300 人過世），他們發現：「體適能高的肥胖者早死的機率高於體適能低但體重正常的人。」[12] 換言之，諾斯楚姆教授懷疑「體適能高的肥胖」其實並不健康。從流行病學必然會出現的各種相左意見中，我們知道運動會特別針對危險的脂肪，也就是內臟脂肪或腹部脂肪：俄亥俄州克里夫蘭的 16 位肥胖者在進行了十二週固定的劇烈運動之後，胰島素敏感性上升了 33%，皮下脂肪減少了 12%，內臟脂肪減少了 22%。[13]

皇家醫學院協會（Academy of Medical Royal Colleges）歸納整理了各項研究，在 2015 年 2 月發表《運動：奇蹟般的療法以及醫生如何推廣運動》（Exercise: The Miracle Cure and the Role of the Doctor in Promoting It）。報告中提到：「40% 以上的成年人並未達到最低建議運動量，也就是一週 5 次、每次 30 分鐘的中等強度運動（例如騎腳踏車或快走）……達到最低建議運動量就可降低罹患心臟疾病、中風、癡呆症、糖尿病與數種癌症的機率至少 30%。」[14]

## 節食與胰島素阻抗

如果是過度飲食造成的胰島素阻抗，應可藉由減重逆轉。真的嗎？我們觀察到神經性厭食症病患的胰島素阻抗很低，他們對胰島素高度敏感，意味著減重極有可能降低胰島素阻抗。[15]

我們也可以做實驗來驗證。英國紐卡索大學的洛伊·泰勒教授讓 29 位第二型糖尿病患進行一日只攝取 600 至 700 大卡的嚴格節食，兩個月內 29 位受試者不但減掉了 15 公斤，胰島素阻抗的生化癥狀（包括空腹血糖、胰島素、糖化血色素、LDL 膽固醇與血壓）都出現顯著逆轉。因此，減重可以逆轉胰島素阻抗。

## 節食與第二型糖尿病

如果糖尿病前期可以逆轉，第二型糖尿病呢？當然可以，洛伊·泰勒已證實這件事。如果第二型糖尿病患保有良好的胰島素分泌（約有三分之一的病患可以），兩個月內減少 15 公斤即可逆轉糖尿病。[16] 遺憾的是，第二型糖尿病患如果無法正常分泌胰島素，就算減重 15 公斤也無法逆轉（但可消除胰島素阻抗），這表示我們必須在糖尿病前期演變成第二型糖尿病之前，及早拯救這些病患。

節食如何逆轉第二型糖尿病？解釋起來很複雜（請見參考文獻第 328 頁），但是基本觀念很簡單：節食可逆轉導致最初症狀的過度飲食。[17]

手術也可以逆轉第二型糖尿病。1990 年之前已進行過不少所謂的減重手術（bariatric surgery），「bariatric」的希臘字源「bari」意指「重量」。減重手術用來治療肥胖症，方法包括胃束帶、胃繞道與胃袖狀切除手術（細節請見參考文獻第 328 頁）。[18]

出乎大家意料的是，同時罹患肥胖症與第二型糖尿病的患者在接受早期的減重手術之後，約有 80% 的病患逆轉了糖尿病（許多肥胖症患者剛好也有第二型糖尿病）。這個情況令人驚訝，因此 1995 年有一篇深具影響力的論文問世：〈誰想得到？成年人初期糖尿病最有效的療法竟是減重手術〉（Who would have thought it? An operation proves to be the most effective therapy for adult-onset diabetes mellitus）。[19]

長期以來，人們相信第二型糖尿病是一種漸進性、會持續惡化的疾病，但是減重外科醫生與洛伊・泰勒教授推翻了這種令人沮喪的觀念。

## 我的親身經驗

醫生診斷我得到糖尿病的時候說這是一種漸進性疾病，只會不斷惡化。他開了口服藥給我，❷ 但是也要我做好口服藥終會失效的心理準備，演變成第一型糖尿病是必然的結果，我以後需要定期注射胰島素。

透過血糖儀，我很快就發現早餐斷食搭配低碳飲食可穩定血糖，我現在的糖化血色素濃度大約是 46，這確實是件可喜之事（為了預防併發症，糖尿病患必須維持 48 以下的糖化血色素）。如果我的糖尿病正在惡化（五年來似乎尚未惡化），惡化的速度肯定非常緩慢。

我的醫生不太開心。他說在他的第二型糖尿病患者之中，只有百分之一能做到像我這樣，也就是維持糖化血色素 48 以下的穩定情況。我之所以做得到，

---

❷ 醫生開給我的藥是格列齊特（gliclazide），這是專門給不肥胖的第二型糖尿病患。但是因為我擔心格列齊特會對胰島造成影響，所以我要求醫生改開每福敏（metformin）。這個經驗與本書無關，僅供參考。

是因為我違背了他的每一個建議。他叫我頻繁進食、吃早餐、吃碳水化合物，這三件事我通通唱反調。我的醫生只是遵循了國民健康與醫療優化研究所的指導方針，所以我不怪他。（他也叫我少喝酒，這個建議在第 27 章討論。）

## 年齡與第二型糖尿病

明尼蘇達州的洛契斯特梅約診所（Mayo Clinic of Rochester）是世上最受崇敬的醫療機構之一，曾於 2014 年發表：「**年齡**。第二型糖尿病的罹患率隨著年齡升高，尤其是 45 歲之後。」但是梅約診所不認為年齡本身是一個風險因子：「這或許是因為隨著年齡越大，通常會減少運動量、肌肉量變少，以及體重增加。」[20]

梅約診所認為第二型糖尿病的主要風險是過度飲食跟運動不足，年齡的問題在於老人缺乏自我節制，而不是必然的生理演進結果。

年齡當然是一項主要的社會因素。在公共衛生、臨床醫學與營養學的進步之下，人類越活越長壽。壽命的統計數字很令人開心：在預期壽命最長的國家，過去 170 年來平均壽命每十年就增加 2.5 年（也就是每年增加 3 個月，或每天增加 6 小時）。目前仍維持相同的增加速度，所以你每活一天，預期壽命就增加 6 小時（開發中國家是 8 小時）。[21] 這顯然是個好消息。但若年齡會引發第二型糖尿病，這消息恐怕沒那麼好吧？或者梅約診所的看法是對的，年齡不會引發糖尿病？

不同的研究，結果各異。我不打算帶讀者檢視每一份研究，而是彙整在參考文獻中（第 328 頁）。[22] 目前的共識是年齡本身不是第二型糖尿病的重要獨立風險因子，以及糖尿病的兩個主要致病因素是可以修正的，也就是飲食跟運動。若是我們可以勸說有胰島素阻抗的老年人少吃多動，顯然會有振奮人心的

結果。

　　在此我只想舉出參考文獻的其中一點，那就是百歲人瑞都有很高的胰島素敏感性，這證明胰島素阻抗未必會隨著年齡升高，也證明胰島素敏感性跟長壽有關，或是反過來說，胰島素阻抗足以致命。[23] 傑若‧瑞文發現人體的胰島素阻抗有一半是天生的，我們無力改變（這取決於運氣），但是另一半可歸因於體重、飲食跟運動，我們可以加以控制。[24]

　　因此，節食跟運動可以逆轉導致代謝症候群的胰島素阻抗，也可以逆轉某些患者的第二型糖尿病。既然可以逆轉，當然可以預防。控制這些疾病的兩大工具是運動跟飲食，飲食法有好有壞，近年來新興斷食法效果卓著，反而形成對早餐斷食有利的形勢。

# 26

# 新斷食法

我在 2010 年被診斷罹患第二型糖尿病，當時醫師的建議是頻繁進食：一天至少三餐，外加固定的點心。然而藉由測量血糖，我很快就決定早餐斷食、不吃點心。有時候，我甚至連午餐也不吃。大家都笑我：「泰倫斯就是不聽話。大家都知道糖尿病患應該少量多餐！」但當時我跟給我飲食建議的人都不知道，觀念正在悄悄改變。營養師艾蜜莉亞・弗瑞爾（Amelia Freer）注意到這波改變，她在 2015 年的著作《食在容光煥發》（*Eat. Nourish. Glow*）中寫道：

> 最初接受營養治療的訓練時，少量多餐是一種普遍的作法……一日三餐外加三頓點心……也就是我們相信一整天吃東西對健康有好處。（但是）2008 年我聽了一場跟胰島素管理有關的演講……講者說人類不需要吃點心……在場大部分的營養師，包括我自己在內，都略感驚訝……那是當你發現長期的信念……被顛覆的重要人生時刻。[1]

艾蜜莉亞·弗瑞爾還說：「人類的打獵與採集祖先無法經常取得三明治、蛋糕跟餅乾，甚至連水果或堅果都很難找到。食物有時候很豐沛，有時候很稀少。但**身體都能適應。**」

其實身體不只能適應，還會變得更好。斷食已成為一種流行，芝加哥伊利諾大學的克利絲塔·瓦瑞迪博士是這方面的專家，她研究人類斷食的效果已超過十年。本章的部份內容正是以她的研究為基礎。

目前有三種主要的飲食／斷食法：

- 傳統減重節食
  - 又稱「限制熱量」（caloric／calorie restriction）
- 間歇性斷食（intermittent fasting）
  - 一種是 5：2 輕斷食
  - 另可選擇 1：1 斷食（1:1 diet）
- 限時進食（time-restricted feeding）
  - 最常見的是 8 小時斷食

接下來逐項說明：

## 傳統減重節食

瓦瑞迪博士在她 2014 的暢銷書《隔日斷食》（*The Every Other Day Diet*）中寫道：

節食沒有用。這句話你八成看過幾十次甚至幾百次。但是就算「節

食沒有用」已成為老生常談，卻絕非事實。事實是**如果你天天節食，**
**節食才沒有用**。節食沒有用，因為沒有人能忍受天天被剝奪，天天
不能吃自己愛吃的東西。節食沒有用，原因出在無法執行！[2]
（粗體字是瓦瑞迪博士自己的標示）

　　節食無法執行，這一點相當可惜，因為限制熱量不只是一種有益的節食
方法，也是一種有益的生活方式。最早在 1935 年就有研究發現，限制實驗室
小老鼠攝取熱量可延長牠們的壽命。如果小老鼠攝取的熱量只有平常的 60 到
75%，壽命可延長 50%，也可延遲與年齡相關的疾病，包括糖尿病、癌症、
腎臟病與白內障。[3] 流行病學家說人類身上也有相同的現象，日本的沖繩島民
進食量比其他日本人平均少了 20%，他們的壽命比其他日本人多了幾年，百
歲人瑞的數量也是多數工業國家的四到五倍。[4]

　　限制熱量有益健康，這並不令人意外。它可以明顯改善胰島素敏感性，原
因不言自明（進食量越少，胰島素濃度越低，胰島素敏感性就越高）；限制熱
量也能降低空腹血糖值。上述兩種現象都跟健康有關。[5] 此外，限制熱量亦可
消除腹部肥胖。

　　限制熱量對健康的好處不僅於此。舉例來說，氧的代謝出奇危險，因為會
製造一種叫做「自由基」的化學物質，自由基會破壞 DNA 與其他重要分子，
進而引發糖尿病、癌症、動脈粥樣硬化和其他老化疾病。限制熱量可減少氧的
代謝。[6]

　　不過，多數人不可能願意為了延年益壽而長期限制熱量，因為持續挨餓
一點也不好玩。全球約有 5 萬人在最佳營養的基礎上限制熱量攝取（Calorie
Restrictors on Optimal Nutrition），他們（顯然）很苗條、從生物化學的角度

來說很健康，心理也很堅強（並非人人都有那樣的意志力），可是他們的人數並未快速增加。處於事業顛峰的超級模特兒或許願意接受限制熱量的生活方式，但是普通人過著普通的生活，想要減肥或維持體重的人可能會放棄限制熱量，選擇新的斷食法。

（順帶一提，厭食症不符合限制熱量的定義，因為限制熱量不會造成營養不良，但是厭食症會。）

## 週期性斷食

華盛頓大學與密蘇里大學的曼奴・沙庫拉瓦西（Manu Chakravarthy）與法蘭克・布斯（Frank Booth）說，人體的運作基礎本來就是「大吃與飢餓」，糖尿病與代謝症候群成為流行病的原因，不只是過度飲食與運動不足，也是因為我們不再進行週期性斷食。[7]

當然也有某些文化刻意進行斷食（基督徒四旬齋、猶太人的贖罪日、佛教僧侶的初一十五等），而穆斯林在齋戒月（一整個月在日落前不能進食）的血中膽固醇與三酸甘油酯濃度都會降低。[8]

此外，南加州大學的瓦特・隆格博士（Valter Longo）的實驗室研究發現，週期性斷食甚至對酵母菌也有好處，酵母菌是人類的遠親：讓酵母菌輪流接受營養液跟清水，酵母菌會活得更久，抵抗毒素的能力也更強。讓小老鼠每 14 天中節食限制熱量 4 天，雖然體重沒有減輕（其餘 10 天過度飲食），但是：

- 壽命比較長
- 血糖值與胰島素濃度下降
- 腹部脂肪減少

- 骨密度上升，大腦神經細胞發育增強
- 癌症罹患率下降

　　隆格博士讓 19 位健康受試者進行一個月 5 天，以蔬食為主的低卡節食法，受試者的血糖值降低，體重減輕，血液裡的 C 反應蛋白濃度與第一型類胰島素生長因子的濃度都下降了。[9]

　　斷食會讓生活方式更加多采多姿，幫助節食的人持之以恆。人們為了各式各樣的原因嘗試斷食，而目前各種週期性的斷食法主要分成兩大類，間歇性斷食與限時進食。

## 間歇性斷食

　　5：2 輕斷食是「間歇性斷食」的一種，另外也可選擇 1：1 斷食。採用瓦瑞迪博士的隔日斷食或 1：1 斷食的人，女性每隔一日僅攝取 500 大卡，男性每隔一日僅攝取 600 大卡（飲食指南建議熱量的四分之一），為了保護肌肉，斷食那天並非完全不吃東西，但是斷食隔天沒有飲食限制。

　　間歇性斷食的減重成效如何？瓦瑞迪博士檢視了相關研究，發現間歇性斷食的減重效果幾乎跟限制熱量一樣好。這意味著人類跟小老鼠不一樣，不會為了補償斷食就在可以任意進食的那幾天放縱大吃（人類的進食量只會比正常情況多 10%）。[10] 這顯然令人振奮。

　　至於胰島素敏感性，瓦瑞迪博士發現間歇性斷食也能增進胰島素敏感性，效果跟限制熱量差不多。這兩種方法對葡萄糖與胰島素阻抗的好處都跟減重成正比，而且是只跟減重成正比。不過在適當的長期研究出現之前，我們無法確知用間歇性斷食減重是否有助於長壽。[11]

間歇性斷食有幾種方法，最流行的不是瓦瑞迪博士的 1：1 斷食，而是麥克・莫斯里（Michael Mosley）與咪咪・史賓賽（Mimi Spencer）2013 年的著作《奇效 5:2 輕斷食》（*Fast Diet*，繁體中文版於 2013 年出版）所提倡的 5：2 輕斷食。這本書讀起來很有趣，像瓦瑞迪博士的《隔日斷食》一樣提供許多食譜，還告訴讀者瓦瑞迪博士「很苗條、迷人，為人風趣」。

5：2 輕斷食一週 2 天只吃 500 或 600 大卡，剩下的 5 天沒有限制，顯然比每隔一天就斷食一次來得容易，或許也是它如此受歡迎的原因（碧昂絲、珍妮佛・洛培茲、珍妮佛・安妮斯頓、班尼迪克・康柏拜區，以及英國前財政大臣喬治・奧斯本都曾試過）。

瓦瑞迪博士比較過自己的 1：1 斷食與莫斯里醫師的 5：2 輕斷食，在修正每週不同的斷食天數的差異之後，這兩種方法似乎同樣有效。不過有些人使用 1：1 斷食才能減重，用 5：2 輕斷食沒有效果。[12]

## 限時進食

最常見的是 8 小時減肥法（也就是 168 斷食），又稱「限時進食」。瓦瑞迪博士指出間歇性斷食有個問題：「有 20% 的人無法承受 5：2 輕斷食或隔日斷食，但他們可以承受每天不吃早餐或宵夜。」[13]

限時進食的意思是每天有部分時間完全斷食，只有一段特定時間可以任意進食（通常是 8 小時），但是其他時間不能吃東西。在實際的作法上，限時進食通常是不吃早餐跟上午的點心，只吃午餐、下午的點心和晚餐，但是不吃宵夜。（珍妮佛・樂芙・休伊與休・傑克曼都是 8 小時減肥法的愛用者。）

瓦瑞迪博士檢視了相關研究，發現如果人類和動物限制一天內只有幾小時可以進食，血脂與胰島素敏感性都會改善。

瓦瑞迪博士也比較了限時進食與間歇性斷食，發現限時進食在生物化學上的效果優於隔日斷食或 5：2 輕斷食。

　　真是令人敬佩！瓦瑞迪博士是間歇性斷食的權威，也是真正的開創者，但是她承認限時斷食或許更加健康。這就是科學界的誠信！瓦瑞迪博士也發現有20% 的間歇性斷食受試者（包括 5：2 和 1：1）會中途退出，但是限時進食（8小時）研究的受試者只有 10% 退出。

　　為什麼限時進食比間歇性斷食更加健康？加州索爾克研究所（Salk Institute）的沙奇答南達・潘達博士（Satchidananda Panda）提出了一種答案。《男性健康》雜誌主編大衛・辛可贊柯在他的暢銷書《8 小時減肥法》（*The 8-Hour Diet*）中如此介紹潘達博士：「沙奇答南達・潘達博士身材嬌小、活力充沛，他對於間歇性斷食原理的新發現走在減重界的最前端⋯⋯**何時吃東西或許跟吃什麼東西一樣重要。**」[14]（粗體字是大衛・辛可贊柯的標示）

　　潘達博士的實驗發表於 2012 年。[15] 他讓老鼠有機會接觸人類愛吃的速食（漢堡、洋芋片等等），結果發現老鼠也喜歡吃。牠們吃了垃圾食物變胖，也同樣出現胰島素阻抗、肝病與發炎等問題。但是當潘達博士只給老鼠 8 小時的時間接觸相同的食物時：

- 牠們的進食量沒有改變
- 可是沒有變胖
- 生化功能（肝病、脂肪與發炎化學物質）也沒有惡化

　　老鼠為什麼沒有變胖？生化功能為什麼沒有惡化？潘達博士的論文指出，一天只在 8 小時內進食，可強化肝臟的晝夜節律。這又是什麼意思呢？

## 兩種晝夜節律

其實身體至少有兩種晝夜節律，而且可以分開運作。我們知道傳統的晝夜節律以 24 小時的晝夜週期為基礎，調節清醒、睡眠與時差。另一種晝夜節律是消化節奏，取決於進食。如果我們改變進食的時間，肝臟與胃腸的週期活動也會換到另一個時區。假設我們把進食的時間往前或往後挪動六小時，消化系統的晝夜節律也會跟著改變，但是 24 小時的晝夜節律卻會維持原樣。於是松果腺的早上七點，對肝臟來說是下午一點。

2001 年，國家科學基金會的一支團隊在《科學》（Science）期刊發表了一篇論文，題目總結了研究結果：〈透過進食為肝臟導入生理時鐘〉（Entrainment of the circadian clock in the liver by feeding）。[16] 或是如耶路撒冷希伯來大學的奧倫‧弗洛伊教授所言，「進食主宰」消化器官的晝夜節律。[17]

換句話說，胃腸有自己的晝夜節律，由進食模式控制，而且不一定跟 24 小時的晝夜週期同步。這種導入或主宰是怎麼產生的呢？

有一種重要的基因叫做 Per1 基因，也就是「週期」（periodic）基因，用來調整晝夜節律。Per1 基因在松果腺（分泌褪黑激素調整身體大部分的晝夜節律）的表現是記錄明／暗週期的變化。同時，Per1 基因能確保褪黑激素的分泌也會記錄週期變化。

Per1 基因表現也存在於遵循晝夜週期的其他器官裡，但是當進食模式改變時，消化器官的 Per1 基因表現會從明／暗週期變成進食週期。例如老鼠本來是在夜晚進食（牠們是夜行動物），如果在實驗室裡讓牠們改成只有白天的幾小時可以進食，肝臟的 Per1 基因週期就會改變。三天內，肝臟的新作息就會把消化時鐘調整 8 小時，但是松果腺的 Per1 基因表現依然遵循相同的明／暗週期。因此老鼠身上有兩組晝夜節律，松果腺的時鐘由明／暗週期設定，胃

腸的時鐘由進食時間設定。❶

與 Per2、Per3 基因一樣，Per1 基因會調節肝臟合成葡萄糖的速度。[18] 事實上，胃腸的晝夜節律也會調節許多關鍵的代謝途徑。[19] 潘達博士觀察 Per2 基因等週期基因的表現，發現如果老鼠一天只有 8 小時能進食（而不是一整天），週期基因的表現會達到高峰。限時進食為晝夜節律提供一個計時的「推力」，就像父母幫孩子推鞦韆一樣。Per2 基因控制著許多代謝作用，因此限制動物可以吃東西的時間是 8 小時，剛好是胰島素敏感性的高峰期，24 小時都能進食的動物，就算碰到胰島素阻抗較高的時間仍會進食，而胰島素阻抗會導致肥胖。潘達博士給這項研究的結語是：「把進食時間限制在 8 小時好處多多，不用擔心吃太多……抑制晝夜節律與縮短斷食時間會導致肥胖跟糖尿病。」[20]

奧倫·弗洛伊教授也做過類似的實驗。他一天只給小老鼠 3 小時的進食時間，發現以下改變：

- 食物攝取量減少 7%
- 體重減少 5%
- 血液的三酸甘油酯與膽固醇濃度分別降低了 25% 與 40%
- 促進發炎的化學物質 IL-6 與 TNF-α 降低了大約 300%[21]

弗洛伊教授為一組小老鼠提供 4 小時的高脂飲食，另一組則是 24 小時的

---

❶ 實驗中的老鼠依然維持夜間活動，白天大多在睡覺。雖然牠們會在白天醒來幾小時吃東西，但時間沒有長到足以干擾松果腺以晝夜為基礎的 Per1 基因表現。

低脂飲食，結果顯示高振幅晝夜節律的重要性。[22] 雖然兩組攝取的熱量一樣多，但是 4 小時組的小鼠較不肥胖、膽固醇濃度較低、胰島素敏感性也比較高。

4 小時的進食時間強化了小鼠的晝夜節律，進而刺激關鍵的酶在進食時間的活動。**何時吃東西或許跟吃什麼東西一樣重要**，這句話或許所言不虛。

小老鼠身上的現象，也適用於人類嗎？布拉格查爾斯大學的漢娜·卡列歐娃與同事最近發表的論文，認同每天只在固定時間吃兩餐的好處。這篇論文的題目很長，節錄部分就能一瞥結果：「一天吃豐盛的兩餐……對第二型糖尿病患來說……比吃六次點心更有效」。

卡列歐娃醫師觀察節食減重的第二型糖尿病患，發現在攝取相同熱量的情況下，一天只吃兩餐比吃六餐更好。一天只吃兩餐可降低：

- 體重
- 肝臟脂肪
- 空腹血漿血糖
- 胰島素濃度
- 升糖素濃度
- 胰島素敏感性 [23]

而且降低幅度超越一日六餐攝取相同熱量的病患。❷

---

❷ 卡列歐娃醫師讓受試者一天只吃早餐跟午餐（不吃晚餐），因為她認為早餐是一天最重要的一餐。對她的受試者來說或許真是如此，因為他們確實減輕了體重。但若想在減重的同時維持健康，我更推薦的作法是早餐斷食。

總之，無論是減重或維持健康，週期性斷食比單純限制熱量來得有效。8 小時減肥法（即 168 斷食）是最好的斷食法，而且最佳作法是不吃早餐、上午的點心跟宵夜。

## 為什麼在晝夜節律的高峰期進食有益健康？

這個問題的另一種問法是：胰島素阻抗為什麼會使人發胖？我們透過 8 小時減肥法發現，晝夜節律的高峰期剛好是胰島素敏感性的高峰期，以熱量來說最不容易引發肥胖，但是胰島素敏感性如何使人變瘦，或者，為什麼瘦子的胰島素敏感性較高？1993 年，加州大學聖地牙哥分校的羅伯·亨利（Robert Henry）與同事試著回答這些問題，他們發表了一份精彩的研究，實驗對象是 14 名第二型糖尿病患。[24]

以第二型糖尿病的常規標準來說，實驗對象的病情都控制得很好，但是他們的血糖都顯著偏高。因此亨利做了一件特別的事：讓受試者接受胰島素治療（第二型糖尿病患通常只吃口服藥，只有第一型糖尿病患才會注射胰島素）。他立刻觀察到兩個現象：病患的平均血糖值恢復到正常標準，但是胰島素濃度幾乎翻倍，從 300 pmol/l 上升到 500 pmol/l。

六個月後，亨利發現兩個有趣的結果：

· 病患體重增加。而且增加了很多，六個月就從 93.5 公斤增加到 102.2 公斤。體重增加幅度與血液胰島素濃度成正比。
· 雖然體重增加，但是病患攝取的食物減少了。實驗之初，亨利的病患一天平均攝取 2,033 大卡熱量，接受胰島素治療六個月後，熱量

攝取減少了 300 大卡，僅剩 1,711 大卡。因此體重增加的原因不是因為吃得多，而是因為進食量變少，胰島素只好拚命把熱量儲存成脂肪。

這場實驗告訴我們，當你的身體產生胰島素阻抗，胰島素會讓你變胖。在自然的情況下，胰島素阻抗何時會達到高峰？在早餐時間。

早上吃東西，身體必須比平常分泌更多胰島素，所以會引發肥胖，進而激發胰島素阻抗（因為胰島素濃度上升了）。於是惡性循環就此開始：為了克服胰島素阻抗，必須分泌更多胰島素，結果更加肥胖，胰島素阻抗也變得更高。經年累月下來，一定會引發糖尿病前期與代謝症候群，帶來各種危險的後果。

（阿金與蓋瑞·陶布斯向來公開反對「吃多少熱量，就會吸收多少熱量」〔a calorie for a calorie〕。會刺激胰島素分泌的碳水化合物，其實比脂肪更容易讓人發胖。亨利的實驗似乎證實了胰島素就是讓你發胖的荷爾蒙。不過，在控制的條件下讓受試者斷食或增重的生化實驗似乎發現，熱量確實是吃多少就吸收多少，無論來自脂肪或碳水化合物都是「等熱量」吸收，因此限制熱量會變瘦，過度攝取熱量會變胖，脂肪跟碳水化合物皆然。[25] 這些觀念差異再次反映我們對食物與飲食的了解有多靠不住。但有一種方法可以解決這種矛盾現象，那就是在正常情況下〔意即不是做實驗，而是自然狀態或日常生活〕，碳水化合物確實會讓人發胖：270 名美國人歷時兩年的觀察，發現碳水化合物比脂肪更容易令人極度渴望食物。[26] 原因應該是胰島素飆升，進而刺激由腦腸肽引發的極度渴望進食。）

## 一天一餐？

如果把卡列歐娃醫師的研究合理地往下延伸會怎麼樣？如果一天只吃一餐呢？巴爾的摩國家老化研究院（National Institute on Aging）的馬克・麥特森博士（Mark Mattson）與同事做了這項實驗，取得了相當大膽的結果。如果一餐吃下相當於三餐份量的食物，會為身體的生化作用造成負擔：胰島素阻抗更為嚴重。

麥特森博士沒有說明原因，但我認為有個相當明顯的答案：如果一天只吃一餐，進食的時候身體已有很高的胰島素阻抗，因為斷食會引發自由脂肪酸，自由脂肪酸會激發胰島素阻抗。如果一天吃兩餐，吃第二餐正好是身體出現胰島素敏感性的時候，也就是第二餐現象。一天連續兩餐似乎最為理想。

麥特森博士也發現：「受試者一天只吃一餐，如果我們沒有要求他們吃得跟一天三餐的份量一樣多，他們就會吃得比較少。」[27]

若一天只吃一餐，總進食量會比一日多餐來得少，因此只吃一餐或許利大於弊。我為什麼如此確定呢？因為麥特森博士在接受大衛・辛可贊柯與《美國新聞與世界報導》（US News and World Report）的訪問時，都曾提到自己「天天不吃早餐，幾乎不吃午餐，主要依靠晚餐取得營養。」[28]

麥特森博士或許是以兩位英國演員為榜樣：喬安娜・拉姆利（Joanna Lumley）與奈吉爾・哈維斯（Nigel Havers），他們都是一天只吃一餐，保持身材苗條，並且表示這在演藝圈相當常見。

不過拿破崙一世或許是更有力的範例。安德魯・羅伯茲（Andrew Roberts）在 2014 年的傳記著作《拿破崙大帝》（Napoleon the Great）中，描述年輕時的拿破崙「一天只吃一餐，時間是下午三點。」甚至在聖赫勒拿島上（St Helena）度過晚年歲月時，也是一天只吃兩餐。他早上六點起床，十點用

餐，傍晚時再吃晚餐。[29]

　　總而言之，斷食有益健康。在各種斷食法之中，我想，不吃早餐跟宵夜是最健康的選擇。

### 大衛·辛可贊柯的 8 小時減肥法

　　坊間提倡 8 小時減肥法的眾多書籍中，辛可贊柯的書是其中的暢銷書之一。雖然辛可贊柯稍微提及幾份研究，但是他並未提供參考文獻。他的書著重於激勵讀者，而不是嚴格、公正、仔細地分析研究結果。因此，他的書在封底寫著：

**全天候都在減重！**

迷思：吃什麼很重要

事實：何時吃才重要

　　辛可贊柯的書也提供了大量食譜和運動方式（在我的這本書裡，這兩者都沒有）。雖然辛可贊柯把自己的學識輕鬆帶過，但他確實仔細思考過早餐金句：

**一天最不重要的一餐**

請容我代表全國的健身大師、節食書籍作者、當紅營養師、減重診所，向社會大眾道歉……我們幾乎都曾提出錯誤建議。這個錯誤建議就是一定要吃早餐……我們都看過那些「事實」：

不吃早餐的人肥胖的機率比吃早餐的人高出 450%；豐盛的早餐可以「啟動」新陳代謝，燃燒更多熱量。但這些都不是事實……

好消息是：早餐斷食……

實踐 8 小時減肥法的人可以把午餐變成早餐……第一天早餐斷食或許很難……但是第一個月結束時，多數人都說養成早餐斷食的習慣其實並不難。[30]

# 第三型糖尿病
（以及代謝症候群的
其他影響）

胰島素阻抗與代謝症候群本身不會致命，但是它們會引發致命的疾病，其中主要的三種疾病是動脈粥樣硬化、癌症與阿茲海默症。我在第 1 章探究過這三種可怕的疾病，探究的過程中發現兩件令人驚訝的事。其一，它們揭露了胰島素的另一個功能。其二，大腦對葡萄糖的吸收有一部分受到胰島素調節。

## 胰島素的另一個功能

先前描述過胰島素如何刺激細胞吸收葡萄糖，但是胰島素還有另一個功能：生長因子。胰島素會刺激特定細胞生長。[1] 這可能非常危險，甚至致命，因為這些細胞包括癌細胞、發炎細胞與平滑肌細胞。

遺憾的是身體出現胰島素阻抗的時候，只會抑制胰島素對吸收葡萄糖的刺激，不會影響胰島素的**另一個**功能：刺激細胞增生。因此，當血液裡的胰島素濃度上升，以便彌補組織吸收葡萄糖的抗性時，胰島素刺激細胞增生的作用反

而更強，可能會導致動脈粥樣硬化和癌症。[2]

第二，數十年來我們一直相信大腦不具胰島素敏感性，現在我們發現大腦對葡萄糖的吸收確實有一部分受到胰島素調節。[3]也就是說，胰島素阻抗可能會抑制大腦對葡萄糖的吸收，進而引發阿茲海默症。

接下來讓我們一起檢視動脈粥樣硬化、癌症與阿茲海默症。

## 心臟病發作與中風的流行病學研究

這些心血管系統的疾病基本上都是動脈粥樣硬化的結果，過去叫做動脈「硬化」，其實更貼切的說法應該是動脈發炎。情況頗令人沮喪。以下內容摘自英國心臟基金會的《冠狀動脈心臟病趨勢報告 1961–2011》（*Trends in Coronary Heart Disease 1961–2001*）：

1961 年，英國約有 16.6 萬人死於冠狀動脈心臟病。

2009 年，英國約有 8 萬人死於冠狀動脈心臟病。

1961 年，英國的死亡人口有 50% 以上死於心血管疾病。

2009 年，英國的死亡人口有 32% 死於心血管疾病。[4]

（心血管疾病是冠狀動脈心臟病與中風的總和）

雖然數據逐年減少，但英國心臟協會並未因此開心：「儘管數據呈現下滑趨勢，心血管疾病仍是英國的頭號殺手。」英國心臟協會認為主要的原因是糖尿病前期、肥胖症與第二型糖尿病。英國的例子是工業國家的縮影，這讓人不禁想問兩個問題：心血管疾病發生率降低的原因是什麼？心血管疾病的發生率為什麼居高不下？

心臟病發作與中風的發生率降低有三個主要因素。第一，吸菸率下降了，享受菸草的快感是人類最自作聰明卻適得其反的行為。第二，引發動脈粥樣硬化的兩大原因是血中膽固醇與危險的膽固醇亞型濃度升高，以及高血壓，這兩種病症的檢查與治療越來越完善。第三，有一種現象叫胎兒胰島素阻抗（foetal insulin-resistance），發現者是偉大的已故流行病學家大衛·巴克（David Barker，1938–2013），他生前服務於英國南安普敦大學（University of Southampton）。

英國的赫特福夏郡（Hertfordshire）從 1911 年開始為每一個新生兒量體重，巴克教授找到過去的數據，對照新生兒後來的健康狀況。他發現新生兒的體重越輕，成年之後（甚至七十年後）罹患心血管疾病與第二型糖尿病的機率就越高。[5] 這真是出人意料的關聯！新生兒體重輕的原因可能是出生前營養不良，但為什麼營養不良的胎兒在成長了幾十年後，會變成容易罹患動脈粥樣硬化、高血壓、高血脂與糖尿病前期等代謝症候群的成年人呢？

營養不良的胎兒必須做出抉擇：我要保護哪些器官？胎兒會允許所有的器官都營養不良，還是犧牲部分器官來保護其他器官？營養不良的胎兒顯然會選擇保護大腦（這樣的反應跟成年人幾乎沒什麼不同。成年的哺乳動物挨餓時，大腦之外的大部分器官都會萎縮，雄性小老鼠除了大腦，還會保護睪丸）。[6]

因此營養不足的時候，胎兒會犧牲大腦以外的器官，於是發育成嬌小的成年人。為了讓身材變得嬌小，胎兒會引導肌肉與其他主要器官產生胰島素阻抗，藉此抑制葡萄糖的吸收，把葡萄糖保留給大腦。[7] 胎兒發育出代謝症候群形態的代謝系統之後，顯然會維持一輩子。

因此，胰島素阻抗、代謝症候群、心臟病發作、中風、第二型糖尿病與高血壓，都是源自母體營養不良（貧窮）所導致的胎兒營養不良。貧窮依然普遍

**表 27.1 ／ 全球十大死因（年度）**

| | |
|---|---|
| 1. 動脈粥樣硬化心臟病（750 萬人） | |
| 2. 中風（700 萬人） | |
| 3. 慢性肺臟疾病（300 萬人） | |
| 4. 肺炎（300 萬人） | |
| 5. 肺癌（150 萬人） | |
| 6. 愛滋病（150 萬人） | |
| 7. 腹瀉（150 萬人） | |
| 8. 糖尿病（150 萬人） | |
| 9. 交通意外（130 萬人） | |
| 10. 高血壓（110 萬人） | |

以上資料來自世界衛生組織（2015），「十大死因」：
www.who.int/mediacentre/factsheets/fs310/en/index1.html
全球有半數死亡人口死於十大死因。現在全球新生兒的預期壽命約為 67 歲，最低
是史瓦濟蘭的 46 歲，最高是日本的 84 歲。2012 年全球死亡人數約為 5,600 萬，
不過新生兒更多，達 1.4 億，因此全球人口仍持續成長（Population Reference
Bureau *2012 World Population Data Sheet,* www.prb.org/pdf12/2012-population-
data-sheet_eng.pdf）

存在，所以全球十大死因（見表 27.1）仍與貧窮息息相關，例如腹瀉、愛滋
病與交通意外等等，但是也包括代謝症候群引發的疾病，也就是心臟疾病、中
風、糖尿病與高血壓。或許令人意外的是，這些疾病不是後天代謝症候群的富
人所獨享。

　　西方世界越來越富裕，孕婦與胎兒營養不良引發代謝症候群的情況已日漸
減少（因此英國心臟病基金會才會記錄到心血管疾病的發生率降低），但是相
對地，營養過剩的情況迅速增加，成年人代謝症候群的發生率隨之上升，心臟

**表 27.2 ／ 全球富裕國家十大死因（年度）**

| |
|---|
| 1. 動脈粥樣硬化心臟病（158 萬人） |
| 2. 中風（95 萬人） |
| 3. 肺癌（49 萬人） |
| 4. 阿茲海默症與癡呆症（42 萬人） |
| 5. 慢性胸腔疾病（31 萬人） |
| 6. 肺炎（31 萬人） |
| 7. 結直腸癌（27 萬人） |
| 8. 糖尿病（20 萬人） |
| 9. 高血壓心臟病（20 萬人） |
| 10. 乳癌（16 萬人） |

以上資料來自世界衛生組織（2015），「十大死因」：
www.who.int/mediacentre/factsheets/fs310/en/index1.html

疾病、中風、高血壓與糖尿病在富裕國家成為十大死因（見表 27.2）。

羅馬時期，與我同名的劇作家泰倫斯呼籲「凡事適度為宜」（Moderation in all things），現代人不妨遵循他的建議：我們必須讓孕婦攝取充足的食物，以免胎兒產生胰島素阻抗，但是不要吃得過量，以免孕婦本身出現成年人胰島素阻抗。

胎兒與成年人代謝症候群之間有一個有趣的差異：胎兒的代謝症候群將持續終生，但是**過度飲食引發的成年人代謝症候群可以逆轉，也可以預防**。有一個瑞典研究追蹤了 2.1 萬名健康男性 12 年，其中約有 1,350 人曾經心臟病發作，但是避開五項風險因子的男性，心肌梗塞的機率降低了幾乎 80%。[8] 這五項因子是：

1. 不吸菸

2. 腰圍少於 37.5 吋（95 公分）

3. 健康飲食

4. 運動（每天走路或騎腳踏車超過 40 分鐘，每週運動超過一小時）

5. 適量飲酒（一天 10 到 30 公克酒精，相當於一大杯或是 250 毫升葡萄酒）

以女性為對象的類似研究，也在心臟病發作的機率上發現了類似結果。[9]

針對這項瑞典研究，英國心臟基金會的一位發言人說冠狀動脈心臟病是「一種大致可預防的疾病」（這是令人振奮的好消息，因為這表示面對代謝症候群，我們無須聽天由命），可惜的是，只有 1% 的男性能做到上述五種健康行為。[10]（看過這本書的人會知道還有第六種健康行為：早餐斷食，只是這項瑞典研究並未將其納入。）

## ·············· 身高、酒精、激瘦食物與長壽之間的關係 ··············

### 身高

營養不良的胎兒可能會發育成嬌小的嬰兒，成長為容易罹患心臟疾病的矮小成年人。不過，另外有些基因也會讓成年人身材矮小，而且（原因不明）容易引發心臟疾病。一項來自英國列斯特的研究調查了 20 萬人，發現成年人的身高每多出 6.4 公分，罹患冠狀動脈心臟病的機率就減少 13.5%。跟身高 180 公分的人比起來，150 公分的人罹患心臟疾病的機率高出 64%。[11]

但我們這些高個子也別太得意（我身高將近 190 公分），要知道生理機制是很公平的。身高基因也會引發癌症。牛津大學調查了 130 萬名英國中年女性，時間是 1996 到 2001 年。他們發現身高超過 150 公分的中年女性，每高出 10 公分，罹患以下九種癌症其中一種的機率就會高出 16%：結腸癌、直腸癌、黑色素瘤、乳癌、子宮癌、腎臟癌、淋巴瘤、非霍奇金氏淋巴瘤與白血病。[12]

## 酒精

地中海飲食一定含有酒精。我在前面提過（第 117 頁），2013 年瑞典林科坪大學醫學系的漢斯・哥德布蘭醫師與同事發現，如果第二型糖尿病患循地中海飲食模式早餐斷食，但是午餐的份量加大，午餐後的血糖值不會高於吃正常份量的午餐。但由於哥德布蘭醫師為受試者的午餐提供了葡萄酒，我們無法確知地中海飲食的益處有多少比例可歸因於早餐斷食，多少比例可歸因於午餐飲酒，又或許兩者都有好處。

## 激瘦食物（sirtfoods）

我們知道，限制熱量可延長壽命。在這個過程中，限制熱量也會刺激特定基因與酶的活動，包括去乙醯化酶（sirtuins）。此外，多酚類（例如巧克力）與白藜蘆醇（例如紅酒）等化學物質可活化去乙醯化酶，因此富含這些化學物質的食物帶動了長壽與健康產業。[13]

大學裡從事研究的科學家都願意為激瘦食物背書，也都願意鼓勵大家攝取綠茶、黑巧克力、薑黃、羽衣甘藍、藍莓、香芹、續隨子、柑橘類水果、蘋果、初榨橄欖油、核桃、黃豆／豆腐、芝麻菜、草莓、芹菜、蕎麥、椰棗、

咖啡、歐當歸、紅菊苣、紅洋蔥、鳥眼辣椒、紅酒等食材。[14] 但是也有科學家抱持懷疑態度，他們認為與去乙醯化酶有關的研究結果，奠基於一廂情願和實驗錯誤。[15] 我則抱持中立態度，因為這些激瘦食物大致上都對健康有益。不過 2016 年 1 月 2 日《泰晤士報》的一篇報導吸引了我的注意，親身體驗激瘦飲食的記者寫道：「我發現想要成功限制熱量，早餐斷食是關鍵。」激瘦飲食讓這名記者瘦下來（她在三個月內瘦了將近 13 公斤）的主要原因，似乎是中午前不吃東西。[16]

### 長壽

決定長壽的因素當然很複雜。有一項調查以 1913 年出生於瑞典哥特堡（Gothenburg）的 850 位男性為對象，發現活到 2013 年的百歲人瑞都有長壽的母親（也就是遺傳到母親的優良基因），而且他們都有良好的財務狀況、不吸菸、健康的膽固醇濃度、一天喝咖啡不超過四杯（也就是居住在良好的環境）。[17] 這項研究推論，決定長壽與否的是母系遺傳與各種環境因素，但是令人高興的是，環境因素的影響大於遺傳因素（確實應該高興，因為這代表我們並非無計可施）。

## 動脈粥樣硬化

稀粥（gruel）是一種粥，源自希臘語的「athera」。「Sclerosis」的意思是「變硬」。因此「動脈粥樣硬化」（atherosclerosis）的意思是像粥一樣的團塊沉積在動脈壁上，導致動脈變硬。

這種像粥一樣的團塊是什麼？是膿。我們都很熟悉瘡流出的膿，動脈粥

樣硬化的膿其實也差不多。基本上，膿就是已經死掉或垂死的免疫與發炎細胞（此處我依然把「免疫細胞」與「發炎細胞」當成同義詞互用）加上其他殘骸的混合物，例如膽固醇、三酸甘油酯，以動脈粥樣硬化來說，還會加上動脈壁的平滑肌細胞。

什麼情況會產生膿？發炎。組織受到傷害時，會透過發炎來治癒。動脈粥樣硬化可視為動脈受傷之後的一種持續發炎反應。動脈粥樣硬化病灶會出現在動脈受傷的地方，動脈分支或彎曲的地方容易受傷，因為血液是流動的，動脈的內壁非常脆弱，不順暢的血流會破壞內壁。分支與彎曲都會干擾血流，所以動脈粥樣硬化會發生在這些地方。

當一段動脈受傷時，發炎與修復機制就會啟動，在健康的情況下，動脈可以修復得不留痕跡。我記得當年在醫學院的解剖大體課，大體老師是一位苗條的43歲印度裔女士，她在世的時候終生茹素，主動脈平滑猶如嬰兒的主動脈。許多西方人的動脈修復無法不留痕跡，經常有粥樣硬化病灶。有幾個原因：

- 把 LDL 粒子召集到受傷的組織，是修復過程中很重要的一環（修復組織需要細胞增生，因此仰賴富含膽固醇的新細胞膜合成），但若是血中膽固醇濃度過高，或是不健康的 LDL 亞型濃度過高（這點或許更重要），就會有過多的膽固醇沉積在病灶上，導致發炎更加嚴重，因為沉積的膽固醇可能造成刺激
- 三酸甘油酯也是類似的情況
- 如果血壓過高，受到擾亂的血流損害會更加嚴重
- 如果胰島素濃度太高，發炎反應與發炎的其他細胞反應都會受到過度刺激

因此，代謝症候群的動脈發炎可能不會在接受治療後就消失，而是變成「慢性」症狀，因為越演越烈的發炎並未消失。事實上，動脈粥樣硬化就是一種慢性發炎（動脈粥樣硬化的病灶在外觀上很像結核病的病灶，也很像矽膠隆乳的慢性發炎病灶）[18]，只不過這種慢性發炎的位置很危險。所以才會有三分之二的第二型糖尿病患死於心臟病發與中風：高濃度胰島素會促發動脈粥樣硬化。[19]動脈粥樣硬化致死的方式有幾種，包括：

- 粥樣硬化斑塊會弄破動脈內壁，導致血塊的形成。血塊堵塞動脈，使依賴動脈供應養分的組織壞死
- 斑塊使動脈壁變得脆弱而破裂，血液滲出或甚至衝出動脈網絡
- 斑塊慢慢堵塞動脈，使依賴動脈供應養分的組織逐漸壞死

## 膽固醇與中風的奇特矛盾

有時候，高濃度 LDL 膽固醇對健康反而有益。中風有兩種。80% 的中風是由於動脈粥樣硬化斑塊導致血栓進而堵塞動脈（「**缺血性中風**」），約有 20% 的中風起因於動脈破裂，通常是因為高血壓使動脈變得脆弱（「出血性中風」）。缺血性中風與心臟病發作的原因相同，但**出血性中風卻是因為血液裡的 LDL 膽固醇濃度太低，無法滿足局部修復機制的需求！**[20]（高濃度 LDL 膽固醇可預防出血性中風，因此降血脂藥物施德丁〔statin〕會使情況惡化。）

有一份英國研究以慢性心臟衰竭的病患為對象，發現病患的血中膽固醇濃度越高，壽命就越長。[21] 這些有趣的數據提醒我們，膽固醇是一種必

要的化學物質。在此我們要討論一下施德丁。施德丁的使用仍有爭議，不過爭議的內容與本書無關。我想說的是科學家開發出施德丁的目的是降低血中膽固醇，因此施德丁不只用來治療 LDL 膽固醇濃度過高，也用來治療代謝症候群裡危險的 LDL 亞型。[22] 除了抗膽固醇之外，施德丁可能也有消炎的作用（原因不明），這當然是好消息。[23]

　　近年來，美國與英國的官方健康單位都建議四十歲以上的成年人，有半數應該服用施德丁，[24] 根據 BBC 的報導，「還有數百萬人應該服用降膽固醇藥物施德丁。」[25] 他們之所以會提供如此令人震驚的建議，是因為隨著代謝症候群迅速加劇，有許多年過四十的人出現血脂異常的情況。我認為官方單位的診斷是正確的，但是他們給了錯誤建議。我會這麼說，是因為哈佛大學的約翰・亞布拉姆森醫師（John Abramson）已證明施德丁確實有風險（例如引發第二型糖尿病），他認為讓有代謝症候群或血脂異常的人服用施德丁預防心臟病發作或中風，不會使他們的總死亡率下降。[26]

　　最好的作法應該是用施德丁治療**已經有**心血管問題或明確風險因子（例如糖尿病）的病患。與其使用多種藥物來預防心血管疾病，不如透過低碳水化合物飲食、生活形態與不吃早餐來預防。人類社會越來越富裕，我們不該把錢用來買藥，而是應該用錢來建立健康的生活，不是嗎？

## 癌症

　　癌症是一種細胞失控增生的疾病，胰島素會刺激細胞增生（或許跟第一型類胰島素生長因子這種荷爾蒙有關），所以第二型糖尿病患罹患某些癌症的機率是雙倍。[27] 如前所述，胰島素也會刺激免疫系統，促進發炎，發炎會刺激

細胞增生，所以也會引發癌症。除此之外，發炎還會激發胰島素阻抗，導致疾病與死亡的惡性循環。德國蒙斯特大學（University of Munster）的韓斯教授（Professor Hense）領導的一項研究發現，讓病患服用胰島素會增加罹癌風險：「胰島素治療……使罹癌風機率上升 25%。」[28] 這個結果並不令人意外。

2010 年，美國糖尿病協會與美國癌症協會發表了一份聯合報告叫《糖尿病與癌症》（*Diabetes and Cancer*）。他們發現糖尿病患罹患肝癌、胰臟癌與子宮內膜癌的機率，是非糖尿病患的兩倍；糖尿病患罹患結腸癌、直腸癌、乳癌與膀胱癌的機率也比較高，只是未達兩倍。[29] 只有一種癌症在糖尿病患身上的發生率比較低，那就是攝護腺癌，但肥胖仍有可能增加死於攝護腺癌的風險。

體重過重與肥胖都與胰島素濃度上升有關聯，也都是癌症風險因子；與它們關聯最高的癌症是乳癌（更年期婦女）、結腸癌、直腸癌、子宮內膜癌、胰臟癌、食道癌、腎臟癌、膽囊癌與肝癌。

## 失智症

阿茲海默症與其他類型的失智症在富裕國家越來越常見。❶ 2010 年，阿茲海默症協會（Alzheimer's Association）表示失智症是美國的第六大死因，全美約有 530 萬人患有失智症。[30] 美國每 70 秒就有一個人罹患失智症，而且速度仍在加快：從 2000 年到 2006 年，罹患率增加了 46.1%；以目前的速度計算，到了 2050 年，全美的失智症患者人數將有 1,100 到 1,600 萬。在流行病學的領域，不同的研究經常發現不同的結果。最近弗雷明翰的一項研究指出，阿茲

---

❶ 巴伐利亞的精神病學家愛羅斯·阿茲海默（Aloysius Alzheimer，1864–1915）是最早描述阿茲海默症的人。

海默症的發生率或許已停止上升。[31] 但年齡是最大的已知風險因子，全球人口持續老化，年過 85 歲的人有半數會罹患阿茲海默症。[32]

阿茲海默症會帶來沉重的負擔。除了令人心碎的心理壓力，別忘了還有經濟負擔。美國 2009 年有將近 1,100 萬名家屬與其他無酬的照護者，為阿茲海默症與其他失智症患者提供了大約 125 億小時的照護，估計總成本約為 1,440 億美元，醫療費用約為 1,720 億美元。[33] 英國與其他富裕國家也有類似的趨勢。

阿茲海默症是最重要的失智症原因，隨著腦細胞持續死去，記憶與大腦功能逐漸衰退。阿茲海默症似乎跟第二型糖尿病與胰島素阻抗有關，因此有些科學家稱它為**第三型糖尿病**。有一篇評論說：

> 阿茲海默症可視為一種發生在大腦的糖尿病。阿茲海默症患者的大腦發出有缺陷的胰島素信號……
> 胰島素受體廣泛分布在中樞神經系統裡，意味著胰島素對大腦具有重要功能。與取得、鞏固和回想記憶有關的海馬迴裡，胰島素受體的密度特別高。[34]

當病患因為過度飲食而產生胰島素阻抗時，胰島素阻抗似乎會延伸至腦部並造成損傷。2014 年，阿茲海默症協會概述了胰島素阻抗與失智症之間的關聯：[35]

### 糖尿病與認知衰退

糖尿病患者，尤其是第二型糖尿病患者，認知功能比較低，而且罹患失智症的機率也比非糖尿病患高（兩倍）[36]……研究人員發現阿茲

海默症與高血糖之間存在強烈關聯，[37] 這會導致一種對細胞有毒性的蛋白質在腦部激增（β 類澱粉蛋白[38]）。第二型糖尿病初期就會出現腦功能異常的跡象[39]⋯⋯他們的大腦呈現高胰島素阻抗，但使用葡萄糖進行正常腦功能的能力下降⋯⋯有一份針對將近 1.5 萬名 55 歲以上第二型糖尿病的研究發現，讓病患服用每福敏這種胰島素敏化劑，罹患失智症的風險會顯著下降。

（注記由我標示，收錄於參考文獻）

美國國家老化研究院的一份研究找到了第二型糖尿病的胰島素阻抗與阿茲海默症之間的共通點。這份研究發現，幫助胰島素發揮作用的一種蛋白質「胰島素受體受質 1」（Insulin Receptor Substrate 1，簡稱 IRS-1），在阿茲海默症患者身上受到的抑制超越第二型糖尿病。[40]

## 預防失智症

這個領域的金句是「對心臟有好處的東西，對大腦也有好處。」雖然流行病學的證據尚未明確證實健康的生活形態可以預防或治療失智症，但是健康的生活形態是行之有年的建議。[41] 芬蘭的一個隨機對照試驗加強了這個建議：他們以 2,500 名（年齡在 60 到 77 歲）具備七項風險因子的普通人為研究對象（教育程度低、高血壓、肥胖、糖尿病、運動不足、吸菸和憂鬱），發現如果積極處理七項風險因子，病患的衰退現象不但可減輕，或許還能預防。[42]

不過，「對心臟有好處的東西，對大腦也有好處」這句話近來受到一項大型研究挑戰（研究對象將近 200 萬人，平均年齡 55 歲，追蹤時間 9 年），研究的單位是倫敦大學衛生與熱帶醫學院（London School of Hygiene and

Tropical Medicine，簡稱 LSHTM）。LSHTM 的研究人員發現，越**瘦**的人罹患失智症的機率越高。[43]

這出人意料的研究結果不太容易理解，不過阿茲海默症患者的體重會減輕，或許已邁向阿茲海默症初期的受試者也已開始變瘦，所以反映在統計數字上。不過，最新的流行病學研究重現了過去的結果。最近發表的一個研究以馬里蘭州巴爾的摩的 1,400 人為對象，結果發現 50 歲的人 BMI 越高，罹患失智症的機率就越高。[44] 倫敦國王學院的提姆‧斯貝克特與同事研究了 300 名健康的女性雙胞胎，發現受試者的腿部肌力（體適能指標）與失智症的防護力和大腦的體積之間存在著強烈關聯：**體適能可預防阿茲海默症**。[45]

我們需要更多研究才有辦法建立一句老生常談，可喜的是，阿茲海默症的研究在奮力掙扎了這麼多年之後，終於重新振作起來。從 2002 到 2012 年，阿茲海默症的藥物試驗超過 400 個，其中 99.6% 以失敗告終。[46] 癌症藥物的試驗失敗率是 81%，同樣不算低。因此以胰島素為主的新觀念接受度頗高。

全身性的胰島素阻抗會增加死於動脈粥樣硬化與癌症的機率，因為上升的胰島素濃度會刺激細胞增生。另一方面，局部的胰島素阻抗可能會引發阿茲海默症。這些疾病隨著代謝症候群與第二型糖尿病一起成為流行病，也使得重新評估早餐成為當務之急。

# 如果非吃
# 早餐不可，
# 該吃什麼？

問：有些人早上不吃東西就是不行，他們該吃什麼呢？

答：理想的早餐應該是先吃一兩顆水煮蛋，再吃草莓
加鮮奶油。讓我來告訴你為什麼。

補充說明：
芭莉絲·希爾頓（Paris Hilton，編按：美國名媛）入獄服刑時，在獄中的早餐出奇健康：
一顆水煮蛋加一顆柳橙（www.dailymail.co.uk/tvshowbiz/article-484973/paris-loses-cool-
mocked-chat-kingletterman.html）。柳橙是水果，除了香蕉、西瓜跟葡萄之外，水果的
升糖指數跟升糖負荷通常都很低，因此柳橙並非不健康。草莓的升糖指數也很低，升糖
負荷更低，所以草莓比柳橙健康。

# 28

# 那麼，到底該吃什麼？

把碳水化合物逐出飲食之後，該用什麼取代？

## 肉類

肉類的問題，尤其是紅肉，在於似乎會促進發炎。2009 年有一支伊朗團隊在美國營養學協會（American Society of Nutrition）的《營養學期刊》（*Journal of Nutrition*）發表一篇研究，他們調查了德黑蘭的 482 位女老師，發現吃肉排名前 20% 的老師比墊底的 20% 更容易罹患代謝症候群，而且機率達兩倍。[1]那是一次橫斷面調查，所以調查結果或許只是關聯（富人可能吃更多肉類，較少活動，並攝取太多碳水化合物與脂肪）。

但是在 2013 年，有一支德國研究團隊檢視了 46 份論文，發現吃肉的人 CRP（C 反應蛋白，血液中的發炎指標）濃度比較高，吃蔬菜水果的人 CRP 濃度比較低。[2]發炎會引發動脈粥樣硬化與第二型糖尿病，因此吃全素的人

LDL 膽固醇濃度較低，[3] 罹患心血管疾病的機率也比較低，[4] 這並不令人意外。另一個華盛頓特區的研究有 49 位中年受試者，他們都是改吃全素飲食的第二型糖尿病患者，研究發現：

- 空腹血糖值從 9.9 mmol/l 下降到 7.1 mmol/l，少了 2.6 mmol/l
- 血液中三酸甘油酯濃度與 LDL 膽固醇濃度顯著下降
- 尿蛋白減半（腎臟損傷的指標）[5]

想必如此，流行病學研究證實吃肉並不健康。美國與歐洲有三個大規模調查，追蹤對象超過百萬人，歷時十年以上，調查期間約有 12 萬名追蹤對象過世。這些調查發現，每天多吃一份紅肉或加工肉品（香腸、義大利臘腸、培根）可能會讓死於心血管疾病或癌症的機率上升 10% 或更高。[6]

亞洲人的肉類攝取量比較低，似乎比較安全。適量的新鮮肉類顯然有益健康，但歐洲人和美國人的平均攝取量至少是適量的兩倍。[7] 此外，流行病學研究發現禽類的肉比較安全。基於這些原因（以及環保因素），德國政府率先建議國民一週只吃兩次肉，而且盡量不要吃紅肉。[8]

#### ····· 紅肉、白肉和暗色肉有何不同？為什麼禽類的肉比較安全？ ·····

基本上，肌肉可分為兩種。白肌用來衝刺，紅肌用來持久運動。比較雞胸與鴨胸：雞胸是白肌，因為雞使用胸肌的時間非常短暫（飛到樓木上），鴨使用胸肌長距離飛行，因此鴨胸是紅肌（或稱暗色肌，見後方說明）。

這兩種肌肉的生化機制大不相同。白肌只會在突發的激烈運動時把肝

醣轉換成乳酸，所以耗氧不多；紅肉或暗色肉會持續把脂肪氧化成二氧化碳。這也是它們的顏色來源，因為氧化需要肌紅蛋白（myoglobin，又稱肌紅素），類似血液的血紅素，而且顏色也是紅色。還有其他的有色化合物也會參與肌肉氧化脂肪的過程，例如細胞色素（cytochrome，「cyto」意指細胞，「chrome」意指顏色），因此「紅肉」或「暗色肉」基本上是同一種肉。

白肉顯然比較安全，紅肉／暗色肉比較危險。紅肉與結腸癌的關聯已經確立，而紅肉似乎也會促進發炎，因為紅肉含有一種叫做「肉鹼」（carnitine）的化學物質，肉鹼對脂肪的氧化有幫助，但是可能會被腸道細菌轉換成發炎化學物質。[9]

（carnitine 源自拉丁文的「carno」或「carnis」，意指「肉」。「carnival」〔嘉年華〕的詞源也是「肉」，因為懺悔日〔Shrove Tuesday，又稱 Mardi Gras〕等吃肉的節慶都來自大齋期之前可以吃肉的最後一天。相同的詞源的字還有「carnage」〔大屠殺〕。）

上超市買肉時，要如何區分哪些肉是紅肉、哪些肉是白肉？基本上，畜牧業者提供的肉類以紅肉為主（牛肉、羊肉、豬肉），雞胸是白肉，雞腿是紅肉。有些畜牧業者宣稱他們的肉類產品是白肉（有些確實是），但是營養價值早已被強大的關說扭曲，我們很難判斷肉品的標示是否可信。人們已不再信任政府的建議。例如，英文版維基百科的「紅肉」條目裡提到，哈佛公衛學院等機構的建議比較有參考價值，因為「美國農業部……必須忙著應付關說。」[10]

哈佛公衛學院建議我們禽肉（我認為指的就是雞胸）以外的肉類要少吃，他們暗示（哈佛的建議並未明說）超市裡雞胸肉以外的其他肉類都是

紅肉。[11] 哈佛公衛學院並非毫無偏見（早餐就是偏見之一），但是在肉品安全與紅白肉的界定上，他們應該是最好的參考機構：除了雞胸，超市裡賣的肉應該都是紅肉，所以比較不安全。

## 全素？

雖然吃太多肉有風險，但似乎沒有必要吃全素。鮭魚富含 omega 3 多元不飽和脂肪酸，有一份荷蘭研究證實吃鮭魚可降低血液裡的 CRP 濃度。[12]（自從 1971 年有研究發現格陵蘭的因紐特人雖然只吃魚跟肉，但是罹患心臟疾病的比例極低，[13] omega 3 多元不飽和脂肪酸就被認為對心臟大有益處。[14] 1971 年的因紐特人仍被稱為愛斯基摩人，在美國原住民語裡的意思是「吃生肉的人」。）

鮭魚富含脂肪。鱈魚沒什麼脂肪，omega 3 多元不飽和脂肪酸的含量也很少，但是鱈魚也能降低 CRP 濃度，因此魚肉大致上都對健康有益。[15]（本書僅論食物，希望我建議讀者僅攝取適量魚肉不會顯得偽善。英國海洋保育協會〔Marine Conservation Society〕是一個備受崇敬的慈善組織，查爾斯三世登基前是他們的贊助人。協會網站提供了有用資訊：www.mcsuk.org。其他國家也有類似的機構，只是恐怕全數都接受企業資助，包括英國海洋保育協會在內。不過，荷蘭政府現在的建議是每週吃魚一次，這是保育海洋生物同時兼顧心血管健康的最佳頻率。）[16]

其他動物產品也對健康有益。有一支康乃狄克的研究團隊讓一組超重的受試者每天吃三顆蛋，12 週後，受試者的 CRP 濃度大幅下降。[17] 東芬蘭大學（University of East Finland）有一項研究追蹤了大約 2,300 名中年男性，歷時

19 年。他們發現一週吃四顆蛋的受試者罹患第二型糖尿病的機率，比一週吃一顆蛋或不吃蛋的受試者少了 30%。[18] 這些受試者的 CRP 濃度和血糖值也比較低。蛋對健康有益。（基於對動物的關懷，我建議大家只吃放養雞隻的雞蛋，而且我們應該吃中型蛋，因為母雞生產大型蛋的過程應該很痛。）

即使只是因為以下這個原因，我們也應該吃動物產品：佛羅里達大學的一項調查檢視了 87 份研究，歸納出的結論是高蛋白質飲食可防止減重節食導致肌肉流失。[19] 當然有非動物的蛋白質來源，全素飲食也是值得尊敬的作法，但是安全的動物產品含有維生素 B12，例如蛋，若吃全素就必須另外補充。人類是從雜食動物演化而來，或許雜食才是健康的飲食。

（與早餐無關的部分就寫到這裡，不過關於動物倫理的主題，請容我建議兩個資訊來源：世界友善農牧組織〔Compassion in World Farming，簡稱 CiWF〕的網站 www.ciwf.org.uk，以及 CiWF 執行長 2014 年令人心碎的著作《壞農業：廉價肉品背後的恐怖真相》〔*Farmageddon: The True Cost of Cheap Meat*，繁體中文版於 2015 年出版〕。）[20]

## 乳製品？

有越來越多證據顯示全脂乳製品其實很健康。一份瑞典研究調查了大約 2.7 萬名中年人士，追蹤時間超過 14 年，發現其中將近三千人罹患上第二型糖尿病，但吃全脂乳製品的人罹患第二型糖尿病的比例很低，[21] 例如鮮奶油、牛奶跟起司（雖然這份調查也證實吃肉會增加罹患第二型糖尿病的機率）。加拿大魁北克的一份研究彙集了八篇已發表論文的結果，發現吃乳製品對發炎指標沒有負面影響（而且可能有正面影響）。[22] 全脂優格與起司富含微生物，腸道微生物的多樣性與健康之間存在著關聯。[23]

全脂優格與其他乳製品比低脂的更健康，因為低脂產品往往會為了維持口感添加糖。這實在非常諷刺，因為低脂產品的目的是吸引注重健康的消費者。

## 生態阿金飲食？

如果在吃低碳水化合物飲食的同時，也減少紅肉與加工肉品的攝取量，我們可以選擇哪些食物？有一支多倫多的研究團隊做了「生態阿金飲食」（Eco-Atkins diet）的實驗，之所以如此命名，是因為他們遵循阿金醫師的建議，用脂肪跟油取代碳水化合物，只不過他們使用的是植物脂肪，不是動物脂肪。[24]

研究人員追蹤了一群血脂濃度異常的中年男性和女性，他們用植物油取代碳水化合物超過六個月（飲食富含堅果、黃豆製品、酪梨、水果、蔬菜和蔬菜油），結果受試者的胰島素阻抗與血漿血脂濃度都變得更加健康。❶

## 生態阿金飲食與我

雖然科學界的共識是某些動物產品安全可食，包括乳製品與非紅肉，但是我透過測量自己的血糖發現，如果吃了太多起司或其他乳製品，早晨的血糖值會慢慢升高。但如果我接下來幾天吃全素（不用太多天，通常兩天就夠），血糖值就會下降。

我的推測是，動物脂肪以一種我的身體不喜歡的方式進入我的細胞膜（每

---

❶ 馬克‧海曼醫師（Mark Hyman）是柯林頓的醫療顧問之一，他的原始人蔬食飲食法（pegan diet）使生態阿金飲食更加普及（*paleo + vegan = pegan*）。他的網站提供了原始人蔬食的食物建議（drhyman.com/com/blob/2014/11/07/pegan-paleo-vegan/. Accessed 4 January 2016）。

個人的身體都不一樣），但是換成植物脂肪之後，我的血糖控制迅速改善。多虧了血糖儀，否則我不可能發現這件事。

## 煎和炸？

營養師喬·里屈（Joe Leech）寫了一篇好讀易懂的文章放在網路上，整理了目前的已知資訊。他說最適合用來煎和炸的油跟脂肪，不見得適合直接食用。大豆油、玉米油、菜籽／油菜籽油、棉籽油、葵花油等長期以來被認為直接食用很健康的多元不飽和植物油，最好不用來煎和炸，因為這些油一加熱，就會氧化成危險的化合物。花生油高溫加熱也可能有害健康，棕櫚油會造成環境破壞。椰子油（富含飽和脂肪酸）與動物脂肪（例如豬油、動物脂肪和酥油）可用來煎和炸，無水奶油也是，不過奶油本身可能含有加熱後會有危險的蛋白質與碳水化合物。可靠的老朋友橄欖油（單元不飽和脂肪酸）可高溫烹調（但可能會因為長時間加熱而走味），新朋友酪梨油也可以。[25]

不要吃危險的反式脂肪，這點無須贅述。遺憾的是，有些國家尚未完全禁用反式脂肪。以美國為例，反式脂肪可能占脂肪攝取量的 4%。這數字應該降為零，例如丹麥。

## 堅果

最好的堅果是哪些？堅果都很好，不過核桃富含 omega 3 多元不飽和脂肪酸，尤其是亞麻油酸，對健康特別有好處。哈佛與新加坡合作調查了約 14 萬名護士，發現經常吃核桃的人罹患第二型糖尿病的機率顯著較低，不過這種觀察研究當然無法證實因果關係。[26]

大部分的堅果都富含 omega 6 多元不飽和脂肪酸，有些研究者認為它可能

會抵消 omega 3 的益處，但也有研究者認為它與促進健康有關。[27] 除此之外，許多堅果（就像黃豆、青豆和許多蔬菜一樣）富含植酸（phytic acid），可能會抑制鐵質、鈣質與其他礦物質的吸收。儘管如此，流行病學研究大致上都同意堅果很健康，因此我們應該做的是避免極端作法（人生的許多方面都應如是），多吃堅果，但不要只吃堅果！

## 水果與纖維

盧斯提醫師已證明水果雖然含糖量高，但是同樣富含纖維。水果的纖維似乎可以抵消水果的糖帶來的風險，因為吃水果有助於降低罹患第二型糖尿的機率。[28] 盧斯提醫師在 2015 年 4 月 20 日告訴《泰晤士報》：

> 「（水果）含有天然纖維，纖維可抵消負面作用。水果天生如此，無論含糖量是多少，都有相同份量的纖維來抵消糖。」[29]

纖維由來自植物的長鏈碳水化合物構成，基於各種化學上的原因，人類無法消化纖維。我們的腸道細菌可以消化某些纖維（製造出令人尷尬的屁），但幸好糞便的主要成分仍是難以消化的纖維。為什麼是幸好？因為纖維的好處之一是減緩葡萄糖與果糖的吸收率（降低升糖指數，見第 29 章說明），因此可預防飯後危險的血糖飆升。纖維也會破壞導致肥胖的細菌，因此有助於抑制肥胖的細菌增生。纖維會跟膽固醇結合，讓膽固醇跟著糞便一起排出去。簡單來說，纖維是好東西。

最好的纖維是蔬果裡天然生長的纖維。水果奶昔裡的纖維已被切斷，遠遜於天然纖維。食物裡添加的纖維雖聊勝於無，但比不上富含纖維的天然食物。

## 速食、加工食品與垃圾食物為什麼對健康有害？

　　細菌是最近發現的原因之一。腸道裡有數以兆計的細菌（主要在大腸裡），一支劍橋的研究團隊發現，人類的糞便有一半以上的體積由細菌構成。[30] 糞便細菌的種類多達一千種，為了發現它們的功能，聖路易斯華盛頓大學的弗德里克・貝克德（Fredrik Backhed）與同事以剖腹的方式接生小老鼠，並且以無菌的方式飼養牠們。

　　這樣的小老鼠長大之後很瘦，顯示腸道細菌會幫助哺乳動物消化自身無法消化的食物，因為我們缺乏某些關鍵酵素。貝克德的論文題目非常點題：〈無菌小老鼠抵抗飲食引發肥胖症的機制〉（Mechanisms underlying the resistance to diet-induced obesity in germ-free mice），就算餵食西式的漢堡薯條，牠們依然不會發胖。[31]

　　但是讓無菌小老鼠接種人類糞便之後，人類細菌在牠們的腸道裡移生，牠們吸收食物的能力會變好。但是每個人的腸道菌種組合都不一樣，這樣差異並非隨機產生。體型較大的人（包括一人吃兩人補的孕婦）跟纖瘦的人有不同的腸道菌種組合，讓無菌小老鼠接種胖子的糞便，牠們容易變胖並且產生胰島素阻抗。[32] 由此可見，腸道細菌會影響胰島素阻抗的產生，也因此會影響體重。

　　提姆・斯貝克特 2015 年的著作《減重迷思》中提到，當我們吃進速食、加工食品或垃圾食物，腸道細菌就會從非肥胖組合變成肥胖組合，而真正的食物能幫助我們補充健康細菌。例如，真正的起司充滿好菌，能使腸道變得更健康；速食、加工食品與垃圾食物只有肉、薯條與含糖飲料，好菌非常稀少。[33] 加工食品通常含乳化劑，乳化劑（清潔劑）會進一步破壞腸道的細菌平衡。[34] 所以飲食專欄作家麥可・波倫（Michael Pollan）才會說：「吃食物。勿過食。多吃植物。」[35] 也說：「別吃老奶奶體內的細菌認定不是食物的東西。」

速食、加工食品與垃圾食物之所以不健康，還有另一個原因：缺乏纖維。如盧斯提醫師所說：「速食的定義是什麼？速食沒有纖維……（為了保存），食品產業移除了食物裡的纖維。」[36]

## 概要

答案很明確：不要吃精製碳水化合物、紅肉（與加工肉品），以及加工食品，多吃植物，這樣就沒問題了。維持這種飲食最大的問題是成本。喬治·歐威爾（George Owell）在 1937 年的著作《通往威根碼頭之路》（*The Road to Wigan Pier*）中如此形容英格蘭北部的窮人：

> 幾乎不買水果。但是他們會花一先令九便士（英國採用十進位制之前的貨幣）買糖（大約八磅重），花一先令買茶……（他們的）飲食非常可怕，更糟的是，越窮的人越不願意花錢買有益健康的食物……（當你）被騷擾、感到無聊、生活悲慘的時候，不會想吃無聊的健康食物，而是想吃「好吃」一點的東西。便宜又可口的食物時時都在誘惑你。

時至今日，人們已不像 1930 年代的英國窮人那般赤貧，有益健康的食物也變得便宜許多。多數人應該都買得起。

## 小結

安塞爾·凱斯活到一百歲，他生前遵循地中海飲食。如果我們能仿效他的作法，而不是他的說法，也遵循地中海沿岸居民的飲食方式：

- 早餐斷食

- 適量飲酒佐餐

- 多吃橄欖油、蔬菜、水果、堅果和豆類（豌豆、青豆、扁豆、鷹嘴豆）

- 適量攝取魚類、禽類、蛋

- 少吃紅肉、加工肉品、穀片、馬鈴薯、米飯跟麵包

- 戒除甜食與含糖飲料，包括蛋糕、果醬、果汁、汽水及任何含糖食物

誰知道呢？說不定我們也能活到一百歲。

# 29

# 如果你非吃早餐不可

**如果你非吃早餐不可，胰島素敏感性很高，應該怎麼吃？**

　　如果你苗條、健康又年輕，找不到有效的方法戒吃早餐也沒關係，大可放心吃早餐！只要別吃碳水化合物跟糖，你沒有不吃早餐的理由。你是幸運的少數（健康、苗條又年輕），你享有吃低碳水化合物早餐的福利，因為你很健康。

　　不過若想維持健康，還是要注重飲食上的選擇。蛋白質跟脂肪都對健康有益，所以蛋很適合當早餐。大部分用來當早餐的肉類跟魚類（培根、香腸、燻鮭魚、燻鱈魚、燻鮭魚等等），為了幫助開胃，都是加工食品或煙燻製品，這樣的食物應盡量避免（所以 1669 年迪格比爵士主張的「兩顆水波蛋搭配幾片薄薄的乾煎培根肉是不錯的早餐選擇」，其實只對了一半〔第 41 頁〕）。

　　可頌麵包、蛋糕、吐司、果醬、蜂蜜、柑橘果醬、果汁也都不能吃，這些都是邪惡的食物，還有烤豆子（充滿了糖），以及幾乎每一種罐頭和包裝食品。早餐穀片不只邪惡，根本就是惡魔的化身走進你家廚房，應該立刻把它們扔進

地獄的永恆之火。最好是原封不動地讓垃圾車把它們送進焚化爐。（早餐吃碳水化合物會使血糖值上升，引發代謝症候群，連健康的人也無法逃過。）

粥同樣無益於健康。有些人覺得難以置信（就像日本人不願意相信吃白米飯有危險），但是蘇格蘭的心臟病死亡率恐怕不只是威士忌的功勞，粥也要為這場大屠殺負責。❶果乾燕麥片的邪惡也不遑多讓，更糟的是它披著健康的外衣（只要看看包裝上標示的成分就知道了）。

好消息是草莓和藍莓之類的莓果，升糖指數與升糖負荷都很低（莓果含糖量低，而且富含纖維），搭配大量鮮奶油（乳製品對健康有益）味美可口、有益健康（鮮奶油的含糖量低於全脂優格。幾乎所有的低脂優格含糖量都很高，非常危險）。❷

------

### ⋯⋯⋯⋯⋯⋯ **升糖指數與升糖負荷** ⋯⋯⋯⋯⋯⋯

升糖指數（glycaemic index，簡稱 GI）

　　用來衡量不同的食物導致血糖上升的程度。葡萄糖的升糖指數定義為 100，碳水化合物的升糖指數通常介於 50 到 100 之間。有些食物的升糖指數高達九十幾，直逼葡萄糖，例如棍子麵包或司康。玉米片跟焗烤馬鈴薯

------

❶ 2010 年 12 月英格蘭心血管疾病的年齡標準化死亡率是每十萬人口 78 人，但蘇格蘭是每十萬人口 99 人（Cardiovascular Disease Statistics 2014, British Heart Foundation, p. 27, www.bhf.org.uk/~/media/files/research/heart-statistics/bhf_cvd-statistics-2014_web.pdf）

❷ 我想再次強調過多的乳製品對我沒有好處，如果我過度食用乳製品（兩個星期左右），就必須吃全素一兩天才能讓早晨血糖濃度恢復到正常值。但這只是我的個人體質。

的升糖指數是八十幾。另一方面，比較難消化的各種麵食升糖指數反而很低，約在 40 左右，可是升糖負荷很高。

## 升糖負荷（glycaemic load，簡稱 GL）

升糖負荷反映食物裡的碳水化合物總含量，也反映出食物對胰島素系統造成的持續壓力。例如草莓的升糖指數大約 40（纖維抵消了糖的效應），但除了糖之外幾乎不含碳水化合物，所以升糖負荷也很低，大約是 1。計算升糖負荷的公式是

GL = GI x 碳水化合物 ÷ 100

因此我們算得出一餐的總升糖負荷。100 公克葡萄糖的升糖負荷是：
100 x 100 ÷ 100 = 100

升糖負荷大於 20 的食物屬於高負荷，低於 10 的食物屬於低負荷，介於 10 到 20 之間屬於中等負荷。在常見的食物中，焗烤馬鈴薯的升糖負荷最高，達 26；其他的馬鈴薯料理落在中等負荷的中段，例如馬鈴薯泥、水煮馬鈴薯等等。麵食中等偏高或逼近 20。玉米片的升糖負荷很高（21），白葡萄乾（25）跟米飯（22）也是。

**理想的食物是升糖指數和升糖負荷都很低**。珍妮・布蘭德米勒（前面介紹過，發現澳洲／英國矛盾現象的研究者，第 187 頁）建立了兩張完整的表格，列出各種食物的升糖指數與升糖負荷。第一張表格出現在一篇有用的學術論文裡；[1] 第二張表格列出的食物更加完整。[2] 哈佛大學也提供了

常見食物清單的實用簡短版。[3]

　　規畫飲食的時候，如果你有胰島素阻抗，想要減少食物的升糖指數與負荷，我的建議是根據血糖儀的測量結果來吃東西，因為每個人的代謝作用都不一樣。不過布蘭德米勒的表格仍是有用的參考指標。

- - - - - - - - - - - - - - - - - - - - - - - - - - - - - - - - - - - - -

　　荷蘭人的早餐通常有起司，起司是很好的早餐選擇。最好是吃貨真價實、未經低溫消毒的起司，不要吃加工起司（除非你是孕婦，或是基於其他原因不能吃起司），而且應該搭配生菜一起吃，不要搭配麵包或餅乾。由荷蘭的鄰居比利時發明的格子鬆餅也不是好選擇，因為通常會淋上甜甜的楓糖漿、巧克力醬等等。奶油應該沒問題，但既然你不再吃麵包、吐司或餅乾，應該只有炒蛋的時候會使用到奶油。不要吃人造奶油，裡面含有加工脂肪。

　　因此，如果你非吃早餐不可，我的建議是先吃蛋（怎麼煮都行，如果會用到油，請使用奶油），然後吃草莓加鮮奶油。如果還是很餓，起司搭配生菜應可完美畫下句點。

## 依賴早餐，但是有胰島素阻抗

　　這種情況恐怕不太妙。胰島素阻抗足以致命，你絕對必須逆轉它。早餐斷食是恢復健康的第一步。第二步是吃低碳水化合物的飲食。

## 誰有胰島素阻抗？

　　最理想的情況是直接測量胰島素濃度，在演變成糖尿病前期之前及早發現胰島素阻抗，可惜大部分的人沒有這種餘裕。不過，診斷糖尿病前期很容易（測

量糖化血色素、空腹血糖或葡萄糖耐量）。糖尿病前期的治療受到忽略，我們實在不應該弄巧成拙，好好治療糖尿病前期才是該做的事。應弄清楚哪些人容易罹患糖尿病前期？誰應該接受篩檢？

十六世紀的飲食建議並非完全錯誤，例如「其他人一日兩餐為宜」、「年滿四十就不再適合一日三餐」，還有「成年後一天僅需進食兩次」等，都值得參考。

根據美國糖尿病協會的資料，體重過重（BMI 高於 25，亞洲人則是 BMI 高於 23）的成年人如果有以下的情況，就是糖尿病前期的高危險群：

・45 歲以上
・運動不足 [4]

此外，有以下兩種情況的成年人也是高危險群：

・一等親是糖尿病患
・黑人、拉丁美洲人、亞洲人

有以下情況的人幾乎可確定已經罹患代謝症候群：

・高血壓
・心血管疾病
・膽固醇濃度異常，包括 HDL 膽固醇濃度低於 0.9 mmol/l，或是三酸甘油酯濃度高於 2.82 mmol/l

- 曾罹患妊娠糖尿病，或是產下體重超過 4,100 公克的寶寶
- 曾罹患多囊性卵巢症候群
- 與胰島素阻抗有關的其他症狀

美國糖尿病協會表示，符合上述任何條件的人應該每三年做一次糖尿病前期檢查。一旦確診，就應該採取以下作法：

- 早餐斷食
- 低碳水化合物飲食
- 運動

這些作法顯然應該成為治療的核心。但是，我認為只要符合美國糖尿病協會的高危險群條件，就算還沒罹患糖尿病前期，也應該實行早餐斷食。他們都有可能發展出胰島素阻抗，但早餐斷食有機會消除這種風險。

另一個必要步驟是低碳水化合物飲食。低碳水化合物飲食沒有正式定義，不過美國家醫科醫師學會（American Academy of Family Physicians）的定義是來自碳水化合物的熱量低於 20%（一天 20 到 60 公克）。有幾種流行的飲食法都屬於低碳水化合物飲食（區域飲食法〔第 144 頁〕、嗜糖飲食〔Carbohydrate Addict's Diet〕、南灘飲食法的後階段〔South Beach Diet〕、阿金飲食法〔第 141 頁〕等等），大致上都包括戒除甜食、糖果、烘焙食品、麵包、馬鈴薯與澱粉類蔬菜、米飯、穀片、甜的含澱粉水果，但是低升糖指數與低升糖負荷的蔬果不在此限。[5]

## 有胰島素阻抗卻堅持要吃早餐,該怎麼辦?

嗯,吸菸的人仍是到處都是啊。說到底,你的命運掌握在你手裡。就像吸菸的人願意縮短幾年壽命換取吸菸的快樂,你也必須決定人生哪些事情對你比較重要。如果你想要享受美食,至少選擇不含糖或精製碳水化合物的食物,降低風險。

唯一的例外可能是飛機機長、心臟外科醫師,或是其他工作內容攸關生死的專業人士。他們必須為客戶維持最佳表現,因此必須攝取能讓自己維持最佳表現的食物,包括精製碳水化合物或糖在內。不過,希望他們(在英年早逝的時候)能記得,沒有人會因為他們犧牲了幾年的壽命幫助客戶而感激他們。

## 患有第二型糖尿病,卻無法早餐斷食?

糖尿病前期的危險來自上升的胰島素濃度,糖尿病的危險會因為血糖值上升而加劇。洛伊・泰勒教授發現了一種消除這些危險的方法。

大約 2,500 年前,醫學之父希波克拉底說醫生最重要的工作是診斷,因為有了診斷才能進行預後(prognosis)與治療。洛伊・泰勒教授是一位傑出的醫生,他診斷出早餐會帶來危害(至少對第二型糖尿病患來說),因此為了幫助第二型糖尿病患對抗早餐的危害(如果他們無法早餐斷食),他利用了第二餐現象。[6]

刺激胰島分泌胰島素的化合物並非只有葡萄糖,某些胺基酸也會。胰島素分泌之後會抑制脂肪細胞釋放自由脂肪酸,血糖值下降,斷食的胰島素阻抗會被逆轉。

胺基酸不會像葡萄糖那樣傷害身體。洛伊・泰勒發現在吃第一餐之前先吃一點蛋白質點心,可減輕常見的飯後高血糖。如果你有第二型糖尿病又非吃早

餐不可，我建議你在吃第一餐的一個小時之前，先吃一顆水煮蛋或半個莫扎瑞拉起司。在理想的情況下，那顆蛋或那半個莫扎瑞拉起司就是你的早餐。

如果你有第二型糖尿病而且你早餐斷食（做得好！），你的血糖儀應該會告訴你在午餐前一個小時吃一顆蛋或半個莫扎瑞拉起司，對維持午餐後的血糖也有幫助。

## 我怎麼吃？

我被診斷患有糖尿病之後，家庭醫生開了多種口服藥給我，但是一開始我早上醒來時的血糖值依然很高，差不多在 8 到 9 mmol/l。直到我開始吃低糖、低碳水化合物飲食，早晨的血糖值才降到 7 mmol/l。但這個數字還是太高，我如果改吃全素，早晨的血糖值就會再降低一點，變成 4 到 5 mmol/l，也就是正常值。這證實動物產品會加劇我的第二型糖尿病。

全素飲食還有另一個好處，那就是有助於控制我的心房顫動（atrial fibrillation）。我這個年齡的男性最常見的兩種疾病是第二型糖尿病跟心房顫動（我的健康狀況很普通），心房顫動發作（也就是心臟跳動不規律）令人擔憂，因為發作時我走不到 100 公尺就會上氣不接下氣。**全素飲食**大幅降低發作的頻率。發炎會引發心房顫動，[7] 動物產品會促進發炎，這或許也解釋了為什麼全素飲食能改善我的症狀。

但是我很快就放棄了同樣也是低碳水化合物的全素飲食，因為吃全素很無聊（我受不了只吃堅果與蕈類）。透過測量血糖，我發現吃**白肉、魚類和乳製品**（當然也是低碳水化合物）可以相當有效地幫我維持血糖（早晨血糖值 5.5 到 7 mmol/l），也有助於防止心房顫動發作。這證明對我的血糖值與心房顫動來說，紅肉是大敵。前面提過就算是非紅肉的動物產品也會造成傷害，所以

有必要時我還是會吃全素，當我的早晨血糖值超過 7 mmol/l（偶爾會發生），我就會只吃堅果跟蕈類一兩天，這樣早晨血糖很快就會恢復到正常值。

捨棄全素飲食的另一項發現是，我的血中膽固醇濃度完全沒問題。剛被診斷患有糖尿病的時候，我的總膽固醇濃度高達 7.5 mmol/l（正常的上限是 5）。雖然服用施德丁降低了我的膽固醇，但是其他藥物對我沒什麼效果。直到我開始吃低碳水化合物與全素飲食，LDL 膽固醇濃度才確實下降（現在維持在 4.5）。不過我的總膽固醇（還有 LDL 膽固醇）不受全素飲食或非紅肉飲食影響，只要**不吃紅肉跟碳水化合物就一切正常**。

## 酒精與我

醫生給我的第三個飲食建議是不要喝酒（或至少盡量少喝）。當然，他只是轉述了官方建議。全球最受崇敬的醫療機構之一梅約診所表示：「酒精可能會使糖尿病的併發症惡化。」[8]

我從 2010 年的元旦開始戒酒，我的慣例是每年一月不喝酒，但是 2010 那年過了一月我還是繼續戒酒（沒有特定原因），所以到了五月中，我已經四個半月沒喝酒。也就是在那個月，我的身體出現真正的糖尿病症狀，因此我懷疑我的問題可以歸咎於酒精。起初我繼續戒酒，直到有天晚上我向酒精屈服，隔天早上血糖值明顯下降。從那之後，我每天晚上都會喝一點酒，血糖也一直維持得很好。

這個現象沒什麼好意外的，因為幾十年來生物化學家早已知道酒精的代謝會抑制肝臟合成葡萄糖，糖尿病慈善機構也都知道：「飲酒可能會導致低血糖症。」[9] 不過以我的例子來說，無論我基於研究精神喝了多少酒，血糖從未下降到令人擔憂的地步。

# 結語

吃早餐至少會帶來四種傷害。第一，吃早餐會增加早晨的熱量攝取，而且與迷思正好相反，吃早餐攝取的熱量不會等於午餐少攝取的熱量。第二，吃早餐會引發強烈的飢餓感，有時在上午，有時在下午，有時上午和下午都會。第三，早上是身體自然產生胰島素阻抗的時間，進食會引發並加劇代謝症候群，也就是現今的頭號殺手。第四，早餐吃碳水化合物會讓代謝症候群更加嚴重，而現代人的早餐已被碳水化合物攻占。

希望我們能夠迎來一個全新的世界。在這個新世界裡，只有苗條又健康的年輕人才吃早餐。至於其他人，請容我引用邱吉爾的一句名言：「婚姻幸福的祕訣之一是……中午之前不要見到另一半。」[1]我要把這句話改寫成

**中午之前不要攝取任何熱量。**

有些朋友抱怨中午前零熱量實在太過嚴苛，在早上的茶或咖啡裡加一點牛奶應該沒關係。當然沒關係。如果你的目標是「中午前不要攝取任何熱量」，就算沒有百分之百遵守，對健康應該還是有好處的。

# 後記

2016 年 8 月 28 日是我把本書定稿交給編輯的隔天，一位朋友告訴我那天《每日郵報》的頭條新聞是：「一日六餐能否預防心臟病？頻繁進食可使動脈栓塞的死亡率降低 30%」。

找到原本的論文並不難。這是約翰霍普金斯醫院的一支研究團隊發表於《流行病學年鑑》（Annals of Epidemiology）的論文，他們花費 15 年以上的時間追蹤了將近七千人[1]（約翰霍普金斯醫院位於馬里蘭州巴爾的摩，是一間聲譽卓著的醫院）。有些受試者剛好一天只吃一兩餐，有些一天吃六餐，進食頻繁的受試者活得比較長。

但是長壽與早夭的受試者之間存在著許多差異，例如長壽的人比較老、女性居多、白人居多、黑人或拉丁美洲裔較少，教育程度也高出許多。

論文的作者試著修正這些因素，但是他們顯然沒有成功，因為這當中的生理機制非常複雜。一日六餐的人比一日兩餐的人每天多攝取 758 大卡，這當然比較不健康。因此他們的長壽肯定不是因為吃早餐和其他多餘的食物。

我在前面提過，此類研究僅能證實麥可・馬穆多年前提出的結論：在西方國家，高社經地位族群的壽命約比低社經地位族群多 7 年，原因或許是他們經歷較少的壓力。[2] 高社經地位的人較常吃早餐，且規律進食，低社經地位的人

進食較不規律，所以約翰霍普金斯的研究只證明了頻繁進食與長壽之間存在著關聯，而非因果關係。

我寄了一封電子郵件給約翰霍普金斯的研究人員，他們欣然承認：「這是一份觀察研究。」因此，在有人以「隨機對照試驗」證實兩者之間的因果關係之前，我們無法確定。我認為《每日郵報》的標題應該改成：

**「一日六餐能否預防心臟疾病？我們不知道，但是大概不行。」**

僅以這段簡短的回憶為本書作結。

# 致謝

挑戰世人對早餐的共識並不容易，少了朋友的協助，這項計畫不可能成功。首先要感謝白金漢斯汪聯合診所（Swan Practice in Buckingham）的醫護人員，他們不但悉心照顧我，還提供了啟發我寫這本書的血糖儀。血糖儀使我意外發現吃早餐對我是一件危險的事。

其次，我要感謝已故的麥克‧考松恩教授（Mike Cawthorne），他是我的好友，也是白金漢大學的生物化學教授。他告訴我：「當然，國民保健署、國民健康與醫療優化研究所跟糖尿病慈善機構提出的糖尿病建議全部都是錯的。」此外，我要感謝白金漢大學的茱莉‧凱克布萊德（Julie Cakebread）與艾迪‧舒史密斯（Eddie Shoesmith）為這本書提供科學意見。我在白金漢大學還有很多朋友，可惜他們的研究跟早餐無關，很遺憾沒有提出他們的名字。

第三，感謝英國醫學科學院院士克里斯多夫‧愛得華茲爵士（Christopher Edwards）。我曾在 1976 年擔任他的實習醫生，他告訴我國民健康與醫療優化研究所的指南有自相矛盾之處，並且鼓勵我要對官方建議抱持懷疑態度。

第四，感謝老朋友，紐卡索大學的洛伊‧泰勒教授。他早已看穿早餐宣傳手法的真相，並且在這本書的成形之初幫忙看過幾個章節。書中若有任何錯誤，當然都是我一個人的責任。但要不是有洛伊，錯誤會更多些。

有三個人一直支持著我的科學寫作：麥特・瑞德利（Matt Ridley）、納西姆・塔雷伯與倫敦國王學院的大衛・艾格頓教授（David Edgerton），我要對他們表達由衷感謝。我在華盛頓特區的卡托研究所有一群非常了解早餐的朋友，2016 年我們彼此相伴了許多時間，在此感謝羅西・尼亞沙（Roshni Ashar）、奇普・納本伯格（Chip Knappenberger）、派特・麥可斯（Pat Michaels）、吉耶米娜・蘇特（Guillermina Sutter）與喬・維魯尼（Joe Verruni）的協助。

內人莎莉一直是我最大的支柱。她幫忙看了草稿、尋找報上有趣的文章，除了感激，我更要把這本書獻給她。謝謝兩個孩子海蓮娜（Helena）跟泰迪（Teddy）忍受我一再告誡他們別吃早餐跟甜食。

感謝 4th Estate 出版社的路易絲・海恩斯（Louise Haines）讓這本書更加出色。感謝大衛・羅斯艾（David Roth-Ey，他天天吃早餐但依然健壯）與莎拉・希克特（Sarah Thickett）的付出，他們都很優秀。感謝傑米・基南（Jamie Keenan）為這本書設計封面，還有我的超棒經紀人，費莉絲蒂・布萊恩（Felicity Bryan）。

# 圖表出處

**圖 1.1** | From Guido Freckmann, et al. (2007), 'Continuous glucose profiles in healthy subjects under everyday life conditions and after different meals', *J Diabetes Sci Technol* 1: 695–703.

**圖 1.2A** | From T. Parkner, et al. (2011), 'Do all patients with type 2 diabetes need breakfast?', *Eur J Clin Nutr* 65: 761–3.

**圖 1.2B** | 同上。

**圖 17.1** | From K.S. Polonsky, et al. (1988), 'Twenty-four-hour profiles and pulsatile patterns of insulin secretion in normal and obese subjects', J Clin Invest 81: 442–8.

**圖 18.1** | From S.-S. Zhou, et al. (2010), 'B-vitamin consumption and the prevalence of diabetes and obesity among US adults: population based ecological study', *BMC Public Health* 10: 746.

**圖 21.1** | From B. Selamaoui and Y. Touitou (2003), 'Reproducibility of the circadian rhythm of serum cortisol and melatonin in healthy subjects: a study of three different 24-h cycles of six weeks', *Life Sci* 73: 3339–49.

**圖 21.2** | From L. Stryer (1995), *Biochemistry* (fourth edition), W.H. Freeman and Company, New York, pp. 603–28.

**圖 24.1** | From B. Lewis (1973), 'Classification of lipoproteins and lipoprotein disorders', *J Clin Pathol* S5: 26–31.

# 參考文獻

## 自序

**1** C.J. Rebello et al. (2016), 'Instant oatmeal increases satiety and reduces energy intake compared to a ready-to-eat oat-based breakfast cereal: a randomised crossover trial', *J Am Col Nutr* 35: 41–9.

## 01 我的診斷

**1** Diabetes UK (2013), *Annual Reports*, www.diabetes.org.uk/Aboutus/Annual-reports/.

**2** Diabetes UK (2010), *Eating Well with Type 2 Diabetes*, http://www.diabetes.org.uk/upload/How%20we%20help/catalogue/EatingWell_T2.pdf. Accessed April 2015.

**3** Diabetes.co.uk (2016), *NHS Diet Advice for Diabetes*. Accessed 15 October 2016.

**4** American Diabetes Association (2014), *Annual Report, Strategic Plan, and Financials*, http://www.diabetes.org/about-us/who-we-are/reports.

**5** American Diabetes Association (2014), *Recipes for Healthy Living*, www.diabetes.org/mfa-recipes/about-our-meals-plans.html. Accessed 12 December 2014.

**6** Guido Freckmann et al. (2007), 'Continuous glucose profiles in healthy subjects under everyday life conditions and after different meals', *J Diabetes Sci Technol* 1: 695–703.

**7** T. Parkner, J.K. Nielsen, T.D. Sandahl, B.M. Bibby, B.S. Jensen and J.S. Christiansen (2011), 'Do all patients with type 2 diabetes need breakfast?', *Eur J Clin Nutr* 65: 761–3.（附注：習慣上，生物學研究團隊領導人的姓氏會放在最後，不過每個領域的作法不同，例如，經濟學論文的作者會以字母排序。）

**8** X.M. Chen et al. (2010), 'Correlation between glucose fluctuations and carotid intimamedia thickness in type 2 diabetes', *Diabetes Res Clin Pract* 90: 95–9.

**9** L. Monnier, C. Colette and D.R. Owens (2008), 'Glycemic variability: the third component of the dysglycemia in diabetes. Is it important? How to measure it? ', *J Diabetes Sci Technol* 2: 1094–100.

**10** NICE (December 2015), 'Type 2 diabetes in adults: management', www.nice.org.uk/guidance/ng28/chapter/1-Recommendations. Accessed 18 March 2016.

**11** U.L. Malanda et al. (18 January 2012), 'Self-monitoring of blood glucose in patients with type 2 diabetes mellitus who are not using insulin', *Cochrane DB Syst Rev*, doi: 10.1002/14651858.CD005060. pub3.

**12** C.D. Madigan et al. (2014), 'A randomised controlled trial of the effectiveness of self-weighing as a weight loss intervention', *Int J Behave Nutr Phys Act* 11: 125, doi:10.1186/s12966-014-0125-9.

**13** J.J. VanWormer et al. (2012), 'Self-weighing frequency is associated with weight gain prevention over 2 years among working adults', *Int J Behav Med* 19: 351–8; D.M. Steinberg et al. (2013), 'The efficacy of a daily self-weighing weight loss intervention using smart scales and email', Obesity 21: 1789–97; M.L. Butryn et al. (2007), 'Consistency of self-monitoring of weight: a key component of successful weight-loss maintenance', *Obesity* 15: 3091–6; J.A. Linde et al. (2005), 'Self-weighing in weight gain prevention and weight loss trials', *Ann Behav Med* 30: 210–16; J.J. VanWormer at al. (2008), 'The impact of regular self-weighing in weight management: a systematic literature review', *Int J Behave Nutr Phys Act* 5: 54, doi:10.1186/1479-5868-5-54.

**14** D.M. Bravata (2007), 'Using pedometers to increase physical activity and improve health: a systematic review', *J Am Med Assoc* 298: 2296–304.

**15** Diabetes UK (April 2013), *Self Monitoring of Blood Glucose for Adults with Type 2 Diabetes*, www.diabetes.org.uk/Documents/Position%20statements/Diabetes-UK-position-statement-SMBGType2-0413.pdf. Accessed 19 March 2016.

**16** www.diabetes-book.com/. Accessed 14 March 2016.

## 02 被美化的早餐

1  Paraphrased from Homer, *The Iliad,* translated in 1898 by Samuel Butler, http://classics.mit.edu/Homer/iliad.19.xix.html.

2  Homer, *The Odyssey,* translated in 2004 by A.S. Kline, http://www. poetryintranslation.com/PITBR/Greek/Odyssey16.htm.

3  H.A. Anderson (2013), *Breakfast: A History,* Altamira, Lanham, New York, pp. 5, 8.

4  A. Barbero (2004), *Charlemagne: Father of a Continent,* University of Chicago Press, p. 121.

5  Garrick Mallery (July 1888), 'Manners and meals', *Am Anthropol* 196, quoted in H.A. Anderson (2013), Breakfast: A History, Altamira, Lanham, New York, p. 11.

6  Fordham University (Accessed 15 August 2015), *Modern History Sourcebook: William Harrison* (1534–1593), Description of Elizabethan England (from Holinshed's Chronicles), legacy.fordham. edu/halsall/mod/1577harrison-england.asp#Chapter%20VI.

7  Edmund Hollings (1602), *De salubri studiosorum victu,* quoted in Ken Albala (2002), 'Hunting for breakfast in medieval and early modern Europe', in Harlan Walker (ed.), *The Meal,* Prospect, Devon, UK.

8  Colin Spencer, British Food, p. 87, quoted in H.A. Anderson (2013), *Breakfast: A History,* Altamira, Lanham, New York, p. 11.

9  I. Mortimer (14 August 2015), 'How the Tudors invented breakfast', *History Extra,* www.historyextra.com/feature/tudors/how-tudorsinvented-breakfast.

10  Thomas Cogan (1589), *The Haven of Health,* quoted in Ken Albala (2002), 'Hunting for breakfast in medieval and early modern Europe', in Harlan Walker (ed.), *The Meal,* Prospect, Devon, UK.

11  Margaret Lane (2005), 'Food', in Janet Todd (ed.), *Jane Austen in Context,* Cambridge University Press, p. 264.

12  M. Lane (1995), *Jane Austen and Food,* Hambledon Press, London, pp. 26–7.

13  A. Trollope (1875), *The Way We Live Now,* Chapman and Hall, London, p. 57.

14  同上，p. 31。

15  William Robertson (1847), *Treatise on Diet and Regimen,* 4th edn, John Churchill, London, pp. 288–9.

16  J.H. Kellogg (1881 edn), *Plain Facts for Old and Young,* Ayer Publishing, North Stratford, NH, pp. 294–6. At Project Gutenberg.

17  同上，p. 54。

18  Greg Jenner (2015), *A Million Years in a Day: A Curious History of Everyday Life,* Weidenfeld and Nicolson, London. Quoted by Greg Jenner (January 2015), 'Waking up with Plato', *BBC History Magazine,* p. 41.

19  Quoted in Edward Bernays, *Public Relations Wiki,* http://pr.wikia.com/wiki/Edward_Bernays. Accessed 31 March 2016.

20  www.youtube.com/watch?v=6vFz_FgGvJI. Accessed 20 October 2016.

21  Quoted in D. Mohammadi (26 March 2016), 'The great breakfast myth', *New Scientist,* No. 3066, p. 41.

22  William Robertson (1847), *Treatise on Diet and Regimen,* 4th edn, John Churchill, London, p. 285.

23  Adelle Davis Foundation, 'What She Said', www.adelledavis.org/adelle-davis/what-shesaid/. Accessed October 2015.

24  Quoted in Joan Arehart-Treichel (1973), 'The great medical debate over low blood sugar', *Science News* 103: 172–4.

25  同上。

26  同上。

27  同上。

28  Elsa Orent-Keiles and Lois F. Hallman (1949), *The Breakfast Meal in Relation to Blood-Sugar Values,* United States Department of Agriculture, Washington, DC.

29  Ken Alabala (2003), *Food in Early Modern Europe,* Greenwood Press, Westport, CT, p. 233.

30  F. Marangoni et al. (2009), 'A consensus document on the role of breakfast in the attainment and maintenance

of health and wellness', *Acta Biomed* 80: 166–71.

**31** 取得這項資訊最簡單的方式是用 Google 搜尋 Countries by Life Expectancy。

**32** Quoted in I. Mortimer (April 2013), 'How the Tudors invented breakfast', *BBC History Magazine,* www. historyextra.com/feature/tudors/how-tudors-invented-breakfast.

**33** D. Guthrie (1944), 'The breviary and dyetary of Andrew Boorde (1490–1549), physician, priest and traveller', *Proc R Soc Med* 37: 507–9.

**34** Anne Charlton (2005), 'An example of health education in the early 17th century: *Naturall and Artificial Directions for Health* by William Vaughan', *Health Educ Res* 20: 656–64.

**35** Quoted by F.J. Furnivall (1868), *Early English Meals and Manners,* Kegan Paul, London, p.135.

**36** 同上，p. 141。

**37** F. Kafka (1915), *Metamorphosis,* www.authorama.com/book/metamorphosis.html, paragraph 30. Translated in 2002 by David Wyllie.

**38** A. Hunty et al. (2013), 'Does regular breakfast cereal consumption help children and adolescents stay slimmer? A systematic review and meta-analysis', *Obes Facts* 6: 70–85.

## 03 商用科學時代的早餐

**1** Lenna F. Cooper (1917), in Good Health, 52. Quoted by S. Klein (7 October 2014), 'A brief history of how breakfast got its "healthy" rep', *Huffpost Healthy Living,* http://www.huffingtonpost.com/2014/10/06/breakfast-most-important-history_n_5910054.html.

**2** Eric Schroeder (14 February 2014), 'Global breakfast cereal market to reach $43.2 billion by 2019', *Food Business News,* http://www.foodbusinessnews.net/articles/news_home/Consumer_Trends/2014/02/Report_Global_breakfast_cereal.aspx?ID=%7B587FC363-F568-4088-B844-1A795384C7C0%7D&cck=1.

**3** Daniel James (12 April 2014), 'Can rivals poach McDonald's breakfast business?', *Motley Fool,* http://www.fool.com/investing/general/2014/04/12/can-rivals-poach-awaymcdonalds-breakfast-business.aspx.

**4** Kellogg's (2015), 'Kellogg's Special K Flatbread Breakfast SandwichSausage, Egg and Cheese', www.kelloggs.com/en_US/kelloggsspecial-k-flatbread-sandwich-sausage-eggand-cheese.html. Accessed 6 February 2015.

**5** NHS Choices (19 June 2013), 'Salt: the facts', www.nhs.uk/Livewell/Goodfood/Pages/salt.aspx. Accessed (6 February 2015.

**6** H. Stelfox et al. (1998), 'Conflict of interest in the debate over calcium-channel antagonists', *New Eng J Med* 338: 101–6.

**7** L.I. Lesser, C.B. Ebbeling, M. Goozner, D. Wypij and D.S. Ludwig (2007), 'Relationship between funding source and conclusion among nutrition-related scientific articles', *PLOS Med* 4(1): e5, doi:10.1371/journal.pmed.0040005.

**8** H.J. Leidy et al. (2013), 'Beneficial effects of a higher-protein breakfast on the appetitive, hormonal, and neural signals controlling energy intake regulation in overweight/obese, "breakfast skipping," late-adolescent girls', *Am J Clin Nutr* 97: 677–88.

**9** The Beef Board, www.beefboard.org. Accessed July 2015.

**10** N. Teicholz (2014), *The Big Fat Surprise,* Scribe, London.

**11** J. Yudkin (2nd edn 1986, reprinted 2012), *Pure, White and Deadly,* Penguin, London.

**12** A. Keys (1971), 'Sucrose in the diet and coronary heart disease', *Atherosclerosis* 14: 193–202.

**13** T. Kealey (2008), *Sex, Science and Profits,* William Heinemann, London.

**14** T.P. Stossel (2015), *Pharmaphobia: How the Conflict of Interest Myth Undermines American Medical Innovation,* Rowman & Littlefield, Lanham, MD.

## 04 迷思一：早餐穀片很健康

**1** Which? (2006), *Cereal Re-offenders,* http://www.which.co.uk/documents/pdf/cerealreoffenders-whichreport-176973.pdf.

2　F. Lawrence (2008), *Eat Your Heart Out,* Penguin, London.

3　K. Rajakumar (2000), 'Pellagra in the United States: a historical perspective', *South Med J* 93: 272–7.

4　L.A. Berner et al. (2014), 'Fortified foods are major contributors to nutrient intakes in diets of US children and adolescents', *J Acad Nutr Diet* 114: 1009–22.

5　W. Sichert-Hellert and M. Kersting (2003), 'Impact of fortified breakfast cereals on iron intake in German children and adolescents', *J Paed Gastr Nutr* 36: 149–53.

6　D. Lodge (1975), *Changing Places,* Martin Secker and Warburg, London, p. 172.

7　www.euromonitor.com/breakfast-cereals-in-the-us/report. Accessed 8 March 2016. See also S. Strom (10 September 2014), 'Cereals begin to lose their snap, crackle and pop', *New York Times.*

8　R.G. Thomas et al. (2013), 'Recent trends in ready-to-eat breakfast cereals in the US', *Proc Food Sci* 2: 20–26.

9　H. Brussow (2013), 'Nutrition, population growth and disease: a short history of lactose', *Environ Microbiol* 15: 2154–61.

10　D.A. Savaiano (2014), 'Lactose digestion from yogurt: mechanism and relevance', *Am J Clin Nutr* 99 (5 Suppl): 1251S–5S.

11　Andrew Prentice (2014), 'Dairy products in global public health', *Am J Clin Nutr* 99 (suppl): 1212S–16S.

## 05 迷思二：早餐對大腦有益

1　A. Hoyland, L. Dye and C.L. Laewton (2009), 'A systematic review of the effect of breakfast on the cognitive performance of children and adolescents', *Nutr Res Rev* 22: 220–43; Ernesto Pollitt and Rebecca Mathews (1998), 'Breakfast and cognition: an integrative summary', Am J Clin Nutr 67 (suppl): 804S–13S.

2　A.P. Smith, A.M. Kendrick and A.L. Maben (1992), 'Effects of breakfast and caffeine on performance and mood in the late morning and after lunch', *Neuropsychobiology* 26: 198–204.

3　A. Smith et al. (1994), 'Effects of breakfast and caffeine on cognitive performance, mood and cardiovascular functioning', *Appetite* 22: 39–55.

4　Valeria Edefonti et al. (2014), 'The effect of breakfast composition and energy contribution on cognitive and academic performance: a systematic review', *Am J Clin Nutr* 100: 626–56.

5　D. de Ridder et al. (23 October 2014), 'Always gamble on an empty stomach: hunger is associated with advantageous decision making', *PLOS One* 9(10): 10.1371/journal. pone.0111081.

6　H.A. Anderson (2013), *Breakfast: A History,* Altamira, Lanham, New York, p. 155.

7　Albert Shaw (1891), 'Food aided education: experiments in Paris, London and Birmingham', *Review of Reviews,* New York, quoted by H.A. Anderson (2013), *Breakfast: A History,* Altamira, Lanham, New York, p. 154.

8　Huey Newton (2002), 'Hoover and the FBI', PBS, http://www.pbs.org/hueypnewton/people/people_hoover. html. Nik Heynen (2009), 'Bending the bars of empire from every ghetto for survival', *Ann Assoc Am Geogr,* http://nheynen.myweb.uga.edu/pdf/Annals, quoted by H.A. Anderson (2013), *Breakfast: A History,* Altamira, Lanham, New York, p.155.

## 06 迷思三：早餐有助減肥

1　J.M. de Castro (2004), 'The time of day of food intake influences overall intake in humans', *J Nutr* 134: 104–11.

2　D.A. Levitsky and C.R. Pacanowski (2 July 2013), 'Effect of skipping breakfast on subsequent energy intake', *Physiol Behav* 119: 9–16, doi: 10.1016/j.physbeh.2013.05.006. Epub 11 May 2013.

3　G.C. Rampersaud, M.A. Pereira, B.L. Girard, J. Adams and J.D. Metzl (2005), 'Breakfast habits, nutritional status, body weight, and academic performance in children and adolescents', *J Am Diet Assoc* 105: 743–60.

4　V. Schusdziarra et al. (2011), 'Impact of breakfast on daily energy intake – an analysis of absolute versus relative breakfast calories', *Nutr J* 10: 5, http://www.nutritionj.com/content/10/1/5.

5 Quoted from Brian Wansink (2006), *Mindless Eating*, Bantam Dell, New York, p. 176. The references to the original work of Birch and Fisher are:- L.L. Birch et al. (1987), 'Clean up your plate: effects of child feeding practices on the conditioning of meal size', *Learn Motiv* 18: 301–17; L.L. Birch and J.O. Fisher (2000), 'Mother's childfeeding practices influence daughters' eating and weight', *Am J Clin Nutr* 71: 1054–61; J.O. Fisher et al. (2003), 'Children's bite size and intake of entree are greater with large portions than with ageappropriate or self-selected portions', *Am J Clin Nutr* 77: 1164–70.

6 M. May (2011), *Eat What You Love, Love What You Eat,* Nourish Publishing, Independent Publishers Group, Chicago, IL.

7 E. Robinson et al. (2013), 'Eating attentively: a systematic review and meta-analysis of the effect of food intake memory and awareness on eating', *Am J Clin Nutr*, doi: 10.3945/ajcn.112. 045245.

8 J.M. de Castro (1995), 'Social facilitation and inhibition of eating', in B.M. Marriot (ed.), *Not Eating Enough: Overcoming Underconsumption of Military Operational Rations,* National Academies Press (US).

9 Brian Wansink (2006), *Mindless Eating,* Bantam Dell, New York, p. 99.

10 J.M. de Castro (1995), 'Social facilitation and inhibition of eating', in B.M. Marriot (ed), *Not Eating Enough: Overcoming Underconsumption of Military Operational Rations,* National Academies Press (US).

11 T. Doring and B. Wansink (28 December 2015), 'The waiter's weight: does a server's BMI relate to how much food diners order?', *Environ Behav,* doi: 10.1177/001391651561108.

12 D. Mori et al. (1987), 'Eating lightly and the self-presentation of femininity', *J Pers Soc Psychol* 53: 693–702.

## 07 溜溜球節食效應

1 G.C. Rampersaud, M.A. Pereira, B.L. Girard, J. Adams and J.D. Metzl (2005), 'Breakfast habits, nutritional status, body weight, and academic performance in children and adolescents', *J Am Diet Assoc* 105: 743–60.

2 Mary E. Shaw (1998), 'Adolescent breakfast skipping: an Australian study', *Adolescence* 33: 851–61.

3 B.M. Malinauskas et al. (2006), 'Dieting practices, weight perceptions, and body composition: a comparison of normal weight, overweight and obese college females', *Nutr J* 5: 11, doi:10.1186/1475-2891-5-11.

4 G.C. Rampersaud, M.A. Pereira, B.L. Girard, J. Adams and J.D. Metzl (2005), 'Breakfast habits, nutritional status, body weight, and academic performance in children and adolescents', *J Am Diet Assoc* 105: 743–60.

5 J.W. Anderson et al. (2001), 'Long-term weight loss maintenance: a meta analysis of US studies', *Am J Clin Nutr* 74: 579–84.

6 M. McGuire et al. (1999), 'Behavioral strategies of individuals who have maintained long-term weight losses', *Obesity Res* 7: 334–41.

7 A. Bosy-Westphal et al. (2013), 'Effect of weight loss and regain on adipose tissue distribution, composition of lean mass and resting energy expenditure in young overweight and obese adults', *Int J Obes* 37: 1371–7.

8 A.G. Dulloo et al. (2006), 'The thrifty "catch-up fat" phenotype: its impact on insulin sensitivity during growth trajectories to obesity and metabolic syndrome', *Int J Obes* 30: S23–S35.

9 K.D. Tipton and R.R. Wolfe (2001), 'Exercise, protein metabolism, and muscle growth', *Int J Sport Nutr Exerc Metab* 11: 109–32. See also T.M. Longland et al. (27 January 2016). 'Higher compared with lower dietary protein during an energy deficit combined with intense exercise promotes greater lean mass gain and fat mass loss: a randomised trial', *Am J Clin Nutr,* doi: 10.3945/ajcn.115.119339.

10 M. Rosenbaum and R.L. Leibel (2010), 'Adaptive thermogenesis in humans', *Int J Obes* (Lond) 34: S47–S55.

11 N.D. Knuth et al. (2014), 'Metabolic adaptation following massive weight loss is related to the degree of energy imbalance and changes in circulating leptin', *Obesity* 22: 2563–9.

12 H.R. Wyatt et al. (1999), 'Resting energy expenditure in reducedobese subjects in the National Weight Control Registry', *Am J Clin Nutr* 69: 1189–93.

13 M. Rosenbaum et al. (2008), 'Long-term persistence of adaptive thermogenesis in subjects who have maintained a reduced body weight', *Am J Clin Nutr* 88: 906–12.

14 P. Sumathran et al. (2011), 'Long-term persistence of hormonal adaptations to weight loss', *New Eng J Med* 365:

1597–1604. E.W. Iepsen et al. suggest, though, that after a year, some key appetite hormones revert to pre-diet levels (E.W. Iepsen et al. (14 March 2016), 'Successful weight loss maintenance includes long-term increased meal responses of GLP-1 PYY 3-36', *Eur J Endocrinol,* doi: 10.1530/EJE-15-1116).

15  T. Spector (2015), *The Diet Myth,* Weidenfeld and Nicolson, London, p. 11.

16  D.B. Allison et al. (1996), 'The heritability of body mass index among an international sample of monozygotic twins reared apart', *Int J Obes* 20: 501–6.

17  T. Spector (2015), *The Diet Myth,* Weidenfeld and Nicolson, London, p. 6.

18  K.H. Pietilainen et al. (2012), 'Does dieting make you fat? A twin study', *Int J Obes (Lond)* 36: 456–64.

19  A.G. Dulloo et al. (2015), 'How dieting makes the lean fatter: from a perspective of body composition autoregulation through adipostats and proteinstats awaiting discovery', *Obesity Rev* 16: 25–35.

## 08 混亂的生活形態

1  A. Keski-Rahkonen, J. Kaprio, A. Rissanen, M. Virkkunen and R.J. Rose (2003), 'Breakfast skipping and health-compromising behaviors in adolescents and adults', *Eur J Clin Nutr* 57: 842–53.

2  H.M. Niemeier, H.A. Raynor, E.E. Lloyd-Richardson, M.L. Rogers and R.R. Wing (2006), 'Fast food consumption and breakfast skipping: predictors of weight gain from adolescence to adulthood in a nationally representative sample', *J Adolescent Health* 39: 842–9.

3  Mark Pereira at al. (2005), 'Fast food habits, weight gain, and insulin resistance (the CARDIA study): 15-year prospective analysis', *Lancet* 365: 36–42.

4  Quote from the National Institutes of Health's press release on Dr Pereira's paper (30 December 2004), www.nih.gov/news/pr/dec 2004/nhlbi-30.htm. Accessed September 2015.

5  Clare J. Seamark and Denis J. Periera Gray (1998), 'Teenagers and risk-taking: pregnancy and smoking', *Brit J Gen Prace* 48: 985–6.

6  Reuters (Tokyo, Friday, 26 December 2008, 4:26 p.m. IST), 'Japan teens skipping breakfast have sex younger', http://in.reuters.com/article/2008/12/26/us-japan-sexidINTRE4BP18P20081226.

7  T. Greenhalgh (1997), 'How to read a paper: getting your bearings; deciding what the paper is about', *BMJ* 315: 243–6.

## 09 早餐傳說五則

1  Yunsheng Ma, Elizabeth R. Bertone, Edward J. Stanek III, George W. Reed, James R. Hebert, Nancy L. Cohen, Philip A. Merriam and Ira S. Ockene (2003), 'Association between eating patterns and obesity in a free-living US adult population', *Am J Epidemiol* 158: 85–92.

2  P.G. Lindqvist et al. (2014), 'Avoidance of sun exposure is a risk factor for all-cause mortality: results from the Melanoma in Southern Sweden cohort', *J Intern Med* 276: 77–86.

3  American Academy of Pediatrics, Task Force on Infant Sleep Position and Sudden Infant Death Syndrome (2000), 'Changing concepts of sudden infant death syndrome: implications for infant sleeping environment and sleep position', *Pediatrics* 105: 650–56.

4  Marcelle Pick (2015), 'The history of hormone replacement therapy (HRT) women to women', www.womentowomen.com/bioidenticalsand-hrt/history-of-hormonereplacement-therapy-hrt/. Accessed September 2015.

5  Elizabeth Siegel Watkins (2007), *The Estrogen Elixir: A History of Hormone Replacement Therapy in America,* Johns Hopkins University Press, Baltimore.

6  Berit Lilienthal Heitmann and Lauren Lissner (1995), 'Dietary underreporting by obese individuals – is it specific or non-specific?', *BMJ* 311: 986–9.

7  P.V. Dialektakou and P. Vranas (2008), 'Breakfast skipping and body mass index among adolescents in Greece: whether an association exists depends on how breakfast skipping is defined', *J Am Diet Assoc* 108: 1517–25.

8  buyonboard.easyjet.com. Accessed March 2015.

9　James A. Betts et al. (2014), 'The causal role of breakfast in energy balance and health: a randomized controlled trial in lean adults', *Am J Clin Nutr* 100: 539–47.

10　Anna Hodgekiss (2014), 'Breakfast might not be the most important meal of the day after all', *Daily Mail*, http://www.dailymail.co.uk/health/article-2733767/Breakfast-NOTimportant-meal-day-Scientists-not-kickstart-metabolism-aid-weight-loss.html#ixzz3FUfKcnED.

11　E.A. Chowdhury et al. (10 February 2016), 'The causal role of breakfast in energy balance and health: a randomized controlled trial in obese people', *Am J Clin Nutr*, doi: 10.3945/ajcn.115.122044.

12　Iona Merikanto et al. (2013), 'Associations of chronotype and sleep with cardiovascular diseases and type 2 diabetes', *Chronobiol Int* 30: 470–77.

13　Sirimon Reutrakul et al. (2014), 'The relationship between breakfast skipping, chronotype, and glycemic control in type 2 diabetes', *Chronobiol Int* 31: 64–71.

14　M. Wittmann, J. Dinich, M. Merrow and T. Roenneberg (2006), 'Social jetlag: misalignment of biological and social time', *Chronobiol Int* 23: 497–509.

15　Ilona Merikanto et al. (2013), 'Associations of chronotype and sleep with cardiovascular diseases and type 2 diabetes', *Chronobiol Int* 30: 470–77.

16　Sirimon Reutrakul et al. (2014), 'The relationship between breakfast skipping, chronotype, and glycemic control in type 2 diabetes', *Chronobiol Int* 31: 64–71.

17　Norito Kawakami, Naoyoshi Takatsuka and Hiroyuki Shimizu (2004), 'Sleep disturbance and onset of type 2 diabetes', *Diabetes Care* 27: 282–3.

18　P.S. Hogenkamp et al. (2013), 'Acute sleep deprivation increases portion size and affects food choice in young men', *Psychoneuroendocrinology* 38: 1668–74.

19　J.L. Broussard et al. (2015), 'Sleep restriction increases free fatty acids in healthy men', *Diabetologia*, doi 10.1007/s00125-015-3500-4.

20　A.N. Vgontzas et al. (2005), 'Daytime napping after a night of sleep loss decreases sleepiness, improves performance, and causes beneficial changes in cortisol and interleukin-6 secretion', *Am J Physiol Endocrinol Metab* 292: E253–61.

21　S. Kanazawa and K. Perina (2009), *'Why night owls are more intelligent'*, *Person Indiv Differ* 47: 685–90, doi:10.1016/j.paid.2009.05.021.

22　H. Szajewska and M. Ruszczynski (2010), 'Systematic review demonstrating that breakfast consumption influences body weight outcomes in children and adolescents in Europe', *Crit Rev Food Sci Nutr* 50: 113–19.

## 10 哈佛與劍橋障礙

1　A.A.W.A. van der Heijden, F.B. Hu, E.B. Rimm and R.M. van Dam (2007), 'A prospective study of breakfast consumption and weight gain among US men', *Obesity* 15: 2463–9.

2　R.A. Mekary, E. Giovannucci, W. Willett, R. van Dam and F. Hu (2012), 'Eating pattern and type 2 diabetes risk in men: breakfast omission, eating frequency, and snacking'. *Am J Clin Nutr* 95: 1182–9.

3　Leah E. Cahill, Stephanie E. Chiuve, Rania A. Mekary, Majken K. Jensen, Alan J. Flint, Frank B. Hu and Eric B. Rimm (2013), 'Prospective study of breakfast eating and incident coronary heart disease in a cohort of male US health professionals', *Circulation* 128: 337–43.

4　N.K. Valtora et al. (2016), 'Loneliness and social isolation as risk factors for coronary heart disease and stroke: systematic review and meta-analysis of longitudinal observational studies', *Heart* 102: 1009–16.

5　A. Mirzaei et al. (2016), 'Social cognitive predictors of breakfast consumption in primary school's male students', *Globl J Health Sci* 8: 124–32.

6　A.A.W.A. van der Heijden, F.B. Hu, E.B. Rimm and R.M. van Dam (2007), 'A prospective study of breakfast consumption and weight gain among US men', *Obesity* 15: 2463–9.

7　http://forums.texags.com/main/forum.reply.asp?topic_id=2334915&forum_id=48
http://www.forbes.com/sites/alicegwalton/2013/07/23/why-isskipping-breakfast-sobad-for-our-heart-health/.

8　www.bbc.co.uk/news/health-23403744. Accessed 7 January 2016.

9　L.R. Purslow et al. (2008), 'Energy intake at breakfast and weight change: prospective study of 6,764 middle aged men and women', *Am J Epidemiol* 167: 188–92.

10　H.R. Farshchi et al. (2005), 'Deleterious effects of omitting breakfast on insulin sensitivity and fasting lipid profiles in healthy lean women', *Am J Clin Nutr* 81: 388–96.

11　D. Zeevi et al. (2015), 'Personalized nutrition by prediction of glycemic responses', *Cell* 163: 1079–94.

12　C. Bouchard et al. (1990), 'The response to long-term overfeeding in identical twins', *N Engl J Med* 322: 1477–82.

13　N.M. Astbury et al. (2011), 'Breakfast consumption affects appetite, energy intake, and the metabolic and endocrine responses to foods consumed later in the day', *J Nutr* 141: 1381–9.

## 11　英勇的早餐叛軍

1　A.W. Brown, M.M. Bohan Brown and D.B. Allison (2013), 'Belief beyond the evidence: Using the proposed effect of breakfast on obesity to show 2 practices that distort scientific evidence', *Am J Clin Nutr* 98: 1298–308.

2　R.A. Mekary and E. Giovannucci (2014), 'Belief beyond the evidence: Using the proposed effect of breakfast on obesity to show 2 practices that distort scientific evidence', *Am J Clin Nutr* 2014 Jan; 99(1): 212–3.

3　A.W. Brown, M.M. Bohan Brown and D.B. Allison (2014), 'Reply to R.A. Mekary and E. Giovannucci' *Am J Clin Nutr* 99: 213.

4　Emily J. Dhurandhar et al. (2014), 'The effectiveness of breakfast recommendations on weight loss: a randomized controlled trial', *Am J Clin Nutr* 100: 507–13.

5　D.G. Schlundt et al. (1992), 'The role of breakfast in the treatment of obesity: a randomised clinical trial', *Am J Clin Nutr* 55: 645–51.

6　D. Levitsky (2014), 'Next will be apple pie', *Am J Clin Nutr* 100: 503–4.

7　M. Chen et al. (2014), 'Dairy consumption and risk of type 2 diabetes: 3 cohorts of US adults and an updated meta-analysis', *BMC Medicine* 12: 215, doi:10.1186/s12916-014-0215-1.

8　H. Wu et al. (5 January 2015), 'Association between dietary whole grain intake and risk of mortality', *JAMA Int Med,* doi:10.1001/jamainternmed.2014.6283.

9　P.A. van den Brandt and L.J. Schouten (11 June 2015), 'Relationship of tree nut, peanut and peanut butter intake with total and causespecific mortality: a cohort study and meta-analysis', *Int J Epidemiol,* doi: 10.1093/ije/dyv039.

10　M.L. Beroia et al. (28 January 2016), 'Dietary flavonoid intake and weight maintenance: three prospective cohorts of 124,086 US men and women followed for up to 24 years', *BMJ,* 352 dx.doi.org/10.1136/bmj.i17.

11　Editorial (2013), 'Shades of Grey', *Nature* 487: 410. Virginia Hughes (2013), 'The big fat truth', *Nature* 487: 428–30.

12　US Department of Agriculture and US Department of Health and Human Services (2010), *Dietary Guidelines for Americans, 2010,* US Government Printing Office, Washington, DC, https://health.gov/dietaryguidelines/dga2010/DietaryGuidelines2010.pdf, page 19.

13　P. Whoriskey (10 August 2015), 'The science of skipping breakfast: how government nutritionists may have gotten it wrong', *Washington Post,* www.washingtonpost.com/news/wonk/wp/2015/08/10/ the-science-of-skipping-breakfast-howgovernmentnutritionists-may-have-gotten-it-wrong/?tid=a_inl.

## 12　血糖與早餐：不健康的證據比較多

1　R. Peter et al. (2009), 'Daytime variability of postprandial glucose tolerance and pancreatic B-cell function using 12-h profiles in persons with Type 2 diabetes', *Diabetic Med* 27: 266–73. 此研究採取早、午、晚餐每餐間隔4小時，在12小時內用餐完畢的方式，吃晚餐的時間比其他研究還要早。雖然我認為這點並不重要，不過考量到不同研究之間的差異性，還是在此說明。

2　L. Monnier et al. (2013), 'Magnitude of the dawn phenomenon and its impact on the overall glucose exposure in type 2 diabetes', *Diabetes Care* 36: 4057–62.

**3** H. Fernemark et al. (2013), 'A randomised cross-over trial of the postprandial effects of three different diets in patients with type 2 diabetes', *PLOS One* 8: e79324, doi:10.1371/journal.pone.0079324. 在這個研究裡，病患吃的是真正的「地中海午餐」，所以會搭配一杯葡萄酒。酒精可以降低血糖值（見第 27 章），所以哥德布蘭醫師的實驗裡不只一項變因，而是有兩項。如此一來，我們很難區分病患的代謝作用改善是因為早餐斷食，還是因為喝了酒。我們只能說，兩者都發揮了影響。

**4** G. Boden, X. Chen and J. Urbain (1996), 'Evidence for a circadian rhythm of insulin sensitivity in patients with NIDDM caused bycyclic changes in hepatic glucose production', *Diabetes* 45: 1044–50. 骨骼肌胰島素阻抗導致血糖值上升，但是肝臟胰島素阻抗或許才是更重要的原因。 (G. Perriello et al. (1997), 'Evidence of increased systemic glucose production and gluconeogenesis in an early stage of NIDDM', *Diabetes* 43: 1010–16).

**5** M.L. dos Santos et al. (2006), 'Daytime variations in glucose tolerance in people with impaired glucose tolerance', *Diabetes Res Clin Pract* 74: 257–62.

**6** K.S. Polonsky et al. (1988), 'Twenty-four-hour profiles and pulsatile patterns of insulin secretion in normal and obese subjects', *J Clin Invest* 81: 442–8.

**7** D. Jakubowicz et al. (2015), 'High-energy breakfast with low-energy dinner decreases overall daily hyperglycaemia in type 2 diabetic patients: a randomised clinical trial', *Diabetologia*, doi 10.1007/s00125-015-3524-9.

**8** D. Jakubowicz et al. (2015), 'Fasting until noon triggers increased postprandial hyperglycaemia and impaired insulin response after lunch and dinner in individuals with type 2 diabetes: a randomizedclinical trial', *Diabetes Care* 38: 1820–26. 這些實驗歷時 72 小時，這段時間不吃早餐的人每天攝取的熱量從 2100 大卡下降到 1400 大卡。飲食指南建議男性每天攝取 2200 大卡，女性攝取 1600 大卡（平均 1900 大卡），病患男女各半，所以可算是正在進行熱量限制 25% 的節食。

**9** www.aftau.org/weblog-medicine--health?&storyid4704=2218&ncs4704=3. Accessed 5 January 2016.

**10** Scientific Advisory Committee on Nutrition (2011), *Dietary Reference Values for Energy*, TSO, London. www.gov.uk/government/uploads/system/uploads/attachment_data/file/339317/SACN_Dietary_Reference_Values_For_Energy.pdf.

**11** D. Jakubowicz et al. (2013), 'High caloric intake at breakfast vs dinner differentially influences weight loss of overweight and obese women', *Obesity* 21: 2504–12.

**12** M. Lombardo et al. (2014), 'Morning meal more efficient for fat loss in a 3-month lifestyle intervention', *J Am Coll Nutr* 33: 198–205.

## 13 血糖與早餐：健康的證據比較少

**1** C. Malherbe et al. (1969), 'Circadian rhythms of blood sugar and plasma insulin levels in man', *Diabetologia* 5: 397–404.

**2** K.S. Polonsky, B.D. Given and E. Van Cauter (1988), 'Twenty-Four-Hour Profiles and Pulsatile Patterns of Insulin Secretion in Normal and Obese Subjects', *J. Clin Invest* 81: 442–8.

**3** Guido Freckmann et al. (2007), 'Continuous glucose profiles in healthy subjects under everyday life conditions and after different meals', *J Diabetes Sci Technol* 1: 695–703.

**4** Jian Zhou et al. (2009), 'Reference values for continuous glucose monitoring in Chinese subjects', *Diabetes Care* 32: 1188–93.

**5** Professor Taylor fed his subject 646 calories in the morning, but 858 calories at lunchtime. A. Jovanovic et al. (2009), 'The second-meal phenomenon is associated with enhanced muscle glycogen storage in humans', *Clin Sci* 117: 119–27.

**6** T. Ruge et al. (2009), 'Fasted to fed trafficking of fatty acids in human adipose tissue reveals a novel regulatory step for enhanced fat storage', *J Clin Endocrinol Metab* 94: 1781–8.

**7** E. Van Cauter et al. (1992), 'Circadian modulation of glucose and insulin responses to meals: relationship to cortisol rhythm', *Am J Physiol* 262: E467–75.

**8** L.M. Morgan et al. (1999), 'Diurnal variations in peripheral insulinresistance and plasma nonesterified fatty acid concentration: a possible link?', *Ann Clin Biochem* 36: 447–50.

9   Ahmed Saad et al. (2012), 'Diurnal pattern to insulin secretion and insulin action in healthy individuals', *Diabetes* 61: 2691–700. Note: the lead (last author) was Ananda Basu.

10  J.L. Broussard et al. (2015), 'Sleep restriction increases free fatty acids in healthy men', *Diabetologia,* doi 10.1007/s00125-015-3500-4. 這項睡眠剝奪研究為時 4 小時，比波隆斯基醫師的實驗長，但是依然看得出趨勢。

11  R.S. Bienso et al. (2012), 'GLUT4 and glycogen synthase are key players in bed restinduced insulin resistance', *Diabetes* 61: 1090–99.

12  James Norman (2016), 'Diagnosing diabetes', *Endocrineweb,* www.endocrineweb.com/conditions/diabetes/diagnosing-diabetes. Accessed 5 April 2016.

## 14 科學家為什麼宣稱早餐是安全的？

1   J.P.A.Ioannidis (2005), *Public Library of Science Medicine* 2(8): e124.

2   M.R. Rank and T.A. Hirschl (2009), 'Estimating the risk of food stamp use and impoverishment during childhood', *Arch Pediatr Adolesc Med* 163: 994–9.

3   T. Kealey (2008), *Sex, Science and Profits,* William Heinemann, London.

4   M. Nestle (3rd edn 2013), *Food Politics: How the Food Industry Influences Nutrition and Health,* University of California Press, p. 3.

## 15 脂肪傳說

1   A. Keys (1953), 'Atherosclerosis: a problem in newer public health', *J Mount Sinai Hospital* 2: 118–39.

2   A. Keys et al. (1955), 'Effects of diet on blood lipids in man, particularly cholesterol and lipoproteins', *Clin Chem* 1: 34–52.

3   J. Yudkin (2nd edn 1986, reprinted 2012), *Pure, White and Deadly,* Penguin, London, p.86. J. Yudkin (1957), 'Diet and coronary thrombosis: hypothesis and fact', *Lancet* II: 155.

4   A. Grontved and F.B. Hu (2011), 'Television watching and risk of type 2 diabetes, cardiovascular disease and all-cause mortality: a meta-analysis', *JAMA* 305: 2448–55.

5   J. Yudkin (2nd edn 1986, reprinted 2012), *Pure, White and Deadly,* Penguin, London, p.63.

6   J. Yerushalmy and H. Hilleboe (1957), 'Fat in the diet and mortality from heart disease: a methodological note', *N Y State J Medicine* 57: 2343–54. Quoted by N. Teicholz (2014), Big Fat Surprise, Scribe, London, p. 34.

7   See the review in E.H. Aherns Jr (1986), 'Carbohydrates, plasma triglycerides, and coronary heart disease', *Nutr Rev* 44: 60–64.

8   G. Mann et al. (1964), 'Cardiovascular disease in the Masai', *J Atheroscler Res* 4: 289–312.

9   A. Keys (1971), 'Sucrose in the diet and coronary heart disease', *Atherosclerosis* 14:  193–202.

10  A. Keys (ed.) (1970), 'Coronary heart disease in seven countries', Circulation 41 (4 Suppl): 1–200; A. Keys (ed.) (1980), *Seven Countries: A Multivariate Analysis of Death and Coronary Heart Disease,* Harvard University Press, Cambridge, MA. Both quoted by N. Teicholz (2014), *Big Fat Surprise,* Scribe, London, p. 38.

11  A. Menotti et al. (1999), 'Food intake patterns and 25-year mortality from coronary heart disease: cross-cultural correlations in the seven countries study', *Eur J Epidemiol* 15: 507–15.

12  For a list of these early clinical trials that did not confirm the Keys hypothesis, see N. Teicholz (2014), *Big Fat Surprise,* Scribe, London, p. 57.

13  R.H. Lustig (2012), in J. Yudkin, *Pure, White and Deadly,* Penguin, London, p. ix.

14  American Medical Association (1977,) 'Dietary goals for the United States: statement of the American Medical Association to the Select Committee on Nutrition and Human Needs, United States Senate', *R I Med J* 60: 576–81.

15  Zoe Harcombe at al. (2015), 'Evidence from randomised controlled trials did not support the introduction of dietary fat guidelines in 1977 and 1983: a systematic review and meta-analysis', *Open Heart 2,* doi10.1136/

openhrt-2014-000196.

**16** E.S. Gordon et al. (1963), 'A new concept in the treatment of obesity', *JAMA* 186: 156–66.

**17** F.F. Samaha et al. (2003), 'A low-carbohydrate as compared with a low-fat diet on severe obesity', *New Engl J Med* 348: 2074–81; G.D. Foster et al. (2003), 'A randomized trial of a low-carbohydrate diet for obesity' *New Engl J Med* 348: 2082–90.

**18** R. Estruch et al. (2013), 'Primary prevention of cardiovascular disease with a Mediterranean diet', *N Engl J Med* 368, doi: 10.1056/NEJMoa1200303.

**19** F.L. Santos et al. (2012), 'Systematic review and meta-analysis of clinical trials of the effects of low carbohydrate diets in cardiovascular risk factors', *Obes Res* 13: 1048–66.

**20** J.E. Muller et al. (2011), 'Carbohydrate restricted diet in conjunction with metformin and liraglutide is an effective treatment in patients with deteriorated type 2 diabetes mellitus: proof-of-concept study', *Nutr Metabol* 8: 92, http://nutritionandmetabolism.com/content/8/1/92.

**21** J.S. Volek et al. (2009), 'Carbohydrate restriction has a more favorable impact on the metabolic syndrome than a low fat diet', *Lipids* 44: 297–309.

**22** A. Accurso et al. (2008), 'Dietary restriction in type 2 diabetes mellitus and metabolic syndrome: time for a critical appraisal', *Nutr Metab (Lond)* 5: 9, doi:10.1186/1743-7075-5-9.

**23** C.D. Gardner (2007), 'Comparison of the Atkins, Zone, Ornish, and LEARN diets for change in weight and elated risk factors among overweight premenopausal women: the A TO Z weight loss study; a randomised trial', *JAMA* 297: 969–77.

**24** E.A. Hu et al. (2012), 'White rice consumption and risk of type 2 diabetes: meta-analysis and systematic review', *BMJ* 344: e1454.

**25** B. Senauer and M. Gemma (2006), 'Why is the obesity rate so low in Japan and high in the US? Some possible economic explanations', Ageconsearch.umn.edu/bitstream/14321/1/tr06-02s.pdf. Accessed 7 January 2016.

**26** www.idf.org/membership/wp/japan. Accessed 7 January 2016.

**27** A. Nanri et al. (2010), 'Rice intake and type 2 diabetes in Japanese men and women: The Japanese Public Health Center-based Prospective Study', *Am J Clin Nutr* 92: 1468–77.

**28** NHS Choices (14/12/2014), 'Eight tips for healthy eating', http://www.nhs.uk/livewell/goodfood/eight-tips-healthy-eating.aspx. Accessed April 2015.

**29** NHS Choices (31/03/2015), 'Starchy foods and carbohydrates', http://www.nhs.uk/Livewell/Goodfood/Pages/starchy-foods.aspx. Accessed April 2015.

**30** *Dietary Guidelines for Americans, 2010*, p. 15, www.health.gov/dietaryguidelines/dga2010/DietaryGuidelines2010.pdf.

**31** Diabetes UK (February 2013), *Diabetic Foods,* www.diabetes.org.uk/Documents/Position%20statements/Diabetes-UK-positionstatement-Diabetic-foods-0213.pdf. Accessed 26 March 2016.

**32** American Diabetes Association (1995–2016), *Diabetes Myths,* www.diabetes.org/diabetesbasics-myths/. Accessed 26 March 2016.

**33** American Diabetes Association (2014), *Carbohydrate Counting,* http://www.diabetes.org/food-and-fitness/food/what-can-i-eat/understanding-carbohydrates/carbohydratecounting.html.

**34** K.-T. Khaw (2001), 'Glycated haemoglobin, diabetes, and mortality in men in Norfolk cohort of European Prospective Investigation of Cancer and Nutrition (EPIC-Norfolk)', *BMJ* 322: 1–6.

**35** W. Osler and T. McCrae (1923), *The Principles and Practice of Medicine,* Appleton and Co, New York. Quoted by W.S. Yancy Jr diabetes', *Nutr Metabol* 2: 34, doi:10.1186/1743-7075-2-34.

**36** Office of Disease Prevention and Health Promotion (2015), *2015–2020 Dietary Guidelines for Americans,* health.gov/dietaryguidelines/2015/.

**37** Jane E. Brody (18 January 2016), 'What's new in the dietary guidelines', *New York Times,* well.blog.nytimes.com/2016/0/18what's-new-in-the-dietary-guidelines/r_r=0.

**38** L. Hooper et al. (September 2014), 'Reduced or modified dietary fat for preventing cardiovascular disease',

*Cochrane DB Syst Rev*, doi: 10.1002/14651858.CD002137.

39  *Scientific Report of the 2015 Dietary Guidelines Advisory Committee* (2015), USDA & Department of Health and Human Services, Washington DC, p. 17, www.health.gov/dietaryguidelines/ 2015-scientific-report-PDFs/ Scientific-Report-of-the-2015-Dietary-Guidelines-Advisory-Committee.pdf.

40  P. Whoriskey (18 December 2015), 'Congress: we need to review the dietary guidelines for Americans', *Washington Post*, www.washingtonpost.com/news/wonk/wp/2015/12/18/congress-we-needto-review-the-dietary-guidelines-for-americans.

41  M.B. Schulze et al. (2004), 'Sugar-sweetened beverages, weight gain, and type 2 diabetes in young and middle-aged women', *JAMA* 292: 927–34.

42  InterAct Consortium (2013), 'Consumption of sweet beverages and type 2 diabetes incidence in European adults: results from EPICInterAct', *Diabetologia* 56: 1520–30.

43  S. Basu et al. (2013), 'The relationship of sugar to population-level diabetes prevalence: an econometric analysis of repeated crosssectional data', *PLOS ONE* 8: e57873. Doi:10.1371/journal.pone. 0057873.

44  T. Spector (2015), *The Diet Myth*, Weidenfeld and Nicolson, London, p. 4.

45  S. Basu et al. (2012), 'Nutritional determinants of worldwide diabetes: an econometric study of food markets and diabetes prevalence in 173 countries', *Pub Health Nutr*, doi: 10.1017/S1368980012002881.

46  M. Franco et al. (2007), 'Impact of energy intake, physical activity, and population-wide weight loss on cardiovascular disease and diabetes mortality in Cuba, 1980–2005', *Am J Epidemiol*, doi: 10.1093/aje/kwm226.

47  C. Gorry (2009), 'Cubans team up for better nutrition', *MEDICC Review* 11: 20–22; C. Porrata (2008), 'Cubans' deadly diet: a wake-up call', *MEDICC Review* 10: 52.

48  D. Cavan (2014), *Reverse Your Diabetes,* Vermilion, London.

49  N. Teicholz (2014), *The Big Fat Surprise,* Scribe, London, p. 46.

50  C.B. Ebbeling et al. (2012), 'Effects of dietary composition on energy expenditure during weight-loss maintenance', *JAMA* 307: 2627–34. See also B.M. Hron et al. (2015), 'Relationship of insulin dynamics to body composition and resting energy expenditure following weight loss', *Obesity (Silver Spring)* 23: 2216–22.

51  M.A. Cornier et al. (2005), 'Insulin sensitivity determines the effectiveness of dietary macronutrient composition on weight loss in obese women', *Obesity Res* 13: 703–9.

52  K.S.D. Kothapalli et al. (26 March 2016), 'Positive selection on a regulatory insertion-deletion polymorphism in FDDS2 influences apparent endogenous synthesis of arachidonic acid', *Mol Biol Evol*, doi: 10.1093/molbev/ msw049.

# 16 英語國家早餐的碳水化合物

1  C.H.S. Ruxton and T.R. Kirk (1997), 'Breakfast: a review of associations with measures of dietary intake, physiology and biochemistry', *Br J Nutr* 78: 199–213.

# 17 早餐的意義建立在胰島素之上

1  Adapted from Laios et al. (2012), 'Arataeus of Cappadocia and the first description of diabetes', *Hormones* 11: 109–13.

2  Described by R. Bilous and R. Donnelly (2010), *Handbook of Diabetes,* 4th edn, Wiley-Blackwell, Oxford, p. 6.

3  F.G. Banting, C.H. Best, J.B. Collip, W.R. Campbell and A.A. Fletcher (1922), 'Pancreatic extracts in the treatment of diabetes mellitus', *Can Med Assoc J* 12: 141–6.

4  Julian Wood (16 July 2010), 'Penicillin: the Oxford story', http://www.ox.ac.uk/media/science_blog/00716. html. Accessed 17 October 2014. 雖然亞歷山大第一次感染時得以痊癒，但遺憾的是他在盤尼西林用完之後隨即過世。接下來的四名病患都成功康復，在當時確實算是奇蹟。

5  American Diabetes Association (2014), 'Diagnosis and classification of diabetes mellitus: position statement', *Diabetes Care*, 37: S81–90.

6  Quoted in Richard Dods (2013), *Understanding Diabetes: A Biochemical Perspective,* John Wiley, New Jersey, pp. 27–8.

7  E.A.M. Gale (2001), 'The discovery of type 1 diabetes', *Diabetes* 50: 217–26.

8  Mark Daly et al. (1998), 'Acute effects on insulin sensitivity and diurnal metabolic profiles of a high-sucrose compared with a high starch diet', *Am J Clin Nutr* 67: 1186–96.

9  Shona Livingstone (6 January 2015), 'Estimated life expectancy in a Scottish cohort with type 1 diabetes, 2008–2010', *J Am Med Assoc,* doi: 10.1001/jama.2014.16425.

10  Quoted by Richard Dods (2013), *Understanding Diabetes: A Biochemical Perspective,* John Wiley, New Jersey, p. 323.

## 18 新疾病：糖胖症

1  B. Caballero (2007), 'The global epidemic of obesity: An overview', *Epidemiol Rev* 29: 1–5, doi:10.1093/epirev/mxm012. PMID17569676.

2  World Health Organization (1995), 'Physical status: the use and interpretation of anthropometry', *WHO Technical Report Series* 854, http://whqlibdoc.who.int/trs/WHO_TRS_854.pdf.

3  G.A. Colditz et al. (1995), 'Weight gain as a risk factor for clinical diabetes in women', *Ann Intern Med* 122: 481–6.

4  Prospective Studies Collaboration (2009), 'Body-mass index and cause-specific mortality in 900,000 adults: collaborative analyses of 57 prospective studies', *Lancet* 373: 1083–96.

5  R.F. Hammann et al. (2006), 'Effect of weight loss with lifestyle intervention on risk of diabetes', *Diabetes Care* 29: 2102–7.

6  M. Ng, T. Fleming, M. Robinson, B. Thomson, N. Graetz, C. Margono et al. (2014), 'Global, regional, and national prevalence of overweight and obesity in children and adults during 1980–2013: a systematic analysis for the Global Burden of Disease Study 2013', *Lancet,* doi:10.1016/S0140-6736(14)60460-8. ISSN 0140-6736. 這些數字一直在上升。從 1980 到 2002 年，美國的肥胖人口比例上升了一倍；從 1980 到 2008 ／ 2009 年，英國的肥胖人口比例變成三倍。

7  C.L. Ogden et al. (2004), 'Mean body weight, height and body mass index, United States 1960–2002', *CDC Advance Data,* www.cdc/nchs/data/as347.pdf. Accessed 2 December 2015.

8  NCD Risk Factor Collaboration (2016), 'Trends in body-mass index in 200 countries from 1975 to 2014: a pooled analysis of 1698 population-based studies with 19.2 million participants', *Lancet* 387: 1377–96.

9  D.H. Bessesen (2008), 'Update on obesity', *J Clin Endocrinol Metab* 93: 2027–34, doi:10.1210/jc.2008-0520. PMID 18539769.

10  G. Swerling (29 December 2015), 'Thousands of obese people rescued from their own homes', *The Times,* p. 19.

11  OECD (2014), *Update on Obesity,* http://www.oecd/els/healthsystems/Obesity-Update-2014.pdf.

12  G. Whitlock et al. (2009), 'Body-mass index and cause-specific mortality in 900,000 adults: collaborative analyses of 57 prospective studies', *Lancet* 373: 1083–96.

13  D.B. Allison, K.R. Fontaine, J.R. Manson, J. Stevens and T.B. Vanitallie (1999), 'Annual deaths attributable to obesity in the United States', *JAMA* 282: 1530–38, doi:10.1001/jama.282.16.1530. PMID 10546692.

14  Centers for Disease Control and Prevention (2010), 'Vital signs: state-specific obesity prevalence among adults – United States, 2009', *Morbid Mortal Weekly Report,* Vol. 59.

15  McKinsey Global Institute (2014), 'Overcoming obesity: an initialeconomic analysis', http://www.mckinsey.com/search.aspx?q=obesity+cost. Accessed 26 November 2014.

16  Eurostat (15 April 2016), 'Statistics explained: overweight and obesity – BMI_ statistics', see http://epp.eurostat.ec.europa.eu/statistics_explained/index.php/Overweight_and_obesity_–_BMI_statistics. Accessed 15 October 2016.

17  American Diabetes Association (1 April 2016), *National Diabetes Statistics Report.* See: http://www.diabetes.org/diabetes-basics/statistics/. Accessed 15 October 2016.

**18** Centers for Disease Control and Prevention (April 2016), *Long Term Trends in Diabetes,* www.cdc.gov/diabetes/statistics/slides/long_term_trends/pdf. Accessed 4 August 2016.

**19** American Diabetes Association (2013), 'Economic Costs of Diabetes in the U.S. in 2012', *Diabetes Care* 36: 1033–46.

**20** Centers for Disease Control and Prevention (7 October 2016), *Deaths and Mortality,* www. cdc.gov/nchs/fastats/deaths.htm. Accessed 15 October 2016.

**21** Diabetes UK (2014), *Statistics.* See http://www.diabetes.org.uk/Accessed 15 October 2016. About_us/What-we-say/Statistics/Diabetes-prevalence-2013/. See also J. Woodfield (2016), 'Diabetes rates in UK hit four million for first time, new figures show', www.diabetes.co.uk/news/2016/jan/diabetes-rates-in-uk-hits-four-millionfor-first-time,-new-figures-show-97453170.htmol. Accessed 8 January 2016.

**22** Diabetes UK, *Reach for the Stars,* www.diabetes.org.uk/Documents/About%20Us/reach%20the%20Stars%Strategy%summary.pdf. Accessed 1 November 2014.

**23** World Health Organization (May 2014), 'The top 10 causes of death', http://www.who.int/mediacentre/factsheets/fs310/en/.

**24** International Diabetes Federation (2010), *Diabetes Facts,* www.idf.org.

**25** B. Wansink and C.S. Wansink (2010), 'The largest last supper: depictions of portion size and plate size increased over the millennium', *Int J Obes,* 34: 943–4, doi:10.1038/ijo.2010.37.

**26** 批評萬辛克兄弟研究的文章，最容易找到的是班多·葛羅斯文諾（Bendor Grosvenor）2014 年 4 月 6 日週二於《衛報》發表的文章〈最後的晚餐無法證實過度飲食的趨勢〉（Last Supper paintings can't tell us much about trends in overeating，http://www.theguardian.com/commentisfree/2010/apr/06/last-supperobesity-art-history。藝術史學家莎拉·里奇（Sarah Rich）則是寫了一篇名為〈回應萬辛克兄弟〉（Reply to B. Wansink and C.S. Wansink）的學術評論 (2011), *Int J Obes* 35: 462。

**27** Quoted by Reuters (23 March 2010), 'Super-Sizing the "Last Supper"', http://www.reuters.com/article/us-food-lastsupper-odd-idUSTRE62M35U20100323.

**28** Centers for Disease Control and Prevention (6 February 2004), 'Trends in intake of energy and macronutrients, United States, 1971–2000', *Morbid Mortal Weekly Report,* Vol.53.

**29** National Heart, Lung, and Blood Institute (13 February 2013), *Balance Food and Activity,* www.nhlbi.nih.gov/healtyh/educational/wecan/healthy-weight-basics/balance.htm.

**30** R.J. Kuczmarski et al. (1994), 'Increasing prevalence of overweight among US adults', *JAMA* 272: 205–11.

**31** Bureau of Labor Statistics (3 August 2006), '100 years of US consumer spending', www.bis.gov/opud/uscs/. Popularised by D. Thomson (5 April 2012), *Atlantic,* www.theatlantic.com/how-america- spendsmoney-100-years-in-the-life-of-the-family-budget/255475/.

**32** S. Wiggins et al. (2015), *The Rising Cost of a Healthy Diet,* Overseas Development Institute, London.

**33** C. Monteiro (2010), 'The big issue is ultra-processing', *World Nutr* 1: 237–69.

**34** N.M. Avena, P. Rada and B.G. Hoebel (2009), 'Sugar and fat bingeing have notable differences in addictive-like behavior', *J Nutr* 139: 623–8.

**35** M. Moss (2013), *Salt Sugar Fat: How the Food Giants Hooked Us,* Random House, New York.

**36** 「Google 圖片」是搜尋並找到「High fructose corn syrup」（高果糖玉米糖漿）視覺圖像的絕佳途徑。

**37** http://www.pbs.org/wgbh/pages/frontline/shows/diet/themes/lowfat.html. Accessed 19 May 2016.

**38** B.M. Popkin and K.J. Duffey (2010), 'Does hunger and satiety drive eating anymore? Increasing eating occasions and decreasing time between eating occasions in the United States', *Am J Clin Nutr* 91: 1342–7.

**39** Dervla Murphy (1968), *In Ethiopia with a Mule,* John Murray, London, p. 43.

**40** Y.N. Harari (2014), *Sapiens: A Brief History of Humankind,* Harvill Secker, London, pp.388–9.

**41** C. Griffiths and A. Brock (Summer 2003), 'Twentieth century mortality trends in England and Wales', *Health Stat Quart* 18: 4–17.

**42** www.cooksinfo.com/british-wartime-food. Accessed November 2015.

**43** N. Medic et al. (13 April 2016), 'The presence of real food usurps hypothetical health value judgement in overweight people', *eNeuro,* doi: 10.1523/NEURO.0025-16.2016; N. Medic et al. (22 March 2016), 'Increased body mass index is associated with specific regional alterations in brain structure', *Int J Obes,* doi: 10.1038/ijo.2016.42.

**44** O. Bowcott (18 December 2014), 'Obesity can be a disability, EU court rules', *Guardian,* www.theguardian.com/society/2014/dec/18/ obesity-can-be-disability-eu-court-rules.

**45** S.E. Jackson et al. (2014), 'Perceived weight discrimination and changes in weight, waist circumference, and weight status', *Obesity* 22: 2485–8.

**46** See among the many studies reporting on the denial by obese people: D. Lansky (1982), 'Estimates of food quantity and calories: errors in self-report among obese patients', *Am J Clin Nutr* 35: 727–32; M.Barbara et al. (2003), 'Markers of the validity of reported energy intake', *J Nutr* 133: 895S–920S; J.A. Tooze et al. (2004), 'Psychosocial predictors of energy underreporting in a large doubly labelled water study', *Am J Clin Nutr* 79: 795–804; F. Johnson et al. (2014), 'Do weight perceptions among obese adults in Great Britain match clinical definitions? Analysis of cross-sectional surveys from 2007 to 2012', *BMJ Open* 4: e005561.

**47** J.A. Black et al. (2015), 'Child obesity cut-offs as derived from parental perceptions: crosssectional questionnaire', *Br J Gen Pract,* doi:10.3399/bjgp15X68.

**48** D.T. Duncan et al. (2015), 'Change in misconception of child's body weight among parents of American preschool children', *Childhood Obesity* 11: 384–93.

**49** Chimamanda Ngozi Adiche (2013), *Americanah,* Fourth Estate, London, pp. 5–6.

**50** Ross C. Brownson, Tegan K. Boehmer and Douglas A. Luke (2005), 'Declining rates of physical activity in the United States: what are the contributors?', *Ann Rev Pub Health* 26: 421–43.50. 這份研究的發現，與歐洲、澳洲等類似大陸的數據很相似。

**51** L. Lanningham-Foster, L.J. Nysse and J.A. Levine (2003), 'Labor saved, calories lost: the energetic impact of domestic labor-saving devices', *Obes Res* 11: 1178–81.

**52** W.L. Haskell (1996), 'Physical activity, sport, and health: toward the next century', *Res Q Exerc Sport* 67 (3, suppl): S37–47, quoted in W.G. Thompson et al. (2007), 'Treatment of obesity', *Mayo Clin Proc* 82: 93–102.

**53** A.W. Barclay and J. Brand-Miller (2011), 'The Australian paradox: a substantial decline in sugar intake over the same timeframe that overweight and obesity have increased', *Nutrition* 3: 491–504.

**54** M. Safi (20 July 2014), *Guardian,* www.theguardian.com/world/2014/jul/21/sugar-rownutritionists-cleared-misconduct.

**55** British Heart Foundation (2012), *Coronary Heart Disease Statistics 2012,* p. 124, www.bhf. org.uk/publications/statistics/coronary-heartdisease-statistics-2012.

**56** House of Commons Health Committee, *Obesity: Third Report of Session 2003–04,* p. 24, www.publications.parliament.uk/pa/cm200304/cmselect/cmhealth/23/23.pdf.

**57** C.H.M. van Jaarsveld and M.C. Gulliford (2015), 'Childhood obesity trends from primary care electronic health records between 1994 and 2013: population-based cohort study', *Arch Dis Child* 2015: 1–6.

**58** Nassim Taleb (2012), *Antifragile: Things That Gain from Disorder,* Random House, New York.

**59** K.M. Flegal et al. (2005), 'Excess deaths associated with underweight, overweight, and obesity', *JAMA* 293: 1861–7.

**60** M. Lenz et al. (2009), 'The morbidity and mortality associated with overweight and obesity in adulthood: a systematic review', *Dtsch Arztebl Int* 106: 641–8; H.M. Orpana et al. (2010), 'BMI and mortality: results from a national longitudinal study of Canadian adults', *Obesity (Silver Spring)* 18: 214–18.

**61** V. Hughes (2013), 'The big fat truth', *Nature* 497: 428–30.

**62** J. Miller (23 February 2013), 'Weight and mortality: Harvard researchers challenge results of obesity analysis', *Harvard Gazette,* News.harvard.edu/gazette/story/2013/02/weightand-mortality/.

**63** K.M. Flegal et al. (2013), 'Association of all-cause mortality with overweight and obesity using standard body mass index categories', *JAMA* 309: 71–82.

**64** C.E. Hastie et al. (2010), 'Obesity paradox in a cohort of 4880 consecutive patients undergoing percutaneous coronary intervention', *Eur Heart J* 31: 222–6.

65  British Heart Foundation (8 June 2015), 'How fat can help fight heart disease', www.bhf.org.uk/news-from-the-bhf/news-archive/2015/june/ how-fat-can-help-fight-heartdisease. Accessed 4 July 2015.

66  波士頓大學的山謬爾‧普雷斯敦（Samuel Preston）採取截然不同的觀點。在檢視了 6,276 名受試者之後，他發現死亡率的最佳預測因子是過去的最高體重（也就是一生之中的最高體重）。他發現減重會掩蓋一個事實：最高體重可能導致永久傷害（A. Stokes and S.H. Preston (2016), 'Revealing the burden of obesity using weight histories', *PNAS*, pnas.org/cgi/doi/0.1073/pnas.1515472113）。但是普雷斯敦與丹麥研究者都無法排除疾病可能導致體重減輕的可能性，所以只好扭曲對數據的詮釋。

# 19 現代瘟疫：胰島素阻抗

1  H. John (1928), 'Diabetes: a statistical study of two thousand cases', *Arch Intern Med* 42: 217–47.

2  J. Bagdale, E. Bierman and D. Porte (1967), 'The significance of basal insulin levels in the evaluation of the insulin response to glucose in diabetic and nondiabetic subjects', *J Clin Invest* 46: 1549–57.

3  D.R. Matthews and P.C. Matthews (2010), 'Type 2 diabetes as an "infectious" disease: is this the Black Death of the 21st century?', *Diabetic Med* 28: 2–9.

4  S. Del Prato, F. Leonetti, D.C. Simonson et al. (1994), 'Effect of sustained physiologic hyperinsulinemia and hyperglycaemia on insulin secretion and insulin sensitivity in man', *Diabetologia* 37: 1025–35; P. Iozzo, T. Pratipanawatr, H. Pijl et al (2001), 'Physiological hyperinsulinemia impairs insulin-stimulated glycogen synthase activity and glycogen synthesis', *Am J Physiol* 280: E712–19.

5  R.C. Hermans et al. (2012), 'Mimicry of food intake: the dynamic interplay between eating companions', *PLOS One* 7(2), doi: 10.1371/journal.pone.0031027.

6  Barbara B. Kahn and Jeffrey S. Flier (2000), 'Obesity and insulin resistance', *J Clin Invest* 106: 473–81.

7  Diabetes UK (2009), *Prediabetes: Preventing the Type 2 Diabetes Epidemic,* http://www.diabetes.org.uk/Documents/Reports/PrediabetesPreventingthe Type2diabetesepidemic Oct2009report.pdf. 罹患率仍在上升。2010 年，患糖尿病前期的美國人口達 7,900 萬（占人口的 35%）。

8  A.G. Mainous III, R.J. Tanner, R. Baker et al. (2014), 'Prevalence of prediabetes in England from 2003 to 2011: population-based, cross-sectional study', *BMJ Open* 2014; 4: e005002. doi:10.1136/.

9  Y. Xu et al. (2013), 'Prevalence and control of diabetes in Chinese adults', *J Am Med Assoc* 310: 948–58.

10  The papers reporting that are listed in B.B. Lowell and G.I. Shulman (2005), 'Mitochondrial dysfunction and type 2 diabetes', *Science* 307: 384–7.

11  C.N. Hales and D.J.P. Barker (1992), 'Type 2 (non-insulin-dependent) diabetes mellitus: the thrifty phenotype hypothesis', Diabetologia 35: 595–601; C. Rhodes (2005), 'Type 2 diabetes – a matter of $\beta$-cell life and death?', *Science* 307: 380–84.

12  F.M. Ashcroft and P. Rorsman (2012), 'Diabetes mellitus and the $\beta$ cell: the last ten years', Cell 148: 1160–71.

13  M. Straczkowski et al. (2003), 'Insulin resistance in the first-degree relatives of persons with type 2 diabetes', *Med Sci Monit* 9 CR: 186–90.

14  S. Kashyap et al. (2003), 'A sustained increase in plasma free fatty acids impairs insulin secretion in nondiabetic subjects genetically predisposed to develop type 2 diabetes', *Diabetes* 52: 2461–74.

15  R. Taylor and R.R. Holman (2015), 'Normal weight individuals who develop Type 2 diabetes: the personal fat threshold', *Clin Sci* 128: 405–10.

16  S. Steven et al. (2015), 'Weight loss decreases excess pancreatic triacylglycerol specifically in type 2 diabetes', *Diabetes Care,* doi: 10.2337/dc15-0750.

17  John E. Gerich (1998), 'The genetic basis of type 2 diabetes mellitus: impaired insulin secretion versus impaired insulin sensitivity', *Endocr Rev* 19: 491–503; S.E. Kahn (2003), 'The relative contributions of insulin resistance and beta-cell dysfunction to the pathophysiology of type 2 diabetes', *Diabetologia* 46: 3–19. 從這兩篇論文題目看來，我們永遠無法確知病人身上先出現那一種缺陷：胰島素阻抗或局部胰島細胞衰竭（partial islet cell failure）。這是因為局部胰島細胞衰竭會導致血糖值與自由脂肪酸濃度升高，進而（出乎意料地）導致胰島素

阻抗：糖毒與脂毒不但可能破壞胰島，也可能會讓細胞群產生葡萄糖抗性和胰島素阻抗。這兩篇論文證實無論一開始的遺傳弱點是什麼，以第二型糖尿病來說，最後都會匯集成同一種疾病。

## 20 糖尿病的診斷定義

**1**　R. Bilous and R. Donnelly (2010), *Handbook of Diabetes,* 4th edn, Wiley-Blackwell, Oxford, p. 9.

**2**

| 隨機血糖 (mmol/L) | 血漿血糖 | 末梢血糖 | 全血糖 |
|---|---|---|---|
| 糖尿病 | ≧ 11.0 | ≧ 11.0 | ≧ 11.0 |
| **空腹末梢血糖** | | | |
| 正常 | < 6.1 | < 5.6 | < 5.6 |
| 糖尿病前期 | 6.1-6.9 | 5.6-6.0 | 5.6-6.0 |
| 糖尿病 | ≧ 7.0 | ≧ 6.1 | ≧ 6.1 |
| **兩小時末梢血糖** | | | |
| 正常 | < 7.8 | < 7.8 | < 6.7 |
| 糖尿病前期 | 7.8-11.0 | 7.8-11.0 | 6.7-9.9 |
| 糖尿病 | ≧ 11.1 | ≧ 11.1 | ≧ 10.0 |
| **糖化血色素（HbA1c）** | | | |
| 正常 | | | |
| 糖尿病前期 | | | |
| 糖尿病 | ≧ 6.4%（48 mmol/mol） | | |

以上數據來自美國糖尿病協會與世界衛生組織（請見 Bilous and Donnelly, 2010, *Handbook of Diabetes,* 4th edn, Wiley-Blackwell, Oxford, p. 9）

**3**　NHS Diabetic Eye Screening Programme (2014), http://diabeticeye.screening.nhs.uk/statistics.

**4**　C. Bunce and R. Wormald (2008), 'Causes of blind certifications in England and Wales: April 1999–March 2000, *Eye* 22: 905–11. 不過最近有證據顯示英國 NHS 對眼睛疾病的嚴格篩檢以及糖尿病患對血糖控制的改善已有成效，相較於遺傳性的視網膜病，糖尿病導致失明的情況或許已經開始減少。這個資訊一旦證實，將是一個大好消息。（G. Liew, M. Michaelides and C. Bunce (2014), 'A comparison of the causes of blindness certifications in England and Wales in working-age adults (16–64 years), 1999–2000 with 2009–2010', *BMJ Open* 2014; 4: e004015 doi:10.1136/bmjopen-2013-004015）

**5**　N.J. Morrish, S.L. Wang, L.K. Stevens et al. (2001), 'Mortality and causes of death in the WHO multinational study of vascular disease in diabetes', *Diabetologia* 44, suppl 2; s14–21.

**6**　National Diabetes Support Team (2006), *Diabetic Foot Guide,* www.diabetes.nhs.uk/document.php?o=219.

**7**　American Diabetes Association (2014), 'Diagnosis and classification of diabetes mellitus. Position statement', *Diabetes Care* 37: supplement 1, 581–90.

## 21 黎明現象

**1**　S. Panda, J.B. Hogenesch and S.A. Kay (2002), 'Circadian rhythms from flies to humans', *Nature* 417: 329–35.

**2**　A. Herxheimer and K.J. Petrie (2002, updated 2008), 'Melatonin for the prevention and treatment of jet lag', *Cochrane DB Syst Rev,* CD001520, doi: 10.1002/14651858.CD001520.

**3**　F. Chapotot et al. (1998), 'Cortisol secretion is related to electroencephalographic alertness in human subjects during daytime wakefulness', *J Clin Endocrinol Metab* 83: 4263–8.

**4**　皮質醇會抑制胰島素作用，甚至在肌肉裡也會（D. Dimitriadis et al. (1997), 'Effects of glucocorticoid excess on the sensitivity of glucose transport and metabolism to insulin in rat skeletal muscle', *Biochem J* 321: 707–12），但是在戰鬥逃跑反應中的非胰島素葡萄糖吸收可以彌補這種現象。從邁可法藍（Macfarlane）與同事寫的文章看來，他們顯然沒搞懂這個機制：「這些抗胰島素效應會引發高血糖症，推測可能是為了刺激不仰賴胰島素的葡萄糖吸收與氧化，包括大腦、主動骨骼肌與心肌」（D.P. Macfarlane et al. (2008), 'Glucocorticoids and fatty acid metabolism in humans: fueling fat redistribution in the metabolic syndrome', *J Endocrinol* 187:

189–204）。

5   S.J. Gould and R. Lewontin (1979), 'The spandrels of San Marco and the Panglossian paradigm: a critique of the adaptationist programme', *Proc Roy Soc London B* 205: pp. 581–98.

6   R.W. McGilvery (1970), *Biochemistry* (2nd edn), Sanders, Philadelphia, PA, p. 694.

7   P. Schonfeld and G. Reiser (2013), 'Why does brain metabolism not favor burning of fatty acids to provide energy?', *J Cerebr Blood F Metabolism* 33: 1493–9.

8   M. Roden et al. (1996), 'Mechanism of free fatty acid-induced insulin resistance in humans', *J Clin Invest* 97: 2859–65; A. Jovanovic et al. (2009), 'The second-meal phenomenon in type 2 diabetes', *Diabetes Care* 32: 1199–201. 值得注意的是阿布雷拉（C. Abraira）與勞倫斯（A.M. Lawrence）曾在 1978 年的論文〈施特二氏現象：饑荒效應〉（The Staub-Traugott phenomenon: effects of starvation, *Am J Clin Nutr* 31: 213–21）中提出，胰島素媒介的血糖吸收受到抑制可能與自由脂肪酸無關，但果真如此，如同羅登（Roden）等人指出的，必定會有一個密切相關的現象參與其中，而且產生了相同的生理效應。

9   T. Ruge et al. (2009), 'Fasted to fed trafficking of fatty acids in human adipose tissue reveals a novel regulatory step for enhanced fat storage', *J Clin Endocrinol Metab* 94: 1781–8.

## 22 生物化學家一世紀的勸誡

1   H. Staub (1921) and K. Traugott (1922), quoted by C. Abraira and A.M. Lawrence (1978), 'The Staub-Traugott phenomenon: effects of starvation', *Am J Clin Nutr* 31: 213–21.

2   A. Jovanovic et al. (2009), 'The second meal phenomenon is associated with enhanced muscle glycogen storage in humans', *Clin Sci* 117: 119–27.

## 23 我的故事：第二集

1   J.T. Gonzalez et al. (2013), 'Breakfast and exercise contingently affect postprandial metabolism and energy balance in physically active males', *Br J Nutr* 110: 721–32.

2   H.P. Weingarten and D. Elston (1991), 'Food cravings in a college population', *Appetite* 17: 167–75.

3   C.K. Martin et al. (2011), 'Change in food cravings, food preferences, and appetite during a low-carbohydrate and low fat diet', *Obesity (Silver Spring)* 19: 1863–970.

4   T. Shiya et al. (2002), 'Plasma ghrelin levels in lean and obese humans and the effect of glucose on ghrelin secretion', *J Clin Endocrinol Metab* 87: 240–44.

5   E.A. Chowdhury et al. (2015), Carbohydrate-rich breakfast attenuates glycaemic, insulinaemic and ghrelin response to *ad libitum* lunch relative to morning fasting in lean adults', *Br J Nutr* 114: 98–107（不過早餐似乎會強化腦腸肽）。

6   L.A. Panossian and S.C. Veasey (2012), 'Daytime sleepiness in obesity: mechanisms beyond obstructive sleep apnea – a review', *Sleep* 35: 605–15.

7   Diabetes.co.uk (2016), *Metabolic Syndrome,* www.diabetes.co.uk/diabetes-and-metabolicsyndrome.html. Accessed 26 March 2016.

8   F.A.J.L. Scheer, C.J. Morris and S.A. Shea (2013), 'The internal circadian clock increases hunger and appetite in the evening independent of food intake and other behaviours', *Obesity (Silver Spring)* 21: 421–3.

9   T. Parkner, J.K. Nielsen, T.D. Sandahl, B.M. Bibby, B.S. Jensen and J.S. Christiansen (2011), 'Do all patients with type 2 diabetes need breakfast?', *Eur J Clin Nutr* 65: 761–3.

10  David Zinczenko (2013), *The 8-Hour Diet,* Rodale, NY, pp. xvii–xix, 51.

11  James A. Betts et al. (2014), 'The causal role of breakfast in energy balance and health: a randomized controlled trial in lean adults', *Am J Clin Nutr* 100: 539–47.

12  貝茨博士相信，自然偶發運動對吃早餐的人健康有益，因為「增加活動量是促進健康的重要方式」（*University of Bath News*, 13 February 2016, 'Eating breakfast could help obese people get more active', www.bath.ac.uk/news/2016/02/13/scienceeatingbreakfast/. Accessed 19 March 2016）。但是早餐會使血糖值上升，既然血糖值上升具有危險性，吃早餐要付出的高血糖代價，可能遠超過額外運動帶來的好處。早餐斷食的貝茨博士認為，

早餐斷食的人也可以維持早上運動的習慣，例如跑步、游泳、騎腳踏車等，一邊享受運動的優點，一邊避開早餐後血糖上升的缺點。

## 24 現代瘟疫的真面目：代謝症候群

1　G.M. Reaven (1988), 'Role of insulin resistance in human disease', *Diabetes* 37: 1595.

2　G. Reaven et al. (2000), *Syndrome X – Overcoming the Silent Killer that Can Give You a Heart Attack*, Simon & Schuster, New York.

3　Earl S. Ford (2005), 'Prevalence of the metabolic syndrome defined by the International Diabetes Federation among adults in the US', *Diabetes Care* 28: 2745–9.

4　R. Weiss et al. (2013), 'What is metabolic syndrome, and why are children getting it?', *Ann N Y Acad Sci* 1281: 123–40. See references 11 and 48, 49 and 50.

5　A.H. Berg and P. Scherer (2005), 'Adipose tissue, inflammation, and cardiovascular disease', *Circ Res* 96: 939–49.

6　J.-P. Despre and Isabelle Lemieux (2006), 'Abdominal obesity and metabolic syndrome', *Nature* 444: 881–7.

7　M. Giuseppe et al. (2013), 'ESH/ESC guidelines for the management of arterial hypertension', *Eur Heart J* 34: 2159–219.

8　D. Lloyd-Jones et al. (2010), 'Heart disease and stroke statistics – 2010 update: a report from the American Heart Association', *Circulation* 121: e46–215.

9　P. Singer et al. (1985), 'Postprandial hypertension in patients with mild essential hypertension', *Hypertension* 7: 182–6; Ele Ferrannini et al. (1997), 'Insulin resistance, hyperinsulinemia, and blood pressure: role of age and obesity', *Hypertension* 30: 1144–9.

10　H.E. Botker and A. Moller (2013), 'OH NO – The continuing story of nitric oxide, diabetes, and cardiovascular disease', *Diabetes* 62: 2645–7.

11　M.-S. Zhou et al. (2014), 'Link between insulin resistance and hypertension: what is the evidence from evolutionary biology?', *Diabetology & Metabolic Syndrome* 6, doi:10.1186/1758-5996-6-12.

12　A.H. Berg and P. Scherer (2005), 'Adipose tissue, inflammation, and cardiovascular disease', *Circ Res* 96: 939–49.

13　G.H. Goossens et al. (2006), 'Angiotensin II: a major regulator of subcutaneous adipose tissue blood flow in humans', *J Physiol* 571.2: 451–60.

14　P. Trayhurn (2014), 'Hypoxia and adipocyte physiology – implications for adipose tissue dysfunction in obesity', *Ann Rev Nutr* 34: 207–36.

15　J.A. Ryle and W.T. Russell (1949), 'The natural history of coronary disease. A clinical and epidemiological study', *Brit Heart J* 11: 370–89.

16　W. Kannel et al. (1961), 'Factors of risk in the development of heart disease – six years follow up experience. The Framingham study', *Ann Intern Med* 55: 33–50.

17　CDC (2011), 'Vital signs: prevalence, treatment and control of high levels of low-density lipoprotein cholesterol', *Morbid Mortal Weekly Report* 60: 109–14.

18　E.V. Kuklina, P. Yoon and J.N.L. Keenan (2009), 'Trends in high levels of low-density lipoprotein cholesterol in the United States, 1999–2006', *JAMA* 302: 2104–10.

19　U. Schwab et al. (2014), 'Effect of the amount and type of dietary fat on cardiometabolic risk factors and developing type-2 diabetes, cardiovascular disease, and cancer: a systematic review', *Food Nutr Res* 58: 25145, http://dx.doi.org/10.3402/fnr.v58.25145.

20　Martin Adiels et al. (2008), 'Overproduction of very low-density lipoproteins is the hallmark of the dyslipidaemia in the metabolic syndrome', *Arterioscler Thromb Vasc Biol* 28: 1225–36.

21　B.M. Volk (21 November 2014), 'Effects of step-wise increases in dietary carbohydrate on circulating saturated fatty acids and palmitoleic acid in adults with metabolic syndrome', *PLOS One,* doi: 10.1371/journal.pone.0113605.

22　S.M. Haffner et al. (1990), 'Cardiovascular risk factors in confirmed prediabetic individuals. Does the clock for coronary heart disease start ticking before the onset of clinical diabetes?', *JAMA* 263: 2893–8.

23 Frank B. Hu et al. (2002), 'Elevated risk of cardiovascular disease prior to clinical diagnosis of type 2 diabetes', *Diabetes Care* 25:1129–34.

24 S.P. Weisberg et al. (2003), 'Obesity is associated with macrophage accumulation in adipose tissue', *J Clin Invest* 112: 1796–808.

25 A.H. Berg and P. Scherer (2005), 'Adipose tissue, inflammation, and cardiovascular disease', *Circ Res* 96: 939–49.

26 M. Ozata et al. (1999), 'Human leptin deficiency caused by a missense mutation: multiple endocrine defects, decreased sympathetic tone, and immune system dysfunction indicate new targets for leptin action, greater central than peripheral resistance to the effects of leptin, and spontaneous correction of leptin-mediated defects', *J Clin Endocrinol Metab* 84: 3686–95.

27 G. Matarese et al. (2005), 'Leptin in immunology', *J Immunol* 173: 3137–42; G. Paz-Filho et al. (2012), 'Leptin: molecular mechanisms, systematic pro-inflammatory effects, and clinical implications', *Arq Bras Endocrinol* 56: 597–607.

28 N. Ouchi and K. Walsh (2007), 'Adiponectin as an anti-inflammatory factor', *Clin Chem Acta* 380: 24–30.

29 P. Calder, G. Dimitriadis and P. Newsholme (2007), 'Glucose metabolism in lymphoid and inflammatory cells and tissues', *Curr Opin Clin Nutr* 10: 531–40. 泰勒教授已證明免疫與脂肪細胞的胰島素受體活動並不相關，這代表脂肪細胞的胰島素阻抗可以把葡萄糖導向免疫細胞（R. Taylor et al. (1984), 'The relationship between human adipocyte and monocyte insulin binding', *Clin Sci* 67: 139–42）。有可能肝臟與肌肉細胞胰島素結合與發炎細胞結合發生類似的解偶聯，也可以把葡萄糖導向發炎細胞。

30 A.H. Berg and P. Scherer (2005), 'Adipose tissue, inflammation, and cardiovascular disease', *Circ Res* 96: 939–49.

31 E. Raynaud et al. (2000), 'Relationships between fibrinogen and insulin resistance', *Atherosclerosis* 150: 365–70; M.C. Alessi et al. (1997), 'Production of plasminogen activator inhibitor 1 by human adipose tissue: possible link between visceral fat accumulation and vascular disease', *Diabetes* 46: 860–67.

32 A. Martin, S. Normad, M. Sothier, J. Pyrat, C. Louche-Pelissier and M. Laville (2000), 'Is advice for breakfast consumption justified? Results from a short-term dietary and metabolic experiment in young healthy men', *Brit J Nutr* 84: 337–44.

33 James A. Betts et al. (2014), 'The causal role of breakfast in energy balance and health: a randomized controlled trial in lean adults', *Am J Clin Nutr* 100: 539–47.

34 E.A. Chowdhury et al. (10 February 2016), 'The causal role of breakfast in energy balance and health: a randomized controlled trial in obese people', *Am J Clin Nutr,* doi: 10.3945/ajcn.115.122044.

## 25 代謝症候群能否逆轉？

1 Diabetes UK (2009), *Prediabetes: Preventing the Type 2 Diabetes Epidemic,* http://www.diabetes.org.uk/Documents/Reports/PrediabetesPreventingtheType2 diabetesepidemicOct2009report.pdf.

2 Quoted in E. John (19 September 2010), 'Why exercise won't make you thin', *Observer,* www.theguardian.com/lifeandstyle/2010/sep/19/exercise-dieting-public-health.

3 同上。

4 L.R. Pedersen et al. (2015), 'A randomised trial comparing weight loss with aerobic exercise in overweight individuals with coronary heart disease: the CUT-IT trial', *Eur J Prev Cardiol* 22: 1009–17.

5 A.E. Fremeaux et al. (2011), 'The impact of school-time activity on total physical activity: the activistat hypothesis', *Int J Obes (Lond)* 35: 1277–83.

6 Quoted by E. John (19 September 2010), *Observer,* www.theguardian.com/lifeandstyle/2010/sep/19/exercise-dieting-publichealth.

7 S. Bhutani et al. (2013), 'Alternative day fasting and endurance exercise combine to reduce body weight and favorably alter plasma lipids in obese humans', *Obesity* 21: 1370–79.

8 E.J. Henriksen (2002), 'Effects of acute exercise and exercise training on insulin resistance', *J Appl Physiol* 93: 788–96.

9 Diabetes Prevention Program Research Group (2002), 'Reduction in the incidence of type 2 diabetes with

lifestyle intervention or metformin', *N Engl J Med* 346: 393–403.

**10** O. Ekelund et al. (2015), 'Physical activity and all-cause mortality across levels of overall and abdominal obesity in European men and women: The European Prospective Investigation into Cancer and Nutrition Study (EPIC), *Am J Clin Nutr* 101: 1–9.

**11** James Gallagher (15 January 2015), 'Inactivity "kills more than obesity"', *BBC News: Health,* www.bbc.co.uk/news/health-30812439. Accessed 15 January 2015.

**12** G. Hogstrom et al. (2015), 'Aerobic fitness in late adolescence and the risk of early death: a prospective cohort study of 1.3 million Swedish men', *Int J Epidemiol,* doi: 10.1093/ije/dyv32.

**13** V.B. O'Leary et al. (2006), 'Exercise-induced reversal of insulin resistance in obese elderly is associated with reduced visceral fat', *J Appl Physiol* 100: 1584–9.

**14** S. Bailey, Foreword, in Academy of Medical Royal Colleges (2015), *Exercise: The Miracle Cure and the Role of the Doctor in Promoting It,* Academy of Medical Royal Colleges, London, p. 2, www.aomrc.org.uk/doc_download/9821-exercise-the-miracle-cure.

**15** L. Dostalova et al. (2007), 'Increased insulin sensitivity in patients with anorexia nervosa: the role of adipocytokines', *Physiol Res* 56: 587–94.

**16** S. Steven et al. (2016), 'Very-low-calorie diet and 6 months of weight stability in type 2 diabetes: pathophysiological changes in responders and nonresponders', *Diabetes Care,* doi: 10.23337/dc15-1942.

**17** 義大利比薩的費拉尼博士（Ferranni）與明隆博士（Mingrone）檢視第二型糖尿病患逆轉糖尿病的共同經驗，他們做出的結論是只要少吃一點，病患的胰島素濃度就會下降，進而逆轉胰島素阻抗，然後胰島素濃度繼續下降，形成一種良性循環（E. Ferranni and G. Mingrone (2009), 'Impact of different bariatric surgical procedures on insulin action and cell function in type 2 diabetes', *Diabetes Care* 32: 514–20）。減重也會引發其他良性循環。例如，肥胖導致發炎，發炎會刺激胰島素阻抗、傷害胰島，但紐約愛因斯坦醫學院的一篇全面性評論表示：「減重會降低身體的發炎程度」（A.H. Berg and P. Scherer (2005), 'Adipose tissue, inflammation, and cardiovascular disease', *Circ Res* 96: 939–49）。此外，當病患開始減重，血糖與自由脂肪酸濃度隨之降低，就可減輕第二型糖尿病的糖毒與脂毒，胰島也會漸漸復原。胰島確實可以復原：胰島裡的 $\beta$ 細胞只能活六十天左右（舊細胞分離出的新細胞與鄰近的胰臟細胞分離出的新細胞會不斷補充），如果新一代的 $\beta$ 細胞出生在比較友善的環境裡，就能夠發揮更好的功能，進而改善環境，形成一個讓病情得以改善的良性循環（C.J. Rhodes (2005), 'Type 2 diabetes – a matter of $\beta$ -cell life and death?', *Science* 307: 380–84）。

**18** 胃束帶（gastric band）是一種環狀物，英語的命名靈感來自婚戒（wedding band），胃束帶是套住胃上段、使胃縮小的矽膠環，如此一來，進食時胃上段很快就會裝滿，可減少食量。胃繞道手術是比較激烈的手段：切除胃部上段，然後從胃部通往小腸的出口直接連到「下游」的小腸，食物會繞過大部分的胃與一部分的小腸，也就是說，進食的時候可快速填滿胃部上段，減少食量，此外食物的消化也會變得較不完整。胃袖狀切除手術是切除三分之二的胃。

**19** W.J. Pories, M.S. Swanson, K.G. MacDonald, S.B. Long, P.G. Morris, B.M. Brown, H.A. Barakat, R.A. deRamon, G. Israel and J.M. Dolezal (1995), 'Who would have thought it? An operation proves to be the most effective therapy for adult-onset diabetes mellitus', *Ann Surg* 222: 339–50.

**20** The Mayo Clinic (2016), 'Type 2 Diabetes', http://www.mayoclinic.org/diseasesconditions/type-2-diabetes/symptoms-causes/dxc-20169861. Accessed 15 October 2016.

**21** James Vaupel (2010), 'Biodemography of human ageing', *Nature* 464: 536–42.

**22** 我懷疑胰島素阻抗本身是一種老化現象。我們早已知道有許多荷爾蒙的受體數量會隨著年齡減少，胰島素也是其中之一（G.S. Roth (1979), 'Hormone receptor changes during adulthood and senescence: significance for aging research', *Fed Proc* 38: 1910–14）。胰島素受體隨老化數量減少，可能會引發胰島素阻抗。不過我們只使用一小部分的胰島素受體，所以就算受體隨著老化減少，應該還是有備用的受體可補充。但老化依然會導致胰島素阻抗，原因是受體下游的分子活動顯然因為老化而衰退。梅約診所有一項研究以 21 到 87 歲的人為對象，證明雖然運動可以逆轉老年人胰島素阻抗的許多問題，卻無法逆轉全部的問題（K.R. Short et al. (2003), 'Impact of aerobic exercise training on age-related changes in insulin sensitivity and muscle oxidative capacity', *Diabetes* 52: 1888–96）。不過另一項義大利拿坡里的研究發現，百歲人瑞有極高的胰島素敏感性，證明胰島素阻抗並非老化的必然現象，也證明胰島素敏感性與長壽有關，反之亦然（M. Barbieri et al. (2001),

'Agerelated insulin resistance: is it an obligatory finding? The lesson from healthy centenarians', *Diabetes Metab Res Rev* 17: 19–26）。總而言之，屬於現代流行病的第二型糖尿病，主要是過度飲食與缺乏運動所致，老化本身可能也是原因之一。

**23** M. Barbieri et al. (2001), 'Age-related insulin resistance: is it an obligatory finding? The lesson from healthy centenarians', *Diabetes Metab Res Rev* 17: 19–26.

**24** H. Farin et al. (2006), 'Body mass index and waist circumference both contribute to differences in insulin-mediated glucose disposal in non-diabetic adults', *Am J Clin Nutr* 83: 47–51.

## 26 新斷食法

**1** A. Freer (2015), *Eat. Nourish. Glow.*, Thorsons, HarperCollins, New York and London, pp. 112–13.

**2** K. Varady, B. Gottlieb (2014), *The Every Other Day Diet* (UK edn), Yellow Kite, London, p. 1. (US edition 2013, Hachette.) For a more formal report from Dr Varady, please see A.R. Barnosky et al. (2014), 'Intermittent fasting vs daily calorie restriction for type 2 diabetes prevention: a review of human findings', *Transl Res* 164: 302–11.

**3** C.M. Clay, Mary F. Crowell and L.A. Maynard (1935), 'The effect of retarded growth upon the length of the life span and upon the ultimate body size', *J Nutr* 10: 63–79.

**4** See the references in Leanne M. Redman and Eric Ravussin (2011), 'Caloric restriction in humans: impact on physiological, psychological and behavioral outcomes', *Antioxid Redox Sign* 14: 275–87.

**5** 同上。

**6** Anthony Civitarese et al. (March 2007), 'Calorie restriction increases muscle mitochondrial biogenesis in healthy humans', *PLOS One* 4 e76. 製造自由基的是一種叫做粒線體（mitochondria）的細胞內胞器，限制熱量可使粒線體再生。路易斯安納州巴頓魯治的安東尼・西維塔瑞斯博士（Anthony Civitares）團隊讓 36 位體重超重的年輕成年人減少 25% 的進食量，時間超過 6 個月，受試者的粒線體增加 35%。不過新的粒線體似乎比舊的更有效率，西維塔瑞斯博士認為自由基可能因此產量減少。

**7** M.V. Chakravarthy and F.W. Booth (2004), 'Eating, exercise, and "thrifty" genotypes: connecting the dots toward an evolutionary understanding of modern chronic diseases', *J Appl Physiol* 96: 3–10.

**8** See the references and discussion in H. Sherman et al. (2012), 'Longterm restricted feeding alters circadian expression and reduces the level of inflammatory and disease markers', *J Cell Mol Med* 15: 2745–59.

**9** S. Brandhorst et al. (2015), 'A periodic diet that mimics fasting promotes multi-system regeneration, enhances cognitive performance and healthspan', *Cell Metab* 22: 86–99.

**10** A.R. Barnosky et al. (2014), 'Intermittent fasting vs daily calorie restriction for type 2 diabetes prevention: a review of human findings', *Transl Res* 164: 302–11.

**11** M. Headland et al. (2016), 'Weight-loss outcomes: a systematic review and meta-analysis of intermittent energy restriction trials lasting a minimum of 6 months', *Nutrients* 8: 354, doi:10.3390/nu8060354.

**12** K. Varady and B. Gottlieb (2014), *The Every Other Day Diet* (UK edn), Yellow Kite, London, p. 26. (US edition 2013, Hachette.)

**13** J. Rothschild et al. (2014), 'Time-restricted feeding and risk of metabolic disease: a review of human and animal studies', *Nutr Rev* 72: 308–18.

**14** David Zinczenko (2013), *The 8-Hour Diet*, Rodale, NY, p. 15.

**15** M. Hatori et al. (2012), 'Time-restricted feeding without reducing caloric intake prevents metabolic diseases in mice fed a high-fat diet', *Cell Metab* 15: 848–60.

**16** K.-A. Stokkan et al. (2001), 'Entrainment of the circadian clock in the liver by feeding', *Science* 291: 490–93.

**17** O. Froy (2012), 'Circadian rhythms and obesity in mammals', *International Scholarly Research Network: ISRN Obesity*, Article ID 437198, doi:10.5402/2012/437198.

**18** M. Hatori and S. Panda (2010), 'CRY links the circadian clock and CREB-mediated gluconeogenesis', *Cell Res* 20: 1285–8.

**19** S. Panda et al. (2002), 'Coordinated transcription of key pathways in the mouse by the circadian clock', *Cell*

109: 307–20.

**20** David Zinczenko (2013), *The 8-Hour Diet, Rodale,* NY, pp. 19–20.

**21** H. Sherman et al. (2012), 'Long-term restricted feeding alters circadian expression and reduces the level of inflammatory and disease markers', *J Cell Mol Med* 15: 2745–59.

**22** H. Sherman et al. (2012), 'Timed high-fat diet resets circadian metabolism and prevents obesity', *FASEB J* 26: 3493–502.

**23** H. Kahleova et al. (2014), 'Eating two larger meals a day (breakfast and lunch) is more effective than six smaller meals in a reducedenergy regimen for patients with type 2 diabetes: a randomized crossover study', *Diabetologia,* doi 10.1007/s00125-014-3253-5.

**24** R.R. Henry et al. (1993), 'Intensive conventional insulin therapy for type I diabetes: metabolic effects during a 6 month outpatient trial', *Diabetes Care* 16: 21–31.

**25** T.J. Horton et al. (1995), 'Fat and carbohydrate overfeeding in humans: different effects on energy storage', *Am J Clin Nutr* 62: 19–29; K.D. Hall et al. (2015), 'Calorie for calorie, dietary fat restriction results in more body fat loss than carbohydrate restriction in people with obesity', *Cell Metab* 22: 427–36.

**26** C.K. Martin et al. (2011), 'Change in food cravings, food preferences, and appetite during a low-carbohydrate and low-fat diet', *Obesity (Silver Spring)* 19: 1963–70.

**27** O. Carlson et al. (2007), 'Impact of reduced meal frequency without caloric restriction on glucose regulation in healthy, normal weight middle-aged men and women', *Metabolism* 56: 1729–34.

**28** David Zinczenko (2013), *The 8-Hour Diet,* Rodale, NY, p. 36.

**29** A. Roberts (2014), *Napoleon the Great,* Allen Lane, London, pp. 24, 790–91.

**30** David Zinczenko (2013), *The 8-Hour Diet,* Rodale, NY, pp. xvii–xix, 51.

## 27 第三型糖尿病（以及代謝症候群的其他影響）

**1** R.A. DeFronzo (2010), 'Insulin resistance, lipotoxicity, type 2 diabetes and atherosclerosis: the missing links', *Diabetalogia* 53: 1270–87.

**2** 同上。

**3** S.M. de la Monte and M. Tong (2014), 'Brain metabolic dysfunction at the core of Alzheimer's disease', *Biochem Pharmacol* 88: 548–59.

**4** British Heart Foundation (2011), *Trends in Coronary Heart Disease 1961–2011,* http://www.bhf.org.uk/publications/view-publication. aspx?ps=1001933.

**5** C.N. Hales and D.J.P. Barker (1992), 'Type 2 (non-insulin-dependent) diabetes mellitus: the thrifty phenotype hypothesis', *Diabetologia* 35: 595–610.

**6** R. Weindruch and R.S. Sohal (1997), 'Caloric intake and aging', *N Eng J Med* 337: 986–94.

**7** P.L. Hofman et al. (1997), 'Insulin resistance in short children with intrauterine growth retardation', *J Clin Endocr Metab* 82: 402–6.

**8** A. Akesson et al. (2014), 'Low-risk diet and lifestyle habits in the primary prevention of myocardial infarction in men', *J Am Coll Cardiol* 64: 1299–306.

**9** T.T. Fung et al. (2005), 'Diet-quality scores and plasma concentrations of markers of inflammation and endothelial dysfunction', *Am J Clin Nutr* 82: 163–73.

**10** K. Lay (23 September 2014), 'Eight out of ten heart attacks prevented by healthier living', *The Times,* p. 21.

**11** C.P. Nelson et al. (2015), 'Genetically determined height and coronary heart disease', *New Engl J Med,* doi:10.1056/NEJM 1404881.

**12** J. Green et al. (2011), 'Height and cancer incidence in the Million Women Study: prospective cohort, and meta-analysis of prospective studies of height and total cancer risk', *Lancet Oncol* 12: 785–94.

**13** A. Goggins and G. Matten (2016), *The Sirtfood Diet: The Revolutionary Plan for Health and Weight Loss,* Yellow Kite, London.

14 K. Pallauff et al. (2013), 'Nutrition and healthy ageing: calorie restriction or polyphenol-rich "MediterrAsian" diet?', *Oxid Med Cel Longev,* http://dx.doi.org/10.1155/2013/707421.

15 C. Burnett et al. (2011), 'Absence of effects of Sir2 overexpression on lifespan in C elegans and Drosophila', *Nature* 477: 482–5.

16 M. Rivalland (2 January 2016), 'I lost almost half a stone', *The Times magazine,* p. 25.

17 L. Wilhelmsen et al. (2015), 'Men born in 1913 followed to age 100 years', *Scand Cardiovas J* 48: 45–8.

18 P.J. van Diest, et al. (1998), 'Pathology of silicone leakage from breast implants', *J Clin Pathol* 51: 493–7.

19 N.J. Morrish, S.L. Wang, L.K. Stevens, J.H. Fuller and H. Keen (2001), 'Mortality and causes of death in the WHO Multinational Study of Vascular Disease in Diabetes', *Diabetalogia* 44: S14–21.

20 X. Wang et al. (2013), 'Cholesterol levels and risk of hemorrhagic stroke: a systematic review and meta-analysis', *Stroke* 44: 21833–9.

21 M. Rauchhaus et al. (2003), 'The relationship between cholesterol and survival in patients with chronic heart failure', *J Am Coll Cardiol* 42: 1933–40.

22 Y. Homma et al. (2010), 'Effects of low-dose simvastatin on the distribution of plasma cholesterol and oxidised low-density lipoprotein in three ultra-centrifugally separated low-density lipoprotein subfractions: 12-month open-label trial', *J Athero Throm* 17: 1049–53.

23 Alexios Antonopolous et al. (2012), 'Statins as anti-inflammatory agents in atherogenesis: molecular mechanisms and lessons from recent clinical trials', *Curr Pharma Design* 18: 1519–30.

24 M.J. Pencina et al. (2014), 'Application of new cholesterol guidelines to a populationbased sample', *N Engl J Med* 370: 1422–31.

25 Michelle Roberts (12 February 2014), 'Guidelines call for more people to be put on statins', *BBC News,* www.bbc.co.uk/news/health-26132758.

26 John Abramson (19 March 2015), 'Prescribing statins: time to rein it in', *Pharmaceut J* 284, doi:10.1211/PJ2015.20068145.

27 Chun-Xiao Xu, Hong-Hong Zhu and Yi-Min Zhu (2014), 'Diabetes and cancer: associations, mechanisms, and implications for medical practice', *World J Diabet* 5: 372–80.

28 Hans-Werner Hense, Hiltraud Kajuter, Jurgen Wellmann and Wolf U. Batzler (2011), 'Cancer incidence in type 2 diabetes patients – first results from a feasibility study of the D2C cohort', *Diabetology & Metabolic Syndrome* 3: 15, doi: 10.1186/1758-5996-3-15.

29 Edward Giovannucci et al. (2010), 'Diabetes and cancer: a consensus report', *Diabetes Care* 33: 1674–85, doi: 10.2337/dc10-0666.

30 Alzheimer's Association (2010), 'Alzheimer's disease facts and figures', *Alzheimers Dement* 6: 158–94, doi: 10.1016/j.jalz.2010.01.009.

31 C.L. Satizabal et al. (2016), 'Incidence of dementia over three decades in the Framingham heart study', *N Engl J Med* 374: 523–32.

32 The Mayo Clinic (17 June 2014), 'Alzheimer's disease', http://www.mayoclinic.org/diseases-conditions/alzheimers-disease/basics/.

33 Alzheimer's Association (2010), 'Alzheimer's disease facts and figures', *Alzheimers Dement* 6: 158–94, doi: 10.1016/j.jalz.2010.01.009.

34 F.G. De Felice and S.T. Ferreira (2014), 'Inflammation, defective insulin signaling, and mitochondrial dysfunction as common molecular denominators connecting type 2 diabetes to Alzheimer disease', *Diabetes* 63: 2262–72.

35 Alzheimer's Association of America (2015), 'Diabetes and cognitive decline', https://www.alz.org/national/documents/topicsheet_ diabetes.pdf. Accessed 15 October 2016.

36 A. Ott et al. (1999), 'Diabetes mellitus and the risk of dementia: the Rotterdam study', *Neurology* 53: 1937–42.

37 P.K. Crane et al. (2013), 'Glucose levels and risk of dementia', *N Engl J Med* 369: 540–48.

38 Cristina Carvalho, Paige S. Katz, Somhrita Dutta, Prasad V.G. Katakam, Paula I. Moreira and David W.

Busija (2013), 'Increased susceptibility to amyloid-X toxicity in rat brain microvascular endothelial cells under hyperglycemic conditions', *J Alzheimers Dis* 38: 75–83.

39 N. Vagelatos and G. Eslick (2013), 'Type 2 diabetes as a risk factor for Alzheimer's disease: a meta-analysis and systematic review of the confounders, interactions and neuropathology associated with this relationship', *Alzheimers Dement* 9: Supplement, 136–7.

40 D. Kapogiannis et al. (23 October 2014), 'Dysfunctionally phosphorylated type 1 insulin receptor substrate in neural-derived blood exosomes of preclinical Alzheimer's disease', *FASEB J*, doi:10. 1096/fj.

41 National Institutes of Health (2000), *Preventing Alzheimer's Disease and Cognitive Decline*, http://consensus.nih.gov/2010/alzstatement.htm.

42 T. Ngandu et al. (2015), 'A 2 year multidomain intervention of diet, exercise, cognitive training and vascular risk monitoring versus control to prevent cognitive decline in at-risk elderly people (FINGER): a randomised controlled trial', *Lancet*, http://dx.doi.org/10.1016/S0140-6736(15)60461-5.

43 N. Qizilbash et al. (2015), 'BMI and risk of dementia in two million people over two decades: a retrospective cohort study', *Lancet Diabet Endocrinol*, http://dx.doi.org/10.1016/S2213-8587(15)00033-9.

44 Y.-F. Chuang et al. (1 September 2015), 'Midlife adiposity predicts earlier onset of Alzheimer's dementia, neuropathology and presymptomatic cerebral amyloid accumulation', *Mol Psyc*, doi:10. 1038/mp.2015.129.

45 C.J. Steves et al. (2015), 'Kicking back cognitive ageing: leg power predicts cognitive ageing after ten years in older female twins', *Gerontology*, doi:10.1159/0004411029.

46 J.L. Cummings et al. (2014), 'Alzheimer's disease drug-development pipeline: few candidates, frequent failures', *Alzheimers Res Ther* 6: 37, http://alzres.com/content/6/4/37

## 28 那麼，到底該吃什麼？

1 L. Azadbakht and A. Esmaillzadeh (2009), 'Red meat intake associated with metabolic syndrome and the plasma C-reactive protein concentration in women', *J Nutr* 139: 335–9.

2 J. Barbaresko et al. (2013), 'Dietary pattern analysis and biomarkers of low-grade inflammation: a systematic literature review', *Nutr Rev* 71: 511–27.

3 F.M. Sacks et al. (1985), 'Plasma lipoprotein levels in vegetarians: the effect of ingestion of fats from dairy products', *JAMA* 254: 1337–41.

4 D. Ornish et al. (1990), 'Can lifestyle changes reverse coronary heart disease? The Lifestyle Heart Trial', *Lancet* 336: 129–33.

5 N.D. Bernard et al. (2006), 'A low-fat vegan diet improves glycemic control and cardiovascular risk factors in a randomized clinical trial in individuals with type 2 diabetes', *Diabetes Care* 29: 1777–83.

6 R. Sinha et al. (2009), 'Meat intake and mortality: a prospective study of over half a million people', *Arch Int Med* 169: 562–71; A. Pan et al. (2012), 'Red meat consumption and mortality: results from two prospective cohort studies', *Arch Int Med* 172: 555–63; S. Rohrman et al. (2013), 'Meat consumption and mortality – results from the European Prospective Investigation in cancer and nutrition', *BMC Medicine* 11: 63, www.biomedcentral.com/1741-7015/11/63.

7 J.E. Lee et al. (2013), 'Meat intake and cause-specific mortality: a pooled analysis of Asian prospective cohort studies', *Am J Clin Nutr* 98: 1032–41.

8 Reported by G. Gustin (23 March 2016), 'Another nation trims meat from diet advice', *National Geographic*, http://theplate.nationalgeographic.com/2016/03/23/nothernation-trims-meat-from-diet-advice.

9 R.A. Koeth et al. (2013), 'Intestinal microbiota metabolism of L-carnitine, a nutrient in red meat, promotes atherosclerosis', *Nature Medicine* 19: 576–85.

10 en.m.wikipedia.org/wiki/'Red_meat'. Accessed 23 December 2015.

11 Harvard School of Public Health (2011), *Healthy Eating Plate and Healthy Eating Pyramid*, www.hsph.harvard.edu/nutritionsource/healthy-eating-plate/. Accessed 23 December 2015.

12 G.K. Pot et al. (2010), 'Increased consumption of fatty and lean fish reduces serum C-Reactive Protein

concentrations but not inflammation markers in feces and in colonic biopsies', *J Nutr* 140: 371–6.

**13** H.O. Bang and J. Dyerberg (5 June 1971), 'Plasma lipid and lipoprotein pattern in Greenlandic west-coast Eskimos', *Lancet* 297: 1143–6.

**14** J.H. Lett et al. (2008), 'Omega-3 fatty acids for cardioprotection', *Mayo Clin Proc* 83: 324–32.

**15** G.K. Pot et al. (2010), 'Increased consumption of fatty and lean fish reduces serum C-Reactive Protein concentrations but not inflammation markers in feces and in colonic biopsies', *J Nutr* 140: 371–6.

**16** Reported by G. Gustin (23 March 2016), 'Another nation trims meat from diet advice', *National Geographic*, http://theplate.nationalgeographic.com/2016/03/23/anothernation-trims-meat-from-diet-advice.

**17** J.C. Ratliff et al. (2008), 'Eggs modulate the inflammatory response to carbohydrate restricted diets in overweight men', *Nutr Metabol* 5: 6, doi:10.1186/1743-7075-5-6.

**18** J.K. Virtanen et al. (2015), 'Egg consumption and incident type 2 diabetes in men: the Kuopio Ischaemic Heart Disease Risk FactorStudy', *Am J Clin Nutr*, doi: 10.3945/ajcn.114.104109.

**19** J.W. Krieger et al. (2006), 'Effect of variation in protein and carbohydrate intake on body mass and composition during energy restriction: a meta-regression', *Am J Clin Nutr* 83: 260–74.

**20** P. Lymberry and I. Oakshott (2014), *Farmageddon: The True Cost of Cheap Meat,* Bloomsbury, London.

**21** U. Ericson et al. (2015), 'Food sources of fat may clarify the inconsistent role of dietary fat intake for incidence of type 2diabetes', *Am J Clin Nutr* 101, doi: 10.3945/ajcn.114.103010.

**22** M.-E. Labonte et al. (2013), 'Impact of dairy products on biomarkers of inflammation: a systematic review of randomized controlled nutritional intervention studies in overweight and obese adults', *Am J Clin Nutr* 87: 706–17.

**23** H. Hjerpsted et al. (2011), 'Cheese intake in large amounts lowers LDL-cholesterol concentrations compared with butter intake of equal fat content', *Am J Clin Nutr* 94: 1479–84.

**24** D.J.A. Jenkins et al. (2014), 'Effect of a 6-month vegan lowcarbohydrate ("Eco-Atkins") diet on cardiovascular risk factors and body weight in hyperlipidaemic adults: a randomised controlled trial', *BMJ Open* 4: e003505.

**25** Joe Leech (March 2015), 'What is the healthiest oil for deep frying? The crispy truth', *Authority Nutrition*, Authoritynutrition.com/healthiestoil-fordeep-frying. Accessed December 2015.

**26** A. Pan et al. (2013), 'Walnut consumption is associated with lower risk of type 2 diabetes in women', *J Nutr* 143: 512–18.

**27** P. Wurtz et al. (2015), 'Metabolite profiling and cardiovascular event risk: a prospective study of three population-based cohorts', *Circulation* 131: 774–85.

**28** S. Basu et al. (2013), 'The relationship of sugar to population-level diabetes prevalence: an econometric analysis of repeated crosssectional data', *PLOS ONE* 8: e57873. Doi:10.1371/journal.pone.0057873.

**29** P. Bee (20 April 2015), 'The end of fruit?', *The Times* 2: 6–7.

**30** A.M. Stephens and J.H. Cummings (1980), 'The microbial contribution to human faecal fat mass', *J Med Microbiol* 13: 45–56.

**31** F. Backhed et al. (2007), 'Mechanisms underlying the resistance to diet-induced obesity in germ-free mice', *PNAS* 104: 979–84.

**32** O. Koren et al. (2012), 'Host remodelling of the gut microbiome and metabolic changes during pregnancy', *Cell* 150: 470–80.

**33** H. Hjerpsted et al. (2011), 'Cheese intake in large amounts lowers LDL-cholesterol concentrations compared with butter intake of equal fat content', *Am J Clin Nutr* 94: 1478–84.

**34** B. Chassaing et al. (2015), 'Dietary emulsifiers impact the mouse gut microbiota promoting colitis and metabolic syndrome', *Nature* 519: 92–6.

**35** M. Pollan (2009), *Food Rules: An Eater's Manual,* Penguin Press, New York.

**36** R. Lustig (2013), *Fat Chance,* Hudson Street Press, New York, p. 172.

## 29 如果你非吃早餐不可

**1** K. Foster-Powell et al. (2002), 'International table of glycemic index and glycemic load values: 2002', *Am J Clin Nutr* 76: 5–56.

**2** http://care.diabetesjournals.org/content/suppl/2008/09/18/dc08-1239.DC1/TableA1_1.pdf.

**3** Harvard Medical School (27 August 2015), 'Glycemic index and glycemic load for 100+ foods', www.health. harvard.edu/healthyeating/glycemic_index_and_glycemic_load_for_100_foods. Accessed 8 April 2016.

**4** *Diabetes Care* (2015), 38: Supplement, S1–93, 'Standards of medical care in diabetes – 2015'. © 2105 by the American Diabetes Association. http://care.diabetesjournals.org/content/suppl/2014/12/23/38.Supplement_1. DC1/January_Supplement_Combined_Final.6-99.pdf.

**5** A.R. Last et al. (2006), 'Low-carbohydrate diets', *Am Fam Phys,* http://www.aafp.org/afp/2006/0601/p1942. htmol. Accessed 8 August 2016.

**6** M.J. Chen et al. (2010), 'Utilizing the second-meal effect in type 2 diabetes: practical use of a soya-yogurt snack', *Diabetes Care* 33: 2552–4.

**7** A. Frustaci et al. (1997), 'Histological substrate of atrial biopsies in patients with lone atrial fibrillation', *Circulation* 96: 1180–84.

**8** Mayo Clinic (9 December 2011), *Alcohol and Diabetes: Drinking Safely,* www.mayoclinic.org/diseases-conditions/diabetes/expertblog/alcohol-and-diabetes/bgp-20056464.

**9** Diabetes UK (2016), *Alcohol,* www.diabetes.org.uk/Guide-todiabetes/ Managing-yourdiabetes/Alcohol/. Accessed 31 March 2016.

## 結語

**1** Sarah Churchill (1981), *Keep on Dancing,* Weidenfeld and Nicolson, London, p. 18.

## 後記

**1** H.-J. Chen et al. (2016), 'Relationship between frequency of eating and cardiovascular disease in US adults: the NHANES III follow-up study', *Ann Epidemiol,* http://dx.doi.org/10.1016/j.annepidem.2016.06.006

**2** M.G. Marmot et al. (1997), 'Contribution of job control and other risk factors to social variations in heart disease incidence', *Lancet* 350: 235–9.

# 我的早餐斷食法

| | |
|---|---|
| 作者 | 泰倫斯‧基利 Terence Kealey |
| 譯者 | 駱香潔 |
| 商周集團執行長 | 郭奕伶 |
| 商業周刊出版部 | |
| 總監 | 林雲 |
| 責任編輯 | 林昀彤、黃郡怡 |
| 封面設計 | 萬勝安 |
| 內文排版 | 洪玉玲 |
| 出版發行 | 城邦文化事業股份有限公司 商業周刊 |
| 地址 | 104 台北市中山區民生東路二段 141 號 4 樓 |
| | 電話：(02)2505-6789　傳真：(02)2503-6399 |
| 讀者服務專線 | (02)2510-8888 |
| 商周集團網站服務信箱 | mailbox@bwnet.com.tw |
| 劃撥帳號 | 50003033 |
| 戶名 | 英屬蓋曼群島商家庭傳媒股份有限公司城邦分公司 |
| 網站 | www.businessweekly.com.tw |
| 香港發行所 | 城邦（香港）出版集團有限公司 |
| | 香港灣仔駱克道 193 號東超商業中心 1 樓 |
| | 電話：(852) 2508-6231　傳真：(852) 2578-9337 |
| | E-mail：hkcite@biznetvigator.com |
| 製版印刷 | 科樂印刷事業股份有限公司 |
| 總經銷 | 聯合發行股份有限公司 電話：(02) 2917-8022 |
| 初版 1 刷 | 2017 年 8 月 |
| 修訂一版 1 刷 | 2023 年 5 月 |
| 定價 | 460 元 |
| ISBN | 978-626-7252-57-4（平裝） |
| EISBN | 9786267252611（PDF）／ 9786267252628（EPUB） |

（本書為《我，不吃早餐！》改版）

國家圖書館出版品預行編目 (CIP) 資料

我的早餐斷食法 / 泰倫斯‧基利 Terence Kealey 著；駱香潔譯. --
初版 . -- 臺北市 : 城邦文化事業股份有限公司商業周刊 , 2023.05
336 面 ; 17×22 公分
譯自 : Breakfast is a Dangerous Meal: Why You Should Ditch Your
Morning Meal for Health and Wellbeing
ISBN 978-626-7252-57-4( 平裝 )

1.CST: 斷食療法　2.CST: 健康飲食

418.918　　　　　　　　　　　　　　　112005615

生命樹

Health is the greatest gift, contentment the greatest wealth.
~Gautama Buddha

健康是最大的利益，知足是最好的財富。 ——佛陀